潘光旦作品系列

潘光旦作品系列之二

优生概论

潘光旦 著

北京大学出版社

图书在版编目(CIP)数据

优生概论/潘光旦著.—北京:北京大学出版社,2010.8
(潘光旦作品系列)
ISBN 978-7-301-16578-2

Ⅰ.优… Ⅱ.潘… Ⅲ.优生学—研究 Ⅳ.R169.1

中国版本图书馆 CIP 数据核字(2010)第 087081 号

书　　　名：	优生概论
著作责任者：	潘光旦　著　潘乃穆　潘乃和　编
责 任 编 辑：	张文定　张晓蕾
标 准 书 号：	ISBN 978-7-301-16578-2/C·0587
出 版 发 行：	北京大学出版社
地　　　址：	北京市海淀区成府路 205 号　100871
网　　　址：	http://www.pup.cn
电 子 邮 箱：	zpup@pup.pku.edu.cn
电　　　话：	邮购部 62752015　发行部 62750672　编辑部 62755217
	出版部 62754962
印 刷 者：	三河市欣欣印刷有限公司
经 销 者：	新华书店
	650 毫米×980 毫米　16 开本　20.25 印张　330 千字
	2010 年 8 月第 1 版　2010 年 8 月第 1 次印刷
定　　　价：	36.00 元

未经许可,不得以任何方式复制或抄袭本书之部分或全部内容。
版权所有,侵权必究　举报电话:010－62752024
　　　　　　　　　　　电子邮箱:fd@pup.pku.edu.cn

出版说明

潘光旦先生,1899年8月生于江苏省宝山县罗店镇(今上海市宝山区)。1922年毕业于清华学校。1922年赴美留学,主修生物学,研习遗传学、优生学等,1924年和1926年分获达特茅斯大学(Dartmouth College)学士学位和哥伦比亚大学硕士学位。1926年回国后,先后在东吴大学、光华大学、大夏大学、复旦大学等大学任教,1934年至1952年间任清华大学、西南联合大学教授,曾任清华大学、西南联合大学教务长、社会学系主任和清华大学图书馆馆长。全国高校院系调整后,任中央民族学院教授。1967年,在"文化大革命"中被迫害致死,终年68岁。

潘光旦先生是中国现代著名的社会学家和教育家。他在社会学、优生学、民族学、教育学、心理学等方面著述丰富,写下了在上述各领域中的不少经典性的论著。2000年,北京大学出版社出版了由潘乃穆、潘乃和编辑和整理的《潘光旦文集》14卷,其中包括专著7卷、论文、诗词、游记、日记等4卷,译著3卷。《潘光旦文集》的出版,为读者和研究者提供了比较完整的和权威的潘光旦先生的著作和译作。但仍有不少遗漏,有些重要的讲稿和手稿仍未能收到文集之中。潘光旦先生是一位百科式的学者,他学识丰富,研究领域广泛,成果卓著。他主要的研究领域是社会学、遗传学和优生学,对性心理学、社会思想史、家族制度、人才学、谱牒学、教育学以及中国儒家文化等多个领域也有深入的研究,并发表了许多独到的研究成果。他的代表作在中国现代学术研究史上有着里程碑式的影响。

我社出版《潘光旦文集》后,一些学者和读者建议我社根据学者和读者的不同的需求,分类分册出版潘先生的代表作品。我们这次出版的潘光旦的作品主要有著作《儒家的社会思想》、《优生概论》、《优生原理》、《民族特性与民族卫生》、《中国之家庭问题》、《中国伶人血缘之研究》、《明清两代嘉兴之望族》、《开封的中国犹太人》、《冯小青:一件影恋之研究》和译作《性心理学》等分册。在编选各册时,考虑到潘先生在写作某部专题著作前后,发表过有关这个专题的论文和未发表过的手书等,为了有利于读者更好地理解和阅读,我们把同一专题的文章,也一并收入专题著作中。由于潘先生的作品大部分发表于1949年前,在一些遣字用词和语句表达与当今不尽一致,某些外来的词语和外国人的译名也与当今不同,为了保持潘光旦先生的写作风格,对内容和文字基本上不作改动。

潘乃穆、潘乃和在编选完全文集后,又投入到潘先生作品的编选和校勘中,她们认真负责、一丝不苟的工作,保证了作品选的出版,在此,向她们表示感谢。

北京大学出版社
2009年6月

编者说明

《优生概论》第一版原名《人文生物学论丛》,1928年10月由新月书店出版。后转归商务印书馆出版,作者于1936年8月写出《再版弁言》,改书名为《优生概论》,编为《人文生物学论丛》第一辑,实际出版年月为1946年1月。本书采用商务版。

本书第二部分编入作者在优生方面未成集的部分文章,统加标题为"优生闲话",这是作者在1937年自编文集时曾经使用过的一本书稿名,抗日战争爆发后,该稿已遗失,在此只是借用作题目,并非作者原编。其中《优生与儿童福利》一篇,新搜集到在《自由论坛》(昆明)上发表的文稿,已据此修订。

目 录

优生概论

叙言 ·· (4)
再版弁言 ·· (5)

上编

优生概论（一九二四） ··· (7)
西化东渐及中国之优生问题（一九二四） ··············· (20)
读《读〈中国之优生问题〉》（一九二七） ················ (38)
　附录　读《中国之优生问题》（周建人） ··············· (52)
二十年来世界之优生运动（一九二五） ··················· (60)
生育限制与优生学（一九二五） ···························· (86)
合众国绝育律之现状（一九二三） ························· (95)

下编

近代种族主义史略（一九二五） ··························· (103)
武林游览与人文地理学（一九二七） ····················· (121)
今日之性教育与性教育者（一九二七） ·················· (130)
　《新文化》与假科学——驳张竞生 ····················· (130)
　性教育者的资格问题 ······································ (134)
　变态心理与社会治安 ······································ (136)

优生闲话

父母教育与优生 ·· (141)

性与养的问题
　　——优生学谈座之一 …………………………………（147）
谈谈双生子（一）
　　——优生学谈座之二 …………………………………（150）
谈谈双生子（二）
　　——优生学谈座之三 …………………………………（154）
谈谈双生子（三）
　　——优生学谈座之四 …………………………………（158）
谈谈双生子（四）
　　——优生学谈座之五 …………………………………（161）
风起云涌的双生子研究（一）
　　——优生学谈座之六 …………………………………（164）
风起云涌的双生子研究（二）
　　——优生学谈座之七 …………………………………（167）
寄养儿童与家庭环境 ………………………………………（171）
生育节制的几个标准 ………………………………………（174）
儿童年与儿童的第一种权利 ………………………………（179）
不齐的人品 …………………………………………………（183）
一个意国学者的战争之优生观（译文）……………………（197）
论本性难移 …………………………………………………（201）
本性难移的又一论证 ………………………………………（216）
论本性难移与胎教 …………………………………………（222）
遗传的原则 …………………………………………………（228）
医学与优生学 ………………………………………………（243）
品性遗传概观（一）…………………………………………（253）
品性遗传概观（二）
　　——五官的品性遗传 …………………………………（259）
参加世运失败的教训 ………………………………………（264）
消极优生学的重要 …………………………………………（270）
死亡与选择 …………………………………………………（282）
死亡的原因与选择 …………………………………………（288）

艺术与遗传 ………………………………………………（298）
生育的责任与资格 …………………………………………（301）
优生与儿童福利 ……………………………………………（303）
写在"儿童福利会议"后 ……………………………………（308）

优 生 概 论

（人文生物学论丛第一辑）

叙　言

　　此为作者五年来关于优生学及其他与优生学相干而又不尽属优生学之短篇文字；前后凡十篇，以与优生学不甚相干之四篇合为上编，完全属优生学者六篇合为下编；总名之曰《人文生物学论丛》。

　　"人文生物学"一名词，初见于美国霍布金斯大学柏尔教授（Raymond Pearl）之论文集。柏氏以一九二六年汇刊其二十年来以统计方法研究人类形态、公众卫生、与人口消长之论文，颜曰《人文生物学》。今作者亦以"人文生物学"之名词冠其率尔操觚之文字，非不自知其鄙陋，良以优生一学，以生物为体，以社会为用，采遗传选择之手段，以达人文进步之目的，实与"人文生物"之意义，最相吻合故耳。至上编所载各题，亦无一不兼及"人文"与"生物"二方面者，故并纳之。

　　十篇之中，除《读〈读中国之优生问题〉》外，余曾在下列五种定期刊物中一度发表：《东方杂志》、《大江季刊》、《妇女杂志》、《申报·星期增刊》、《时事新报·学灯》。此五者之编辑先生，前既予作者以发表之机会，今复许作者以复版之自由，私怀感荷，并识于此。

一九二八年，三月，潘光旦

再版弁言

新月书店结束后,拙著若干种皆改归商务印书馆出版。其中《人文生物学论丛》一种为论文集性质,初集而后,原拟续有选辑。七八年来,文稿累积果复不少。近尝选辑二种,作为论丛第二辑与第三辑;复就议论之重心所在,分别命名为《人文史观》与《民族特性与民族卫生》。会第一辑将再版,爰亦易名为《优生概论》,用示划一。《人文生物学论丛》之旧名今后将为各辑之总称焉。

内容上亦稍有更动。一为将上篇与下篇之地位对换。二为将《中国人口问题》一稿抽去;此稿本属一篇书评,时过境迁,已不复有保留价值。

当此再版之际,有极可以追思之一事,不能不于此一言。本书初版之封面及再版里封面之一为沈商耆先生手笔。先生为教育界前辈,曾一度长东南大学;本书初版问世不久,先生即以惨遭覆车之祸闻。先生居沪上,某日乘坐人力车外出赴宴,途经法租界某路,有某搬场公司之大汽车自后横冲直撞而来,将先生及先生之车抛出数丈以外;先生卒以伤重不救。作者数年来于大都市之反选择势力时有论列,引为应亟谋纠正之一端,孰料在父执与师友之间之商耆先生即为此种势力之牺牲品,其可伤感为如何也!

一九三六年,八月,潘光旦

上 编

优 生 概 论

生民之初,世无所谓优生学也。天演进化之理,适者生存,不适者归于淘汰;其行使之历历不爽,初不因人类之灵而有轩轾。于斯时也,有智力者不特可保一己之生存,更得因借其智力而与有智力之异性匹配。其顽弱者反是,既不克保一己之生存,其得与异性偶合之机缘尤少。若此之性择的现象,天演论者名之曰——选择的配偶。有智力者既得偶,复因其由智力所产生之养护能力而能多生子女,以绵延其良善之血统。顽弱者纵得偶,因顽弱之故,或不能有子息,或有而为数不多。若此之蕃殖的现象,天演论者名之曰——选择的生产。顽弱者纵为偶,纵能多生子息,然因其体质之不振,养护之失宜,其子女多夭殇不举,有智力者之子女反是。若此之淘汰的现象,天演论者名之曰——选择的死亡。选择云者,言其行使之结果于种族有正本清源之效,种族因之而日登优良仁寿之域。

文化既兴,大局为之渐变。人类意识之活动,日与自然背道而驰。于是向者必归淘汰之顽弱无能者,乃因他人之姑息、利用,而得以生存,得以配偶,得以生殖。卒之,中下之流品日滋,一地之食料日蹙,而中上之流品,乃不得不为相当之自贬以图存矣。夫此等人一己之生活既紧张,则得偶与生子之机缘必日就减削;而人类之本质终于日就斫丧:此则目下文明各国之现象也。此种情势下之配偶、生产、死亡,天演论者名之曰——反选择的配偶、反选择的生产、反选择的死亡。

文化之昌,顽弱者得因他人之力而图存,于是负文化之责者弹冠相庆,美其功绩曰,人定胜天!殊不知适者生存之自然律,初不因人力而异其趋或杀其势。其行使之效力,纵不足以及个人,犹可以及种族,而生物界之所谓优胜劣败强存弱亡者,固始终以种族为单位者也。孟子曰:顺天者存,逆天者亡,天字之诠释容有异同,而其理则一。人定胜天云乎哉?

自十九世纪天演论出,人类始识其在自然界之地位,及其与自然界它部分之相互关系。达尔文作《物种由来》,而生物遗传与天工选择之一般原则以显。其后十年,达氏之中表戈尔登复作《才智之遗传》,于是人类之遗传乃有比较整饬之资料可凭。达氏旋又作《人工驯育下之动植物变异论》,而自然选择之外,治生物学者渐了解人工选择之效用,知其所根据之原则大要与天择者无殊。由动植物之人工选择,进而推论人类之文化选择,于是言文化之选择效用者乃沓出,其最重要之研究,当推法人拉波池之《社会选择论》。同时韦斯曼等亦因达氏研究之余绪,首创精质绵续不绝之说,而遗传之现象乃得一理论之根据。不久曼代尔律经德法奥荷诸国学者重新发现,而遗传之现象乃得一实验之法则。此皆七十年来生物学界发见之荦荦大者也。知人类不能超越优胜劣败之自然律,知自来文化有种种反选择的效用,知精质之绵续不变,知遗传有法则可循,知循行天择之大原则而作人工选择之不为不可能——于是优生之学说以起。

优生学英文谓之 eugenics,系由希腊字根意义为"优""生"之二字凑合而成。国人有直译作"优生学"者,有译作"善种学"或"淑种学"者,又有译作"婚姻哲嗣学"或"哲嗣学"或"人种改良学"者。后二三译名不常见,"优生学"及"善种学"或"淑种学"则散见于二三年来之报章文字。兹数译名中,国人将何择乎?作者尝根据字义,复参考各国译名,以为"优生学"比较最为妥切,允宜一致采用。其理由详下。

优生学创始者英人戈尔登(Francis Galton)最初名其学为人艺学(viriculture, 1873),旋改为种艺学(stirpiculture, 1875)①,二名皆源出拉丁文,与农学园艺学等之英名同一构造。及一八八三年始易今名。其他欧美各国接踵而起者若法兰西、比利时、意大利、美利坚、巴西、及大战后始立国之捷克国等,大率就 eugenics 一字加以修改,以适应其独有之语言式,eugenia, eugenique, eugenica, eugenitica。其别树一帜者为北欧之诸国,如德意志、瑞典、挪威等,别立名字曰 Rassenhygiene,直译为人种卫生学。创此名者为德国学者普禄兹(Alfred Ploetz ,1897)。普氏尝就"种"字加以诠释(1904):"种"有二义,其一为白种黄种内格罗种之"种",为人类学的名词;又一为种子之"种",《诗》所云"诞降嘉种"是也。普氏盖取第二义,亦即戈尔登创说时"种艺"之"种"(stirps)之本意也。换言之,人种卫生者,即人群精质上(germplasmic)之卫生也;此则不复为人类学的,而成为纯粹的生物学的。国人有以"善种学"作译名者,大约即采此后一义。然德国学者迄今尚有反对用"人种卫生"者(H. Haustein,1920),其理由仍不外"种"字之含混,并谓自种族武断派出后,学者争执殊甚,用此一字,于事实无补,于名义上徒多纠纷②,不如一致改用"优生学"(Eugenik)。中文之"优生学"于义既直译戈氏原文,于音亦相近,与法文之读音尤近似;即为求一律故,殊宜采用。日本自前年创设优生学会,复出月刊名《优生学》,盖亦已认"优生学"译名之不为无当也。自来每一新学科出,必有多数之新名词与之俱出,以德国及其他北欧诸国而论,则"人种卫生学"外,复有"人种生物学"(Rassenbiologie)、"种艺学"(Rassenerzeugung)、"家族人类学"(Familienanthropologie)等名目,英文中亦有"人种卫生学"、"种艺学"、"人艺学"(homiculture)等名目;大同小异,运用之际,不胜烦扰。且第一名字,本不足以完全代表其所指之学科,必也系之以定义,指出其范围,而后有当。"优生"之"生"字,初视之亦未尝不含混也。

进论优生学之定义。试先缕述西方治此学者已经公认之若干定义,然后加以批评。戈尔登曰(1883):

> 优生学为一学科,所以研究经社会统驭之一切机关之足以促进或毁败人类后裔生理或心理之本质者也。

戈氏后别有一定义曰(1904):

> 优生学为一科学,所以注力于一切势力之足以促进种族之天赋者也;其它足以使此天赋得以充分发展之势力,亦在研究范围之内。

美国优生运动之领袖达文包(C. B. Davenport)除沿用戈氏后一定义之前半外,复曰(1911):

> 优生学为一科学,其所研究,在以比较良善之蕃殖方法,谋人类之进步。

德国社会卫生学前辈格罗漾(Alfred Grotjahn)曰(1914):

> 优生学③为一科目,所以研究人类蕃殖之状况、及其相当之裁制,所以防止生理及心理的弱质之遗传,而使本质良善之子孙得以实现者也。

又德国其他学者及瑞典挪威诸国学者言优生学,必分此学为二部分,初为人

种生物学,后为人种卫生学,故其定义亦分二部。瑞典优生运动之领袖龙堡(H. Lundborg)曰(1919):

> 人种生物学为一科学,其目的在确定一切因子之足以在体质方面或精神方面影响及种族之蕃殖者。
>
> 人种卫生学——亦曰种艺学——就人种生物学所确定之因子而选择其有利于一支派一民种或一民族者。

德国之普禄兹、伦兹(F. Lenz)、古留伯(M. von Grueber)及挪威之米安(J. A. Mjøen)皆同此主张。普氏并为作此分论法之负责人。

兹若干定义中戈氏及达氏所拟者最为通行;盖优生运动,英美二国发轫最早,先入为主,势不得不尔也。然后出之定义亦鲜有能出其右者,则其权威所在,固不止先入一端而已。戈氏第一定义出时,曼代尔之遗传律尚未闻于世,且研究人类品性遗传之成绩甚少,故其措辞殊偏重于社会学方面。普禄兹于一八九七年拟人种卫生学一名而加以注释,虽亦与曼代尔之发见无干,其故亦未尝不因戈氏定义之不能笼括。戈氏于后一定义中不再指明"经社会统驭"之意,其间或不无普氏之影响(伦兹,1921)。北欧学者每分人种卫生为二部分,社会的人种卫生及个人的或家族的人种卫生,其不能满意于戈氏第一定义者,即在其忽略个人的及生物学的方面。然北欧学者重独立性,劈肌分理,容有过当之处;戈氏第一定义实未始不可以概括个人及家族,胥视读者之解释如何耳。

达文包沿用戈氏之第二定义而削其半,盖所见有独到处。足以使天赋充分发展之种种势力非不宜研究,治优生学者且应切实注意,务使由蕃殖得来之美果不致沦丧。然必欲以此种势力之研究列入优生学范围之内,则所包过广,治此学者将泛滥无归矣。教育也、经济制度之改善也、社会病理之祛除也,何一不与天赋之充分发展有密切关系?治优生学之人将一一研究之耶?事实上殆不可能。即可能矣,亦恐非尚在孩提时期内之优生学之福。达氏自拟之定义晚出,维时曼氏遗传律已大昌,关于人类品性之研究亦日有增益;故其措辞显然为生物学的而绝不含混。其它各定义所有出入,大率为字面的,姑略不论。

作者因各定义译文之不易明了,而其所含又不甚笼括,爰参酌上文各定义,别拟一新定义:

> 优生学为学科之一,其所务在研究人类品性之遗传与文化选择之

利弊以求比较良善之蕃殖方法,而谋人类之进步。

此定义中有须解释者数处。戈氏二定义,初云学科,后云科学,达氏亦以科学为言。窃以为"学科"较当。其间有二原因。优生学发端未久,其研究之成绩究尚不多覯,其应否立即加入科学之林,尚是疑问。西方严格之科学家,亦有作此言者(例如 A. Hrdlicka, 1915)。优生学之性质,甚可与医学相比论;自其理论方面观之,二者皆科学也;自其实施方面观之,皆不失为一种应用艺术。然则科学一名词殊嫌偏狭。

总上文缕述之各定义之成分而归纳之,可知优生学所从事者不外三大端焉。其一为人类一切品性之遗传问题。果一切品性皆经血统遗传耶?其遗传者,遗传之际果循有一定之法则耶?此法则又何若?凡此我侪应先有具体之答案,以为行事之根据。二为文化选择或社会选择之利弊问题。自有文化以来,自有社群生活以来,文化与社群生活所产生之种种势力亦多矣:风俗也、习惯也、组织也、观念也、理想也、举足以直接影响婚姻生产等举动,而间接影响品性之遗传递转。其影响所及有良善者,有不良善者,亦有不关紧要者。其所维持鼓励者果为与种族有利之品性耶?其所贬薄淘汰者果为与种族有害之品性耶?因其间接移转人类本质之倾向,而定甲文化势力、甲风俗、甲观念为优生的;乙文化势力、乙风俗、乙观念为反优生的;复从而加以褒贬,俾社会知所取舍,则亦优生学分内事也。品性遗传与文化选择同为优生学所必研究,二者不可去一。试举一例以明之。设一方面社会知智慧为一种遗传之品性,亦且了解其遗传之法则;固属甚善。然再设同一社会自昔即深受"女子无才便是德"一类观念之支配。则又奚益?若此之社会将继续不以女子教育为重,而低能庸懦之女子乃得假借而嫁人产子,以散布其恶劣之品性,重为社会种族之殃祸。"女子无才便是德"一类观念,由此方面以观④,即为一种反优生的文化势力,而有铲除之必要。

品性遗传之知识既得,文化势力之利害问题,亦既将次解决,治优生学者乃进而为第三步之研求。即如何可以使此种知识发生实效?如何可以使新观念新组织之形成不再与种族卫生之原则相背?如何可使社会分子,于举行婚姻生产之际,知所选择,知所规避,一以民种图强之大旨为依归?简而言之,即如何提倡、如何推行一种比较良善之蕃殖方法?

此三端者,其一为纯粹的研究的,着力于生物的遗传。其二为积极的批评的,着力在社会与文化的遗传,即一切意识的环境之分析与估价是。其三为实地的施行的,则教育、政治、及其他社会事业之分内事也。戈尔登之二定义皆殊含混,其于品性遗传之研究一端,尤未明白指出。达氏则适与之相反,于文化选择一端殊嫌从略。或谓:人类品性之遗传既为纯粹的生物学问题,则应属于一般的生物遗传学,治优生学者可以不必过问。殊不知人类遗传之研究与一般的生物遗传研究,原理虽同,而方法甚异,有不能完全相提并论者,尤以心理的品性之遗传为甚。且就事实而论,历来从事于优生运动者如不作理论上之研究则已,否则大都注力于品性之遗传问题;其生物学之根柢不深者,则多从事于文化势力之分析与评论。可知上文新定义中所历举之三端实具密切之相互关系,有不容分立者。

定名不足以囊括一学科⑤,而有定义;定义复不足,乃有范围。范围之确定最不易,而又最不可无。欧美学者于此尚意见纷纭,绝不一致。

环境中种种势力之影响及人生者,可分为下列三大类:

(一)影响及人之身体而与遗传所凭借之精质不相干者。

(二)影响及遗传所凭借之精质者。

(三)影响及选择者。

言优生学者对于上列三种势力之见解各有不同。有一环境势力于此,甲以为必影响及遗传,而乙以为否,而丙则以为胥视其影响之程度而定。因见解各有不同,其论优生学之范围,即因之而有大小广狭之差。大要可分为下列三派:

(一)最广义派。 此派以为一切外界势力可以直接影响及后裔之治安。其论遗传,大率不顾体质与精质之分,或分而不严。浸假至认一切社会改造事业为优生的。换言之,即将优生二字看得太泛,而不了解"生"字之特殊意义。

(二)较广义派。 此派认清精质与体质不为一事,而优"生"之生乃指精质而非体质的,种族的而非个人的,是治本的优生,而非治标的卫生,视遗传为重而环境为轻。但环境中势力之"足以"直接或间接影响及精质,因而牵动遗传者,若烟毒、酒毒、花柳病之类,则亦在研究范围之内。他如性的卫生、妇女解放等问题,直接与生殖现象有关,亦颇受注意。

(三)狭义派。 此派专以遗传之迁善为目的,以选择的婚姻生产为手段。作者尝叩达文包氏以应否兼顾性卫生及烟酒毒等问题;达氏谓此等问题与优生学之关系未尝不切,然其内容皆甚复杂,早已成为若干独立之研究,可与优生学合作而不宜隶属于优生学;且烟酒毒等,目下实验的成绩尚不足,如须隶属,亦应从缓。此颇足以代表狭义派之言论。可知其注意所及,只限于上列三种环境势力之最后一种。

此三派中在欧美社会中最占势力者为第一派,而最无学理根据者亦为第一派。社会对于优生学之误解与恶感亦大率由此派酿成。以较严之研究眼光观察之,大可无庸论列。第二派于英国甚通行,但其学理之根据亦殊不足。其专事宣传者甚至于积极与消极的二派优生学外,别辟"预防优生学"一派(C. W. Saleeby, 1910, 1914, 1921),目的专在消弭一切"种族之毒",如烟毒、煤毒、铅毒、梅毒之类。切心于社会之改善而尚能兼顾生物学的事实之优生学者,大率加入此派。第三派最较谨严。草创之际,惟恐范围之过于扩大;力求优生学成一坚强有根据之学科,以研究调查为专职,以教育宣传为余事。其分子最纯而不驳,然其势力亦最微弱。德国学者似以入第二派者为多,然入第三派者亦大有人(例如 H. W. Siemens, 1924)。作者因便于了解起见,作此三派之分论,非谓西方优生学界真有若干有组织相争执之党别在,读者幸毋误会。作者研究之余,以为应力辟第一派,第二派自有其存在之价值,可以批评,合作,而无须攻击,第三派最近理,可采。

优生知识,在中国尚未经好事者之播弄,社会上了解之者虽不多,而误解之者亦少。在欧美则不然。心切求而目眩于视之改革家则视之为万应丹,可治一切社会病理,因而到处宣传,广行方便。挑剔入微之时论家,则嬉笑怒骂,尽成文章,视之若洪水猛兽;甚至明达若韦尔思,萧伯纳,郗司德登之流,亦在所不免。郗氏尝作《优生学与他患》一书,其议论所凭借之优生知识与遗传知识,错讹百出,不堪卒读。美国杂志界泰斗之《大西洋月报》于一八一四年发表评论一篇,题曰《优生学与常识》,兹引其一小节,以示此派言论之一斑;然乎否乎,具常识者自有公论也:

  优生学将人比畜,欲其蕃殖如畜类然。……推此而论,一旦优生学家得志而为政于天下,试思数世后之人民将何若耶? 殆将魁梧奇伟,白皙丽都,舍运动与赛美会中供点缀外,无所用之;旦暮必有医士——优生之医士——为之养护,不至全无脑经、不识恋爱、怯于公斗、艰于生育不止。……优生学家不言恋爱。彼不知恋爱为何物,彼直不知世界为何物。

誉之者如彼,毁之者如此,知识界对于优生学之观念既若是之紊乱,其于一般的社会更无论矣。美国生物学与心理学者韦更(A. E. Wiggam)于年前作《科学新十诫》一书,为优生哲学作说客,中有绝简括之辟误一段,不言何者为优生学,而力言何者不为优生学,亦见误解之积重难返不易卒拔矣。兹译录如次,国人对于优生学之误解既少,亦可不劳作者再加诠释:

> 优生学:
>> 并非自由恋爱;
>> 并非性的教育;
>> 并非公众卫生;
>> 并非试验婚姻;
>> 并非禁娼运动;
>> 并非胎教;
>> 并非体育研究;
>> 并非政府强制的婚姻;
>> 并不主张顽弱分子之屠戮;
>> 并不欲蕃殖超人;
>> 并不欲生产天才以供社会不时之需;
>> 并不欲取消恋爱中浪漫的部分;
>> 并不主张用繁育禽兽之法育人;
>> 并不违反自来关于性道德、婚姻、恋爱、家庭、及生男育女之一切合情合理的观念。

戈尔登晚年尝念优生学说之流行,或不免害多利少,不禁为之疑惧,殆早已见及一般人心理之不可捉摸,而误解与夫恶感之来,有非情理所可预计者耶?

或问:此亦非是,彼亦非是,则优生学所是者果为何物?亦有比较确定之目标否?粗率言之,优生学所欲产生之人物果将何若?现下之社会分子中,何者果最合优生资格?兹若干问题之详细答案颇不易,亦殊不在本题概论范围之内。姑简而言之。优生学之目标,在增加体格健全,性情良善,操行稳称,从公忠恕,资质聪颖之社会分子(S. J. Holmes, 1923)。此亦属教育制度之目的,古今中外所见皆同;然教育家与优生学家之目的虽同,而其所从事者固甚异,其间盖有先后本末之分,他日论优生与教育之关系,容详言之。别有比较确切之一说曰:优良的社会分子,须具充分良善之天资,能生存至成年以上,能生育儿女,能以生活为可乐,能以才智情绪为社会增幸福而促进步(Paul Popenoe, 1916)。此说甚当,自不待言。智慧为生命之挹注物,然有智慧而夭殇,则昙花一现,徒供他人怃吊之资,而于事实无补。幸而成年矣,然因种种阻碍,以至于独身;幸而得偶矣,复因他种阻碍,以致于乏嗣,则此等人对于种族之贡献,不过终其身而止,甚无几矣。"能以生活为可乐"一语,虽属美国人口吻,不脱偏狭的乐观主义之臭味,然绝对的厌世者、悲观者、视妇女若蛇蝎者、以人类早经沦丧而无可救药者,纵有一二分天才,为当时之社会作点缀,恐亦甚非社会种族之福也。再有比较详尽确定之一说,谓优生学所认为精质上之进步,不出下列六七端:

(一)普遍的健康之促进;

(二)传染病抵抗力之增益;

(三)一切身体上性情缺陷之铲除;

(四)神经之创作力及刺激抵御力之加强;

(五)感官效率之加大;

(六)智力之渐进的提高;

(七)求一切良善品性之彼此和洽无间,且与身体上一般的生活机能有相须之功而无冲突之患。(A. Hrdlicka, 1915)

优生学之理想虽高,然其目的不在蕃殖天才,或蕃殖千篇一律之社会分子,则首创此学说之戈尔登早已论及,其言曰:如人人好学深思,博文明辨如古之大哲(戈氏引罗马之 Marcus Aurelius 与古英之 Adam Bede 作例),则社会亦将索然无味;优生学之目的,在集合社会上各色之代表人物而任其自成一共同之新文化。天才似为一种特殊的变异品性或称异致品性;凡属变异之品性,即无一定遗传之可能。然忠厚传家,诗书继世,世固不乏中人以上之聪明才智者,诚能宜尔室家,乐尔妻孥,则其数量之增益,自是意计中事;此则优生学之最大之目的也。孟子有言,"五百年必有王者兴,其间必有名世者",夫王者之兴不可强求,而名世之士则未始不可因选择的婚姻生产而增加其出产额。

然则就社会教育一方面立论,优生学之任务:不外使人人了解婚姻之举不特为个人之"终身大事",亦为种族之"终天"大事;而生男育女,不仅家庭之祸福攸关,亦社会之安危所系;及时加以精密之考虑,以为行止进退之方已耳。英国优生教育会会长达尔文(演化论者达尔文六子之一)尝曰,"世代递嬗,生斯世之我辈,即绝对负生产下世之责,亦即负生产以后一切人类之责,诚然,则如何能使人人了解其对于种族所负关于婚姻之一切责任,复如何使此种了解深入其人格而影响及其举措言行:则优生学之理想与任务也。"

优生学之不为万应锭如意丹上文已提及之。兹再略作比较详瞻之观察,以示其所以不为万应灵药之故。

(一)优生学识尚属幼稚。自戈氏作《才智之遗传》①,迄今只五十余年。此五十余年间,成绩虽颇可观,而根蒂未固,枝叶未茂,从事之者,每以其欣欣向荣之态为可以绝对信任,从而为之铺张扬厉,致为世人所诟病,甚非谨严之优生学者之本意也。就研究一方面而论,此学实尚在材料搜集时期;整理功夫既不足,则前途具体之结论如何,其可因归纳而得之法则又若何,更有不可臆断者矣。英国学者有曰:"我辈得明乎遗传之不可不讲求固矣;然以目下已具之知识而论,此种知识尚难言致用。今乃以之定改良方策,论时务得失,释古今成败,是乌乎可?"(A. M. Carr-Saunders,1913)此论容有过当之处,且已属十年前吐属,至今或不再切合,要可为切心于宣传"优生主义"者进一解。

(二)精质进步之意义有限。有限也者有二解。精质之演进非绝对的,而为相对的。精质绵续,在普通有机情势之下,不能因外界势力而发生变化。劣等之精质初不因人事而化优,其优者亦不因人事而化劣。然优劣之精质,可因选择与淘汰而异其数量;优异的精质可因多婚姻多生产而相对的增益,反是者可因少婚姻少生产而相对的减杀。是之谓相对的而非绝对的精质演进。犹之经济家之所谓生财,非真生财也,特异其散聚支配之方耳。犹之冶金家,彼非能点铁成金也,特可就混杂之矿苗,分解而出之耳。优生学术非真能"优""生"也,第就人类品性之优良健全者,以社会道德之眼光论次之,以生物进化之方法光大之耳。精质演进之意义有限,此其一解。

天演进化论者论突变品性与变异品性之分,谓变异品性似与精质之结构不相干,因而不遗传;突变品性则与精质之结构有直接之因果关系,因而遗传。变异品性之来源,目下尚无定论;而突变品性之来源,则二十年来细胞学与育种学之发明甚多,可资考证。变异品性既未必遗传,而突变品性又虽遗传而不可强致,则人工演进之机缘亦微矣。天才为变异品性乎,抑突变品性乎,是不易定论,胥视天才之定义何若,然若为变异品性,则其不因"比较良善之蕃殖方法"而骤增其数量,可知也。优生学术之不以蕃殖特殊的天才为职志,以此。虽然,今日人类中子肖父与父肖祖之种种品性,不论其为中上之天资,或为中下之低能……皆昔日之突变品性也;未然之突变品性不可强求,而已然之突变品性则未尝不可循遗传之原则,与选择婚姻与选择生产之方法,有利者维持增益之,有害者贬抑减削之:此则优生学术能力所可几及者也。精质演进之意义有限,此其二解。

　　西方治生物学及生物的人类学者,谓自有文化以来,选择倒行逆施,人类已具退化之象。治社会的人类学与社会学者则大都否认此说。孰是耶? 孰非耶? 皆是也。亦皆非也。胥视退化一字之意义如何耳。上文论世有相对的精质演进而无绝对的精质演进。同一理而异其趋,可知世无绝对的精质退化,而或有相对的精质退化。生物学者主退化,而认此退化为相对的,是;社会学者主无退化,而认此退化为绝对的,亦是。生物学者主退化,而认之为绝对的,则非;社会学者主无退化,而认之为相对的,亦非也。如不以拉马克主义为是,不以后天习性为可遗传,则绝对的退化为不可能,亦即绝对的演进为不可能。如以文化与自然容有背道而驰之处,以自然选择与文化选择不为一物,则相对的退化为已成之事实,亦即相对的演进非不可图。此优生学术之基本信仰也。

参考文字

Boas, F., Eugenics, *Scientific Monthly*, Ⅲ, 471—478.

Carr-Saunders, A. M., A Criticism of Eugenics, *Eugenics Review*, V, 214—233.

Chesterton, G. K., *Eugenics and Other Evils*, 1920.

Davenport, C. B., *Heredity in Relation to Eugenics*, 1911. (有中文译本二,均于1919年出版:胡宣明,《婚姻哲嗣学》;陈寿凡,《人种改良学》。但均不全。陈译本曾参考他书,略有增益。)

East, E. M., *Mankind at the Crossroad*, 1923.

Fielding-Hall, H., Eugenics and Common Sense, *The Atlantic Monthly*, September, 1914.

Galton, F., *Hereditary Genius*, 1869.

Galton, F., Hereditary Improvement, *Frazer's Magazine*, January, 1872.

Galton, F., A Theory of Heredity, read before the Anthropological Institute of Great Britain, 1875.

Galton, F., *Inquiries into Human Faculty and Its Development*, 1883.

Galton, F., Eugenics: Its Definition, Scope, and Aims, read before the Sociological Society, 1904.

Haustein, H., *Ueber Wesen und Ziele der Eugenik*, 1920.

Hobhouse, L. T., The Value and Limitation of Eugenics, *Sociological Review*, IV, 281—302.

Holmes, S. J., *Studies in Evolution and Eugenics*, 1923.

Hrdlicka, A., Eugenics and Its Natural Limitations in Man, *Science*, 42, 546.

Lenz, F., *Menschliche Auslese und Rassenhygiene*, 1921.

Lindsay, J. A., The Case for and against Eugenics, *Nineteenth Century and After*, 72, 546—557.

Lundborg, H., *Rasfragor*, 1919.

Mjɸen, J. A., *Race Hygiene*, 1914.

Pan, Q., Eugenics and China: A Preliminary Survey of the Background, *Eugenical News*, November, 1923.

Popenoe, P. and Johnson, R. H., *Applied Eugenics*, 1918.

Saleeby, C. W., *The Eugenic Prospect*, 1921.

Siemens, H. W., *Race Hygiene and Heredity*, English Translation, 1924.

Ward, F. L., Eugenics, Euthenics, and Eudemics, *American Journal of Sociology*, 18, 737—754.

Wiggam, A. E., *The New Decalogue of Science*, 1924.

附注

① 作者按：一八四九年间美国有宗教家名诺埃斯者尝组织一宗教的共产会社，社中人之婚姻生产有领袖为之支配，与世俗所行者截然不同；但婚姻生产之资格，一视加入者之合乎理想与否为断，其不合格者，纵可匹配，亦不许生产。诺埃斯名此种选择的生殖制度为 stirpiculture。论者每谓戈尔登首创此字，殊不确。但戈氏当时或不知有诺埃斯此举耳。

② 种族武断派及种族主义与优生学说之不幸的关系，见下篇中《近代种族主义史略》。

③ 格罗漾为德国治此学前辈之一，其定义中不用土产之"人种卫生学"，而用"优生

学",殊可注意。

④ 自别一方面作观察,此类观念又非完全反优生的,下文《中国之优生问题》中将论及之。可见同一文化势力,同一用优生眼光端详,而利弊已未可概论若此。然则种种文化势力下之权衡轻重问题,甚非片言可以解决也。

⑤ 优生学一名词,第就字面而论,亦甚宽泛,西方学者亦有批评之者,例如美国植物遗传学及人口学家 E. M. East, 1923。

⑥ 原名直译为《遗传的天才》;后戈氏颇悔不应用天才二字,因其涵义不易确定;谓不如改为才智。

一九二四年十二月,在美国优生学馆。

(此篇曾载《留美学生季报》,第十一卷,第四号)

西化东渐及中国之优生问题
（原名《中国之优生问题》）

一　引言

西化东渐以前之中国社会与西化东渐以后之中国社会复乎不同。因观念之变迁，而一切社会信仰、社会组织莫不蒙其影响。其影响之利弊若何？就大体而论，果利多抑弊多耶？则数十年来，国人兢兢于追步，竟无暇顾及。其旁观而始终持怀疑态度者固不乏人，但大多数又为成见满胸之前辈，欲以国粹论弥盖一切者；其怀疑态度既属偏倚，其所发言论大率不为时流所重；其影响及于抱急进心之青年尤劣——不特无纠正调剂之功，反使其急进心仇旧心变本加厉焉。

然西方文化之不尽佳，其佳者又或逾淮为枳，未必尽能移植于中土；此稍有思想者皆承认之。西方文化中良善分子之合乎土宜与否，则移植后始知之，非事前之推论所可确定；然何者为良善分子，何者为不良善分子，则不难于移植前加以观察，评价，而定取舍。

此评价之标准惟何？实为本问题之中心，不能不较详讨论者。绝对的国粹派之标准为一"土"字，其对待为一"洋"字。洋货有与土货大同小异者，则进口后不生问题，可以供支配，消耗，而无阻碍；其与土货大相径庭者则居违禁品之列，可私运而不可公卖。万一私运得法，竟尔得社会欢迎，则绝对的国粹派者必巧为饰辞，曰，实际上原则上盖与土货无别；然后与以当众发售之证书；此则以"周召共和为民主政体之滥觞"与"篆文么字为细胞分裂之象形"一类解释之所由起也。细胞学者谓男子之细胞中有"爱克斯染色体"一枚，女子则有二枚；此种知识在国内尚不发达，否则绝对的国粹派必曰：此阳奇阴偶之说也！

此种标准之不适当，一望可知。以"土"绳"洋"，即以土为常，以洋为变之标准，目下唯穷乡僻壤有之，可以不论。别有一标准焉，作者不知何以名之，姑名之曰环境改造力之标准。此标准发轫之时，即留学生出洋之日。此标准之发展，又可分为二时期：第一时期可名之曰囫囵吞枣期。此为国人发愤后急不择路之自然趋势。因"东败于齐南辱于楚"之结果，最初若干批之留学生几无一不以政治经济或海陆军为专修科目；其大目的之在富国强兵，自不待言。于斯时也，国人取纳西方文化分子之标准，不外为此分子与彼分子之货殖力，或尚武力之类。及此辈之归来，而立宪之声浪，征兵之声浪，乃洋洋盈耳。名此期曰囫囵吞枣者，盖亦有故：当初之移植功夫，大率齐末而不揣本，换言之，即动辄将整个的组织搬来，于此种组织之背景——其观念信仰——则置之不问。至第二期而形势一变，社会渐知囫囵吞枣之不易消化，而加以剖分咀嚼之功，而其所得之物，乃不为组织而为观念。政治观念之变更，而有十年来之革命；社会观念与智识观念之变更，而有三四年来之新思潮运动；其步骤较前有序，而所得亦较入胃矣。然其取舍西方文化分子之标准则始终为分子之环境改造力；举凡欧美文化中各色观念之足以为新组织之酝酿，完成，因而使我国得跻于其他大国之林而不受歧视者，要皆在欢迎容纳之列。此则显然为目下大多数从事于文化运输事业者之根本态度也。

然则如斯而已乎？彻底的环境改造能否永保社会之发展，永减国步之艰难，尚是一大问题。优生学者谓环境之改造为一事，种族之竞存又为一事，二者虽不乏积极的相互关系，要万万不宜混为一谈，则西方之史实昭然，中国历史亦不乏同类资料足供参证者也。下文讨论各节将以种族竞存之新标准，为从事于文化运输事业者进一解。

二　西化东渐以前中国优生状况之已然

下文所论，大率为印象所及，尚无十分切实之历史研究为之衬托。然作者自信其印象实不乏适当之根据，乃敢形诸笔墨。作者处境不宜于详瞻之历史搜讨，但国内读者如能因是而进作"中国文化选择之利弊"之考证，为切于民族生存之国人供一背景，则幸甚矣。

人类生存，不出进化范围之外。天择律之绳人，初不减于其绳其他有生之物：适者存，不适者亡。然自人类意识之发展，文化之演进，自然选择而外,乃有所谓文化选择或社会选择者出,以支配种族之生存问题。自然选择简称曰天择,文化选择可简称曰化择。文化愈进,则化择力愈周遍,天择力愈减缩。试举一极单简之例,以示天择与化择之不为一物,不特不为一物,且或南辕北辙,其行动适相反而不相成焉。人类以外之生物界之生殖问题至为单简。强有力者不第可保一己之生存,更可得配偶而使其血统绵续不斩。万一不能得偶,不能生殖,则其原因大率自外来而不由内出;换言之,即不相能之环境使然,而物之本身固无有"意志"以转移之也。至人类则不然,环境之不相能外,可因一己之爱恶而独身、守鳏、守寡,或成婚而不生子,或配非其偶而生子不肖;此种心理上之爱恶,又每因古训、俗尚、及其他外来之社会的权威,以至于牢不可破。于是,其人血统虽佳,卒至湮灭不传;而适者生存之说至人类而不尽确。浸淫以至种族全部日就沦丧。此不仅理论上如此;自来朝代之盛衰兴替亦自有其生物的根据在,可断言也。

西方宗教家慈善家及社会工作者入中国,归而语人曰:中国竟贫弱至此;疾疠、水旱、兵祸、不卫生、无教育……,殆终不免于危亡耶!生物学者,进化论者入中国,归而语人曰:若在中国者,天择律——适者生存律——尚大有活动之余地。犹忆东渡就学不久,动物学教授即以此端相质。二说果孰是耶?二说皆是;然一则以喜,一则以惧矣。环境改良者所目击之疮痍景象,固属真切之事实,设不早图者,且陷国家于危亡之域;是可惧也。然数千年来,文化虽发达,而化择力影响之所及,似不若西方之积重难返,即种族精质上所受之侵蚀或不甚多;则又不禁引以自慰也。

我国统计学尚未发达,我人于国内之婚姻率、生产率、死亡率等,无从得详确之报告。然以印象所及,死亡率之为选择的,殆无疑义。数年前尝见一卫生画帖,谓中国每年死于结核症者七十五万人;此数之确否不可知,但病而死者大率禀体素弱,或竟有遗传的结核症倾向。此等弱质之社会分子不病则已,病则大率不救,故其得以嫁娶生子之机缘较健全者为少:凡此之死亡,优生学者谓之选择的。设或治疗得宜,病者虽孱弱,而得尽其天年,成婚生子,一与常人无异,则不为选择的,而为反选择的;盖其子女所禀之体质相似,初不因父母之痊可而变成良善;日久支蔓,而种族蒙其害矣。选择的死亡而为婴孩之死亡,则其选择之效用愈大;盖不特社会可减少一时之经济负担,而种族更可得比较永久的正本清源之利;死亡愈早,则其弱质向下推递之机会愈少也。中国婴孩之死亡率虽无确数,然向为人口学家所注目。三十年前美国某杂志有云：

> In China, if anywhere, Wordsworth's assertion "Slaughter is God's daughter" is true. (China's Menace to the World, *Forum*, Oct. 1890)

以上是天择行施之一斑。死亡原不是一件喜事，天择的死亡又绝不经济，然与其有化择的、反选择的死亡，宁有天择的、选择的死亡，后者之多犹愈于前者之少，则我辈又不能不承认之。下文试言化择之行施；婚姻及生产二事受化择之支配较甚，自应分别讨论。

先就一般的社会观念下一番鉴别，次就若干重要之社会组织而与以粗浅之分析。

遗传与环境为相对待之二事；然国人于此，向不分别清楚。是亦有其好处。盖虽不明生物遗传为何物，但亦不信环境万能或教育万能。人类生而有智愚贤不肖之分，初不因教育而根本变更，则大率承认之。孟子以"得天下英才而教育之"为人生三乐之一，显然唱晚近所谓选择教育（differential education）之先声；其不以天下士为人人可教至同一程度可知。《礼记》有十分有趣之记载一段：

> 大司徒帅国之俊士与执事焉。不变，命国之右乡简不帅教者移之左，命国之左乡简不帅教者移之右，如初礼。不变，移之郊；如初礼。不变，移之遂；如初礼。不变，屏之远方，终身不齿。（《王制》）

《王制》文字之可靠与否，别为一问题；上文云云之究经实践与否，与实践之程度何若，亦别为一问题；然只就文义而论，此种举措可谓合情合理之至；其意谓人力不能不尽，教育之机会不可不有，良善之环境不可不备；然三四迁而不变，则其人之本质顽劣可知；本质顽劣而至于不可教者，于社会有害无益，则驱而出之，不与同中国。读者以此为作者之强为附会耶，则初民社会中类此之举措正多，中国史上尚有载及之者。《左传》文公十八年谓：

> 高阳氏有才子八人……谓之"八恺"；高辛氏有才子八人，谓之"八元"。此十六族也，世济其美，不陨其名。……帝鸿氏有不才子……谓之"浑敦"；少暤氏有不才子……谓之"穷奇"；颛顼氏有不才子……谓之"梼杌"；世济其凶，增其恶名……。缙云氏有不才子……以比三凶，谓之"饕餮"。舜臣尧，宾于四门，流四凶族……投诸四裔，以御螭魅。

年代荒远，所记自难尽确；然此类史迹之不属臆造，则参较他民族初民时代之生活而信，诸如此类之史迹，可名之曰种族的清乡运动。

先天后天之区分虽严，而先天之是否必因缘于高曾祖父，即是否必为血统的，则观念所及，似不甚清楚。换言之，即"先天"云者未必定指"遗传"。奇才异禀之来，原因不在教育，不在环境，固矣；但亦未必出于血统。此则星命之迷信使然，而明达之士亦在所不免。曹雪芹《红楼梦》中，宝玉上场以前，贾雨村与冷子兴一段谈话即本此观念。议者不察，如以此为为遗传关说之言论，则大谬。

> 雨村道，"若生于富贵之家，则为情痴情种；若生于诗书清贫之族，则为逸士高人；纵偶生薄祚寒门，亦断不至于走卒健仆，甘遭庸夫驱制驾驭，必为奇优名倡。如前之许由、陶潜……王谢二族……此皆易地则同之人也。"
>
> 子兴道，"依你说，成则公侯，败则贼子。"
>
> 雨村道，"正是此意。"

先天良善品质之出于"福星"，出于"宿缘"，抑出于父母的精质，姑不具论；特既属先天的，则根柢深固，不遽因不适宜之教育与环境而埋没，则此段谈话之主意也。先天与后天有常变之分，此人与彼人有贤愚之别；公侯之所以为公侯，贼子之所以为贼子，一时社会道德之定评不足论，要皆有聪明才智作其根柢，非良善之环境所可偶致也。

然同时亦不乏反面之论调。"或生而知之，或学而知之，或困而知之……，及其知之一也"数语，不啻谓人虽生而不同，可因教育均齐划一之力而同。然教育究有均齐划一之效否，则除理论外，除可作劝勉语外，实际上信之者甚少，此可于一般之社会生活中观察得之。作"生子当如孙仲谋，吾儿豚犬"之叹者固不止一人而已。

别有与本题有绝大关系之一观念，曰，反个人主义之家族主义。于个人之发展方面着眼，鲜有不骂家族主义者，然在种族之竞存方面着眼，则塞翁失马，未始非福，作者殊不敢遽出之以咀咒。"不孝有三，无后为大"之八字诫命使二千年来作人子者受尽委屈，事诚有之；然在种族方面，因此而得一源远流长之绝大保障，则亦为不可掩之事实。"女子无才便是德"为目下女界攻击最热烈之一句旧话；然因不事智识生活，乃得注其全力于家庭之巩固，俾子女得一发育之地盘，其于种族全体，自亦不无功德可言。因个人主义不发达,非万不得已,不独身,不离婚,不入空门,诸如此类之观念深入人心;此身之不自由,斯宗祧得以不斩。

西方言义务者,必言人权,以为二者为对待事物,取其一必兼取其二;然试察自来中国之社会生活,此说殊未尽然。家庭生活训练之结果:义务或责任之观念则人人有之,而权利观念则甚形薄弱。此种观念之有利于种族之绵延,亦属显而易见。盖以严格之生物学观点立论,即以种族之竞存为前提,则个人之自由幸福,在势不能不退避一隅,或竟须作重大之牺牲,下文别有机缘推论此节。

论化择者必及宗教,盖信仰一物,不论其合乎理智之要求与否,实为社会观念之结晶,其影响之及于婚姻与生产等举动者绝大。以西方之情形而论,宗教之影响大体上是反优生的。天主教一壁禁绝从事教会事业者娶妻生子,一壁又因体上天好生之德,令不出家者多育儿女,甚至强低能病废之辈而匹配之。新教各派虽不禁教士婚偶,然因与旧教同一视婚媾为教会天职之一,每于无形之中鼓励反选择的与反优生的配偶,美其名曰"天作之合"。历来西方宗教事业对于种族之利少弊多,至今研究种族卫生者大率已不置辩。中国则不然。中国向无中央集权之宗教组织。释氏之影响极普遍,智识界爱其玄学,平民则爱其粗率之信仰,然其主要之出家主义则不时髦;换言之,即其于婚姻生产一类举动之影响不甚大。道家理论上亦出家,然大都娶妻生子,与常人无异。他如送子观音、联姻月老一类半滑稽的信仰则又不无良善之影响。如以儒家之教为宗教的,而颇有中央集权之势,则亦无妨;盖大体上孔孟之教与种族之治安不冲突,上文已略及之矣。

次略作社会组织之分析,可分作四部分:婚姻、生产、国家选才、及农本生活。

首言婚姻,可就年龄、目的、成就、及解散四端分论之。古者女子十五而笄,二十而嫁,男子二十而冠,三十而娶;此是理论,实行上大率女子二十必嫁,而男子二十五必娶,多提早而少展缓。内地有极端的早婚陋俗,但居少数。就全般而论,则自来结婚年龄与最近之生理卫生知识并不冲突。婚姻年龄与优生问题最有关系之点在生产之次数,迟婚者百年可三世,而早婚者可四世也。有谓早年婚姻所生儿女之体质亦较强健,但尚未完全征实。

结婚之目的三:宗祀之传联,家长之侍奉,个人之幸福是也。宗祀之要求最重要,自不待言;无后为三不孝之尤,而孝固"为人之本"也。家长之侍奉次之。个人之幸福居末,有时或竟不成为目的之一。此固常识,无须多赘。然国人一脉相绳之观念之深,与其所以为种族得力处,则际此个人主义蓬勃之际,察者盖寡。《左传》隐公八年载郑忽逆妇一节,虽迹涉迷信,亦见此种观念已结晶成一祸福攸关之信仰。

    郑公子忽如陈逆妇妫。辛亥以妫氏归。甲寅,入于郑。陈鍼子送女。先配而后祖。鍼子曰:是不为夫妇,诬其祖矣,何以能育?

此系二千五百余年前之文字,及今美国优生学者乃有下列之呼应:

    人类应有较强烈之血统承继的情感。基督教徒于此竟远不若中国人,非一绝大损失而何?(Popenoe and Johnson: *Applied Eugenics*, p.397)

  婚姻之成就,因目的之偏袒而亦可区分为二:个人主义发达之社会,婚姻选择大率操诸个人;否则家长不特为名义上之主婚人,亦为实际上之主婚人。社会全般为个人作婚姻抉择之举,尚不多见,可不论。此又系常识,尽人知之。然前后二种相较之利弊,论者或不尽察。作者草此篇之第一日,即有同馆之研究生相质曰,"传闻中国实行优生婚姻已数百年,果耶?"作者询其"优生婚姻"果何所指。客曰,"婚姻之选择,权既属之父母,则其谨严审慎,自较一时为血气与情感所蒙蔽之个人选择为进一步。"优生婚姻虽不止此,然其言实有至理;个人选择易偏于浪漫的恋爱一方面,其于对方之适合于相家生子之事与否,则易于忽略而不问,家长之选择反是。

  自来家长选择之婚姻非尽出乎为一家牟财利,或为一己图侍奉之私;且其间实有相当之原则。此原则即"门当户对"说是也。治婚姻选择之原理者谓人类举行婚姻选择时,大率类似者相吸引,否则相回避,名之曰"类聚配偶"(assortative mating),门当户对说即以此为根据。其与个人自为选择不同之点,即在以个人之品质作参考物外,更以全家之品质作参考物,其所得结果亦自有其圆到之处。作者尝讶何以在旧制度之下,有婚嫁事后,家庭间相安者多,发生问题者少,个人之抑制一端殊不足以完全解释之;如别求解释,则新妇之与夫家,新婿之与外家,相能之处多,不相能之处少故也。论者如以门第主义为完全经济的与社会身份的,则大谬。

  联姻而必求门第相当,则其为选择的无疑。官吏士人不得娶倡优及曾犯法之人,则以前法律固早具明文。中国社会阶级之分不严;然婚姻事关重要，其选择之范围，大率不乏相当之限制。此亦有良善之结果。作者读史时每讶某时代中某族或某数族人才之盛，觉教育、环境、尊长之先容、亲戚之援引数端举不足以尽其说，乃不得不疑及类聚配偶之一端之维系力。例如两晋之王、谢、卫三家，见于《人名大字典》者王氏四十余人，谢氏近四十人，卫氏早斩，然亦有六人；而此三家者固尽属当时贵显而互通姻好者也。例如王凝之之娶谢道韫，谢朗之娶王胡之之女，而更有趣味者，则王氏之王旷——王羲之之父——一支与卫氏世为中表，卫氏出书法大家五人，而羲之祖孙三代亦至少出四人，岂偶然哉。又如明清二代之长州文氏，自文征明至文泰，七世之间，出画家至十七八人。文氏之姻选，一时无从参考，然征明之孙元善娶武进王稚登之女，而王稚登固《吴郡丹青志》之作者也。作者特举书法及画术二品质以实其说，盖深知书才及画才之凭借于遗传者多，训练者少，设非天资特近者不能强致也。

娶妾制之弊多利少，无待置辩；然庶子不受社会重视，其于种族质的方面尚不无抵偿之影响。庶子不受重视，自古即然。《左传》文公六年：

晋襄公卒。……贾季曰：不如立公子乐；辰嬴嬖于二君，立其子，民必安之。赵孟曰：辰嬴贱，班在九人，其子何震之有？且为二嬖，淫也。

婚姻之解散在中国几不成问题。一壁有百年偕老之理想，一壁有节妇义夫之俗尚；离婚为绝无仅有之事。如此风气，未必尽属优生的，而贞女矢死靡佗与无子息之青年寡妇苦节不改嫁，或竟为反优生的。第就大体而论，节烈之揄扬鼓励殊不无实际的效用。节烈之理论根据为道德的，伦常的；然其实际之功用在图家庭之巩固与社会之治安，而其最后之得力处，尤在使子弟得一稳称的发育之地盘，使种族沾久长之利益，谓其一无优生之效，容有未可。前辈鼓励节烈，视之为天经地义，或从未顾及其最后之效用，而效用固未尝不在也。

由此观之，自来化择对于婚姻之影响，尚不得谓之利少害多。婚姻习惯之为积极的、守成的、而选择的，可见一斑。于生产则不尽然。自来生产一事之最大原则曰，多多益善，只求其数量之加多，而忽其品质之化善。"瓜瓞呈祥"，"螽斯衍庆"之入诗歌上门楣者，三千年来固未尝稍改也。

化择与生产之关系不若其与婚姻之有利，固矣。然有二点足供考虑者。其一，自来生产虽非选择的，但亦决非反选择的。何则？不论贵贱贫富智愚贤不肖，无不遵多男子宜子孙之古训，而尽量生殖；结果，一切阶级之人口支配不致发生轩轾,换言之,即未尝有近代欧美社会之现象,即儿女之数与生活程度成一反比例是。统计无可查,而此种观察之大致不谬,可断言也。进一步言,作者且疑向来中国之生殖率不特非反选择的,时或选择的,其媒介物则多妻制也。有力多娶妻妾者不为皇室,即为富贵之家,而皇室及富贵之家之血统比一般人民为良善,则西方治优生统计者已证实之(戈尔登Galton、霭理士Ellis、乌资Woods)。作者为此言,非赞成多妻制也,第历史上已成之事实,如传说之周文王百子,及晋王冲之三十子,"并致通官"等例,则亦未始不欢迎耳。

其二,化择不发生影响时,则活动者仍为天择;且生殖既蕃,天择之用武地实有增无减。中国人口,因生殖率之速,早即达一透点;达透点而后,如生殖之数不减,则死亡之数必递加,终至出入相抵,有如今日;据最近外人之估计,中国人口之年增,每千人中不及二人。其所以能出入相抵者,则天择为之也。因生殖率之高,生产数之多,而同时又无化择力以保产生者之不夭殇,天择力乃有取给之原料,乃得舒展而有余裕。作者为此推论,非谓中国目下之人口状况为理想的。是大不然。理想的人口状况为低的生殖率与低的死亡率并行,生殖率如略提高,则宜于人口中品质较良善之部着力;主要之点尤在使食料与人口不至仅仅相抵,而有多量之余剩。中国人口状况虽不理想,但尚不致使人绝望,前途非不可整顿,且整顿之功殊较欧美各大国为易。何则?化择纵有反选择之影响,尚不若西方之积重难返也。以美国而论,人口尚未达透点,然目下之生产率显然为反选择的,人口比较优秀之部生不抵死,其余则生多于死;其问题之重大,不言而喻。

向平有愿,伯道无儿,一是欲望,一是忧惧,此区区八字所代表之情感实为种族之寿命所寄托。不知欧美社会生活者,不能见此种情感之深切著明。目下欧美上流社会中,既无人愿作向子平(法国尚半属例外),而邓伯道乃触处皆是,在当其冲者或未必以伯道自居,而心关家国之士已不禁呼号奔走矣。十年来各国优生运动之勃兴,非无端也。

次论国家举拔人才之部。科举之制,姑不论其细节目之利弊,实瑰然为中国民族独有之物。其性质与近代各国流行之文官考试不同;科举是普通的,其目的在奖励后进,提拔人才;做官是奖励与提拔后自然之结果;文官考试之目的在直接搜罗可作官吏之材料,其性质不普通,其行使只及一部分已受一种特殊训练之人。中国选举制之实行前后逾二千年;自汉唐迄宋元,其制较疏简,明清二代则机械性加重,其选择的效用或较前略小。然就大端而论,其所甄别,要皆为人口中比较优秀之分子;因其优秀之程度而与以相当之名位,使为社会表率,则其功不可灭也。无论如何,即以教育的效用而论,此种选择之原则,无人得而反对之,此种选择原则之能作大规模的行使,尤不能不令人叹服。

然选举制之最大效用实为生物学的,实为优生的。聚一地之优秀分子而考验之,为之分等级次第;可比之绝大规模之智慧测验——智慧测验将为治优生学者利器之一,在西方已具端倪——其屡次落第,终老场屋者,可比诸放大之低能儿。一邑、一省、一国之人士,经此一番簸动,而成一步骤分明之智慧阶级,而上文所谓之类聚婚姻律乃得一绝好之用武地。举于乡者与举于乡者相亲,举于国者与举于国者相谂;于是向因地理关系而毫不相干者终于相干;及相干而以世谊年谊相往还者,终以姻谊为归焉。面订儿女亲家为考场外常有事;读此文者不乏前辈,必有以实我说也。

国家之人才选举当然影响及国民之婚姻选举。盖风气所至,一般的选婿者莫不视科甲出身为奇货而委禽焉。在科甲出身者,因此不特必得妻,而其选择之范围较广,其足供取给之妻材亦较非科甲出身者为多。女子虽不能自主,然"若要洞房花烛夜,除非金榜挂名时"大率为上流社会闺阁中所公有之理想;因类聚婚姻律行使之故,此理想之实现亦属不难。

选举制之结果为类聚配偶律行使之得所;类聚配偶律行使得所,而人口中一切良善优秀之品质得以永存而勿失。有清一代,如吴县之潘氏彭氏,科甲蝉联,数世不替,其宗祠联语至有"家无长物,唯有状元榜眼探花"之自豪语。其他能以"祖孙父子叔侄昆弟科甲"一类衔牌为乡里表率者,不一而足。

优生学创始者英人戈尔登(Galton)氏所作《遗传的天才》(*Hereditary Genius*, 1869)中有论及中国选举制一节,虽属五六十年前旧话,今日西人之略知中国文化内容者犹具同一之观感;兹译录如左:

> 我尝有志自中国搜集关于遗传之材料,盖彼邦考试制之周密深切,向负盛名;青年之有才志者不患不能历级而升,至尽其才力而止。每年(误)约四百兆人口中之首选……名曰状元。我尝自问,历年(当作届)之状元果血统上有关系耶?在中国向负名望之友人某君曾允代我搜访,但迄今尚无以复我。但我旋以此题投香港之某报(*Notes and Queries*, 1868年8月)。结果,征得一例:有女子一,初嫁生子,后成状

元;再嫁,与后夫所生之子后亦成状元。我深信如有可靠之人悉心研究此类事故,则中国实可供给无尽藏之材料。但研究时亦不甚易,一则中国之姓氏少,再则有追溯长期历史之必要。……(美国印第 2 版,p.335)

此例不知何指①,不识读者有能就记忆或记载所及而证实之者否。但不论此例之可靠与否,科甲中人之血统关系,则随处可寻。近来梁任公先生于中国人才之地理的支配兴会甚浓,曾一再有所论列。读者有志,曷不就遗传方面而研究之,为中国之治史法别开一生面。其在欧美则自《天才之遗传》一书出后,英则有霭理士之《英国天才之研究》,美则有乌资之《皇室之遗传》及加戴尔关于科学家之研究。

作者于科举制略费唇舌,因鉴于十年前革新之始,论者每以中国学术之不振归咎于科举制。特原则与方法为截然二事,不可混为一谈。如以方法上细节目之不善而咎及制度之全部,于理未顺。

最后当于国民之农本生活作一单简之观察。我国自古阶级之分界不严;然士农工商,农实居四民之次。而士大夫亦每以归农归林为清雅之举。表面上农本生活之利益是经济的,盖食为民天,无可逃也。然农本生活半亦为清雅的,盖恬退之生活甚合于个人之摄生及思想之舒放。然于农本生活之足以维持种族之品质一端,则论者每不甚注意。城市之间,工商竞利,良莠杂处,起居狭隘,习尚奢靡,既不合于个人之居留,更不宜于儿女之保育。从事于城市生活者多聪明强干之士,然疲于奔命之余,谋一己之幸福或有余,而对于种族之贡献,每患不足;长久而种族之本质耗矣。欧洲诸国若德意志,固以工业立国闻于世,而所谓归农运动者,近亦已有人作具体之提倡。美国工业发达后,城市人口且较乡村人口为多;农民之聪明强干者大都舍田园而他去,最近乃有人讨论种种方法使城乡间之人口数量得一比较平衡之支配者。此种运动之基本目的虽为经济的,而优生之动机近亦日就扩大,竭力鼓吹之者已大有人在。农业统计谓乡村人口虽大减,实未尝影响及农产之数量,然则今后归农运动之主要动机将为优生的与卫生的,亦未可知。

中国目下之乡村人口约占总人口百分之八十而有余。乡村间化择之反选择力不大,天择尚活动,则理论上中国农民之本质应不劣,患在尚无适当之教育以启迪之耳。

此外社会组织之足供分析者尚多。即以婚姻一端而论,如鼓励婚姻为古代政府职务之一,周官至有媒氏之设;又如同姓不婚制、蓄妾制等。生产一端,则有胎教及其他一无生理根据之信仰。慈善事业如育婴堂、济良所等,别为一大题目,足供特别讨论。本篇目的在比较欧化东来前后社会观念及社会组织之变迁之涉及种族治安者;今第能举其荦荦大者,比较详尽之分析研究则俟之异日。

三　西化东渐以后中国优生状况之将然

将然二字或失之武断。然种因食果,目下运输西方文化之方法既错乱,标准又偏狭,因循不改,则其结果殆可预测。且证诸西方史实,因果历历不爽。道有覆辙而后行者求不蹈,则其间纵不改遵他途,亦必异其进行之步伐。

作者目的既在比较二时期内与优生问题切切相关之种种变迁,则下文所讨论者仍不出同类而异趣之社会观念及组织;然因异趣之故,或可免累赘之弊。

欧美社会中,文化选择之程度较深,其所被较广,而天择活动之余地乃日渐减削。化择虽不能将天择完全僭越,然因其势力之弥布,西方治种族进化论者乃不言天择,而言化择之改弦更张;盖文化既大开,我人在势不能退归自然,不得不尔也。西化东渐之结果,天择在中国之权威自必退处背景。我辈目下所亟欲知而行者,当然不在天择之保留,而在察种种新化择力之为选择的,抑为反选择的,而与以褒贬升黜。为环境之改善计,为国家一时之发达计,大部分之化择分子实有无限权力;但为种族治安计,为国家永久计,则在在须别具一副眼光以观察之。

先论一般观念之变迁。可就环境论,个人主义与社会主义,德谟克拉西三端言之。三者之根据均不脱人权及人类平等之二观念;此种基本观念自十九世纪以来虽已大有变迁;然除少数略事学问者外,一般人心目中之平等与人权犹十八世纪之旧也。

环境论者深信改良环境一端即足以促社会之永久进化。其理论之偏隘,其态度之乐观,除已受排斥之拉马克主义外,殊乏生物演进之事实为之根据。此说在西方本不发达。论者谓近世医学之勃兴,第顾及疾病共有之外源,而忽略病者独有之体质,实开此说发达之端绪。继之以平民教育,平民参政;一般生活程度之提高既与以物质之基础,而宗教情感之滥施复为之推波而助澜,而此说乃牢不可破。迄今乃有不顾体气之医疗方法,不问天资之教育制度,不加限制之慈善事业;大多数从事于社会改造者犹视若当然;实效未睹,犹坚持其理论勿失。美国为新进国,户口既稀,天惠又厚,非绝对不堪之社会分子大率可以安居乐业,故此说最发达。美国社会学家十有六七主偏狭之环境说,此殆一大原因。在大学时,社会学科教授九人,对于生物学与遗传学所发见之种种有信仰者,一人而已。

自西方归来而未受生物学训练之中国社会学者大都信仰环境论,此是意计中事。习他科者一般之印象亦大率趋向是说;其他兢兢于学步而急切不择者,无论矣。近来基督教一类之组织提倡社会服务甚力;大多数之社会人士于基督教本身无信仰,但于社会服务则众口一辞,认为中国当务之急。当务之急固矣;第其动机安在,其背景之观念安在,则有供讨论者在;其纯出宗教的或道德的情感犹可,为其信环境之足以根本移人则不可。西方环境改善论之发展亦只二三百年内事耳;自演化论与遗传学之昌明,怀疑此说者已日增月盛,幸国人亦注意及之也。

次言个人主义与社会主义。二者原属对峙的社会哲学问题,不宜混为一谈。然二者均与中国原有之家族单位主义背道而驰,殊不妨合论之。个人主义末流之弊危及种族,上文已一再及之。个人主义与个性发展不为一事;个性发展为教育之目的;个性原料之供给——即人类变异性(variability)之增益——亦为优生学目的之一;并不冲突。个人主义则不然;其极端者以个人为神圣不可侵犯;其对于社会及种族之责任心薄弱;其行为举措虽可与一时之环境不发生纠葛,而社会终必蒙其危害,盖一己自由幸福之欲望既深,其不甘心于家庭与子女之束缚乃自然之趋势;而社会之害,更有甚于绝种者乎?此非推论,乃为事实,略知西方上流社会之生活者,随意可举例证。

社会主义之目的在社会全般之安全,宜若与优生学不发生冲突矣。而竟不然。其故在其大前提之不适当。所谓大前提者,即环境万能与人类均等是也。其言曰,经济组织既化良,则社会之疾疢自去。美国生物学家凯洛格(Vernon Kellogg)氏新著《心理与遗传》一书,全书无大可观,然其批评苏俄目下之政治组织则极中肯綮;谓其制度所引为根据之原则为——人尽相同;故其政治之措施,官职之支配,一本任何人可作任何事之笼统假定;盖既以人尽相同为前提,则此种结论不可逃也。凯氏訾此为苏俄政制之最大缺点。其设施虽惊动一时,足供社会改造之理想家之揣摩咀嚼,前途隐忧或未有艾也。社会主义之在中国,自新思潮运动以来,颇有发展之势;但其影响所及尚不深,作冷静之研究者虽不乏人,作热烈之宣传者犹有所待,所望者际此过渡时期,从事之者能于其大前提详加考虑,不为过甚之理想所移,致蒙蔽事实耳。

德谟克拉西之呼声近来最洋洋盈耳,国人惟恐译名之不概括,故直译西音,亦见注意之深切。一般人视听中之德谟克拉西所根据之原则实与其社会主义所根据之原则同,所异者在二者所应用之途径:一则为经济的,一则为政治的耳。德谟克拉西可以批评之处,亦与社会主义同。

抑有进者。西人论德谟克拉西之精神而不言德谟克拉西之形体时,每推中国。谓中国非无阶级制度,然因其界限不严,穷而有才志之士未尝不能自奋以入士大夫之林。中国向无世袭贵族,成功失败,本一己之能力者多,视家世为因缘者少;其绝对的比较或不然,其与西方相对的比较,则读史者具信之。近来德谟克拉西形式之引进甚力,设不善为准备,则形式之缜密,或转足以损精神之自然,不可不注意也。

总之,机会均等,使人人得尽性发育,是一切改革家,不论其为社会主义者,民治主义者,或优生学者,所可公认。然以目下之情势而论,前二派改革家活动之结果:为抑制社会中比较优秀之分子,为优容社会中比较稂莠之分子;均等云者,不为各展所长,各取所需,而成一不计轻重,不揣本而齐末之混同划一主义;于事实为拗戾,于道德为不公允,于种族前途,则恐比较优秀之品质,因不受相当之维持鼓励而至于沦灭:此在西方已局面半成,在中国则正在酝酿中也。

本篇目的不在深入。上文云云只就十分显著之处为切心于自新者进一解。环境论与优生学,社会主义与优生学……概可自成一题,供一日半日之讨论,原非寥寥数语所能尽其底蕴。

西化东渐后社会组织已具形式及将具形式之变迁可分下列数端论之。

(甲)医学卫生。医学方法及卫生知识将为前途减除天择力之最大利器,一望而知。前此之死亡大抵为选择的,今后则人口中禀体素弱者将因一时养护之得宜而生存生殖。或曰,死亡数递减,则生产数亦递减,人口问题上或不致有重大影响。在人口已达透点之邦国,是固然矣。盖以数量而论,得此失彼,原属无足轻重。抑此种谈论之浅率,不待推论而知。夫屠弱者死亡之数少,即生存之数多;生存之数多,则生产之数亦因而增益;终必波及社会全般之生活程度,而比较强健优秀之分子乃不得不作相当之婚姻限制及生育限制矣。有反选择之死亡,而反选择之婚姻与反选择之生产随之。在人口未达透点之国,经济状况较佳,此种不良之影响一时或不呈露,在人口久已达透点之中国,则耕耘收获之间,可以指日而待。美国人口尚未达透点,然因其医学卫生通行已久,此种反选择之现象已早有所见;切心于种族之长久健全者甚至视"卫生"与"优生"为对待名词!其他地狭人稠之国不待论矣。

医学卫生学自有其相当之价值,中国有促进医学及卫生知识之万急必要,不言而喻。第除医疗事业及卫生设施之外,更有相当之社会组织与之并进,为之补偿并纠正其失否,则我辈所亟欲知者也。

(乙)一壁有反选择之死亡,一壁不能不有选择的婚姻及选择的生产以抵偿之,则种族虽不进化,亦可保不退化。试先观今后之婚姻问题。婚姻问题为三四年来新思潮中最有趣味之一问题;《妇女杂志》至有配偶选择专号之印行;足见大众注意之深,私心不禁为种族称庆。然一再研索,觉前途有未能完全乐观者在。何则:个人主义之色彩太浓;国人学步欧美,不图竟合节奏若此也。(一)浪漫的成分太大;男女相互的爱慕为婚姻之开端,亦为婚姻之守成所不可无,然设以此为婚姻之目的,则求之愈切而愈不可得,而(二)迟婚之倾向乃不可免;甚者竟抱(三)"不得理想之配偶则无宁独身"之决心。(四)应征者之人数中仅半数提及对方须身体健全,殊嫌太少。被选之六十人中只十八人(百分之三〇)道及遗传一节,且其观念亦有谬误之处,例如血统不婚一说;不知只须双方上代无遗传隐疾,中表亦可联姻,有时且可使良善之品质益加醇厚,达尔文之子女即是一例。(五)应征之男子中求女子能独立谋生者占百分之三八,而求能操家政及教养子女者只百分之三二·六;此实出于以女子不能自谋经济独立为"寄生"为"依赖"之谬误观念;殊不知为母之尊严,为种族生存计,高出经济独立者奚止倍蓰。男子为女子个人生活之所凭,而女子实为种族生命之所系:诚能权衡轻重,则此种谬误观念自去。欧美女子职业发达未久,而家庭已具分崩离析之象。如谓现代之生计困难,则当别求长久之法,以解社会一般生活程度之紧张:个人而因噎废食犹谓之愚,奈何种族而因噎废食反无人过问也?作者于妇女参政运动具同一观感,因与上文无涉,今不论。

然青年有志者能就姻选问题作此严密之端详,已属可忻可贺,目下在欧美言论界欲求此种大规模之讨论,竟不可得。个人主义末流之弊,视生产为畏途,视婚姻为儿戏;上流务名,中流逐利,生育之事则中流以下为之:危亡之道,有速于此者乎?国内个人主义在在有发展过当之趋势,一端有自由恋爱,一端有独身主义;超贤母良妻之言论,触处皆是;虽未必尽成事实,要皆为种族不祥之兆。作者不善作耸观听之论,特际此过渡时期,反动所至,易走极端,当其冲者不能不三致意耳。

　　(丙)婚姻亦有反选择之趋向,既如上述,生产一端又何如耶? 一般的西化影响所及,二三十年来国内优秀分子之生殖率已有减缩之象;及晚近新马尔塞斯主义入,而此项减缩乃得一新发于硎之利器。数年前山格夫人(Margaret Sanger)主编之《生育制裁杂志》出后,攻击之者甚众,反对论者之文字中有曰:

> 若中国者,饥馑频仍,疫疠横行,可谓为生育限制论适当之用武地;第彼邦众庶,未必肯遽受"白人之自杀政策"耳。(*The Danger of Birth Control as at Present Advocated*, The Humanitarian Society, 1921)

作者疑此种皮里阳秋之言论殆为二年前山格夫人东亚之行之动机之一。优生学者并不反对生育限制之本身,特其目下之宣传方法,及流行后在西方已然之结果之显然为反选择的,则百喙莫辩。社会中最下流而理宜少生或不生子女者则非不识如何裁制,即无裁制之志愿。在略能自立之中流以下社会,又大率因经济关系——多一儿女,即多一生产分子——拒而不用。于是真能利用之者乃为热中于名利之中流社会,与具"远见"、负"责任"、抱"无充分养护能力不生儿女之决心"之知识阶级! 结果,才智不及平庸者,子孙绳绳,而聪明强干者终于沦丧;此则目下西方之写真,而英美尤足代表焉。读者疑此言乎,统计具在,覆手可查。中国将并蹈此覆辙耶? 以目下形势而论,作者不知曷免。

　　当此新陈代谢之际,中国将然之恶影响或且甚于西方已然之恶影响。何则? 反动力之所至,在"我是我,我不是父亲的儿子"之我将一试其新得之自由权利以为社会炫耀;换言之,即如钟摆之摇摆,不摆则已,摆必极端也。犹忆胡适之先生《尝试集》中有《我的儿子》诗一首,有曰"我实在不要儿子,儿子自己来了";又曰,"'无后主义'的招牌,于今挂不起来了!"试问中国人口中优秀分子如胡先生而不生子,则孰宜生子? 此种为个人争气,为思想界独辟蹊径,而为种族拆台之招牌大可不必挂！胡先生为新思潮领袖人物,风被遐迩,作者为此言有余痛矣。

（丁）上文农本生活之对象为城市运动。城市运动之在西方已将成过去事实,其对于种族之功罪亦日就明了。在中国则方兴未艾。工商业发展,人口之播荡随之；人口百分之八十三之一部分,必将应汽笛声辘轳声而麇集于少数中心点。以九州铁铸大错,错成必也；然浪藉亦多矣,灰烬亦多矣。此百分之八十三之农民应牺牲若干分？如何而后可减少其浪藉与灰烬？则不仅实业界之大问题,亦关心中国人口问题者所不能不讲求者也。

四　结　论

中国之优生问题之大要若此。作者目下处境特殊,于国内之史实时务俱不能为仔细之观察；抑本题之范围阔大,除就深切著明之点略作叙述外,亦殊不能再求详尽。所希冀者,一番化择力之比较,追昔抚今,陈其得失,或未违出发时之本旨耳。至此问题之应如何解决,则众志成城,责在关心家国与种族之士,各就其兴会所及,为之深思积虑,务使新观念之形成,新组织之产出,与种族图强之大旨不相违反。本篇志在案而不断,不幸而断矣,则断之当否,惟读者有以正之。

二三百年来世界思潮有若干共同之谬误倾向。西方昔开其端,东方今承其绪。演化论发展后,理论上固未尝不到处应用,然其于人类实验的效用,则及今五六十年,尚未见端倪。其故即在此若干较演化论早出之谬误倾向。其一为以变就常之倾向。其二为以量绳质之倾向。其三为以个人范种族之倾向。三者实出一源,其最后之根据犹在"人类中心"及"物为人存"一段不自量、无根据的玄学。忽生物的遗传,不因势利导,重人为的环境,必强异就同；人类自决之第一次试验已呈坠败之兆,岂无因哉？演化论者就顺应性、变异性而论,有谓生物界昆虫类竞存之机较人类为大,则人类自天择退避,文化大开,已经斫丧之故也。

中国自与西方接触后二三百年之历史,自种族进化之大处观之,谓之一片竞存史亦无不可。此段竞存史可分作二时期。第一期自明季至清中叶,可名之曰隔离期(isolation),历史上之闭关自守期是也。第二期自清中叶至今日,可名之曰顺应期(adaptation),历史上之西化东渐期是也。然顺应之得法与否,顺应后果能保种族之竞存与否,胥视第二期以后,别有一选择期(selection)以为之续否。胡乱顺应而不加选择,则西方之覆辙,即中国之覆辙也。选择二字于此实含有二义。西方各种化择力之取舍,择其善者而从之,不善者而去之,一以种族之竞存为指归,一也。得化择二字之真义,识其利害之所在而形成若干新观念新组织,宣传之以教育,实蹈之以政治,使种族日跻于优良健全之域,二也。所谓中国之优生问题,如此而已。

一九二四年八月,自美国优生学馆。

(此篇曾见《东方杂志》,第二十一卷,第二十二号)

① 此例为何,作者归国后即经查明:《历科典试题名鼎甲录》(前明录)兄弟鼎甲项下称"马铎,永乐壬辰(一四一二)状元;李骐,永乐戊戌(一四一八)状元;二人虽异姓,实同母也。"又按《明进士题名碑录》,二人均福州府长乐县人。又按乾隆年间编纂之《福州府志·人物列传》(卷五十三)均载之。又同书《祥异》(卷五十四)下亦及之。至《外纪》(卷七十六)则引周亮工《闽小纪》曰:"《耳谈》谓马母后适李,生骐。予尝属长乐令吕素岩询其邑中前辈,俱云无之,而两家后人亦云世俗谬传,绝无影响……"又按万历年间沈一贯撰之《明状元图考》称李骐"初名马",盖隐从其母前夫之姓,"廷试御笔改马为骐"。《福州府志》引《闽小纪》谓"当时亦无增马为骐之事",并谓"骐即一母所生,方且为母讳,何至以前夫之姓为名,公然暴母之短耶? 不辨明矣"。

马李二人果为一母所生耶? 阅上文种种,我辈自不能不姑认作疑案。戈尔登所征得者,不过片面之记述耳。《耳谈》为何人所作,作于何时,一时无从查考,《闽小纪》成于明末清初,犹在《状元图考》著作年代之后,则去二人事迹且二百余年,其可信之程度亦不能无折算也。

《福州府志》及《明状元图考》二书系徐景贤君就徐家汇天主教藏书楼代查者,谨表谢意于此。

读《读〈中国之优生问题〉》
——答周建人先生

我很感谢周先生这篇批评我《中国之优生问题》的文章。当时百忙中未遑详细答复,只写了一封信给他,表示我读他的评论后的感想和谢意。今当拙稿重新付印的时候,似乎一个比较详细的答复,再也不能展缓了。

读周先生的文章后,知其不惬意于拙作的有下列数大端:

一、我对于旧制度的态度

二、死亡率与婴儿死亡率的淘汰能力

三、阶级与智力的相关

四、天才与健康的相关

请就这四端逐一答复之。周先生的文章附印在后,以便参阅。

一　我对于旧制度的态度

我对于旧制度——若"无后为大不孝"、"女子无才是德"、"婚姻父母主裁"、"科举取士"等等——的根本态度,无非是一个谅字和一个允字。这几个制度,从种族卫生的立足点看去,似不无相当的价值;我那篇文章的目的之一,就在把这种价值,不拘多少,指点出来,请攻击他们的人笔下留情,决不是有意要不加条件的提倡他们。所以我一则曰,"塞翁失马,安知非福";再则曰,"亦不无功德可言";三则曰,"尚不无抵偿之影响"。读者如只见周先生评我的文字,而不见我的原文,也许要误会我竭力为旧制度说好话;这就未免不公允了。

家族制度与其内含的种种节目,自有其相当的价值,不容漠视;我自从作《优生问题》后,已一再加以详细的讨论;自觉三四年来求谅察与求平估的态度始终未变;读者如不厌繁琐,请参阅《生物学观点下之孔门社会哲学》一文(《留美学生季报》第十一卷)及《中国之家庭问题》一书*。

至于西方优生学者对于中国家族制度的评语,我以前已经引过普本拿与约翰孙的话(见前)。此外英国哲学家兼优生学家歇雷也有同似的服膺的话(F. C. S. Schiller, *Eugenics and Politics*, 1926, pp. 20—21, 又 30—31);我新近也曾介绍过(本年五月,《时事新报·学灯》之《书报春秋》栏**)。

关于科举取士之制,也是如此。我在《优生问题》里说:"聚一地之优秀分子而考验之,为之分等级次第;可比之绝大规模之智慧测验"。这是三年前的话。去年北京师大心理教授张耀翔先生做了好几篇关于科举制度的文章;他由详细分析得来的结论,竟与我从一般观察所得的不谋而合。至于此制度的种族效用,我后来也曾经从详讨论过,亦见《孔门社会哲学》一文中。

西方优生学者中服膺中国科举取士制的人也不一而足。我以前已经引过戈尔登氏的话。歇雷亦引以为中国文化不衰坠的一大原因;他以为罗马文化,没有这种制度,所以未能维持久远;中国文化有了他,所以能一直维持到今日。(*Eugenics and Politics*, pp. 179—180)

总之,不论任何制度,不能一百分的完善,也不能有百害而无一利。一笔抹杀的论调,总是不相宜的;何况同时还有人持严重的异议呢。周先生那篇文章最后的一句话,"……大概不能再说中国的制度有优生学的价值了",就犯了抹杀武断的毛病,谨严持平的人是不说的。

二　死亡率与婴儿死亡率的淘汰能力

死亡为自然淘汰的一种手段。这个手段在初民社会里当然很有力量;但是在文明社会里,他的力量似乎也不弱,不过活动的方式略有不同罢了。美国优生学家加州大学动物学教授和尔摩斯曾经做过一篇文字,题目为《文化究竟减杀了天择的力量没有?》他的答复是:没有。(S. J. Holmes, "Has Civilization Diminished the Rigor of Natural Selection", *Studies in Evolution and Eugenics* 中第 8 章, 1923 年)

据皮耳孙(周先生亦引此人,作披尔逊)分析朋友宗基督教徒家族的结果,说从百分之五十五到百分之七十四的死亡是选择的,即有淘汰效力的;

---
* 前者见《潘光旦文集》第 8 卷,后者见《潘光旦文集》第 1 卷。——编者注
** 指 1927 年所作《西方实验主义者服膺中国旧制度》一文,见《潘见旦文集》第 8 卷。——编者注

平均约百分之六十（Karl Pearson，*The Groundwork of Eugenics*，1912）。德国人文生物学者普禄兹分析欧洲王室与贵族的死亡数，也说至少有百分之六十是选择的。（A. Ploetz, Lebensdauer der Eltern und Kindersterblichkeit: "Ein Beitrag zum Studium der Constitutionsvererbung und der Natuerlichen Auslese", *Archiv fuer Rassen- und Gesellschaftsbiologie VI*, 1909）所以皮耳孙说："凡是经过严冬的，凡是见过死亡表册的，凡是研究过国家盛衰之迹的，也许都见到过天择的行使。"

周先生说："如果死亡率是选择的，那么死亡率虽高还不失优生的目的，但在文明社会，死亡率并非一定是选择的，这又是不可掩饰的实事。"又说，"在文明社会中的死亡率往往为非选择的，这情形似乎很明显。"周先生所称"不一定"和"往往"，不知可以不可以用数量来确定，不知究指百分中的几分。要是比四十分还大，那么虽则未必错，却不免与皮耳孙、普禄兹的计算发生冲突。要是不到百分之四十，那就和我在《优生问题》里所说的没有多少出入了。在化择力有相当力量的社会里，谁也不能说天择有一百分的效率，就是在动物社会里，天择又何尝有过一百分的效率呢？

在中国社会里，天择活动的余地似乎比在欧美社会里要大些，这是许多西方学者所公认的。天择活动的余地大，则种族所得的益处也比较的多，可以预为前途施行优生政策的地步，所以我在《优生问题》特地提出他来。至于天择的用武地何以独大？则历来婚姻生产不受限制且受提倡的一端，要算是最大的原因了。读周先生的评论，好像我又在不识时务的提倡一般的高生产率，好让天择毒辣的手段来大活动特活动似的。其实我完全无此意念，也不能有此意念。因为天择有不能满人意的地方，我们才提倡优生方法来代替他；优生学不是别的，无非是利用天择的原则，而不用其方法罢了。我的《优生问题》不是为提倡优生而作的么？既愿提倡优生，岂有再主张放任或鼓励天择之理？况且我在拙作中不说过下列的几句话么？

> 因为生殖率之高，生产数之多，而同时又无化择力以保护出生者之不夭殇，天择力乃有取给之原料，乃得行使而有余裕。作者为此推论，非谓中国目下之人口状况为理想的。是大不然。理想的人口状况为低的生产率与低的死亡率并行；生产率如酌量提高，则宜于人口中品质比较良善之部分着力；主要之点尤在使食料与人口不至仅仅相抵，而有多量之余剩。中国人口状况虽不理想，但尚不致使人绝望，前途非不可整

顿，整顿之际亦较欧美各大国为易。何则？化择纵有反选择的影响，不若西方之积重难返也。

至于婴儿死亡的选择效力，学者也不无大致确定的公论。死亡的婴儿或幼儿是否必为种族内的劣者弱者，的确是不容易证明；但是我们至少有三项不同的研究的结果说他有重大的淘汰的意义。

一、英统计家士诺研究英伦和普鲁士自一岁到三岁的婴儿或幼儿死亡数，结果说：婴儿死亡率高，则同地域内数年后的幼儿和儿童死亡率低；反之，则幼儿和儿童死亡率即高。这种高低相关的现象，以前有许多人研究过（von Erben Bleicher, Gottstein, Rahts, Newsholme, Koppe, Prinzing, Sadayuki 等），但到士诺手里才算有了定论。这种相关的现象，足以证明在婴儿时期死亡的，就大多数而论，确是比较脆弱的种族分子；因为他们死得早，等不到后来在幼儿或儿童时期内死，所以幼儿和儿童的死亡率便低；反之，要是最初一二年内不死，三四年、五六年后终究要死的，所以后来的死亡率就高了。(E. C. Snow, *On the Intensity of Natural Selection in Man*, 1911)

二、活力与寿数是有遗传性的。父母的活力强，寿算高，则婴儿和幼儿的死亡率低，这其间也是相关的。皮耳孙，普禄兹，和德律风发明者倍尔等对此都有详细的研究，且得有同样的结论；普禄兹比较德国贵族子弟和市民子弟的结果，尤其是发人深省。他以为大约三分之二的婴儿死亡是选择的。(Karl Pearson, "The Intensity of Natural Selection in Man", *Proc. Roy. Soc.*, 1912. 普氏参考见前。A. G. Bell, *The Duration of Life and the Conditions Associated with Longevity: A Study of the Hyde Genealogy*, 1918)

三、男女婴儿的死亡数不一；比较起来，总是男婴比女婴多。生产时的两性比例本来是男多女少，为一〇三—一〇六男与一〇〇女之比，但是死亡数的相差更大，为一一〇—一四〇男与一〇〇女之比。和尔摩斯教授以为这是研究婴儿死亡选择力的一条路径。因为，他说，男性毕竟是两性中的弱者，这个弱性是极端根本的，男女染色体的组织不同，两性强弱之分，怕就跟着这个不同而来的。男子根性既弱，所以抵抗产后第一年中环境的力量便不及女子大。这种女强男弱之分，不但在婴儿死亡数中可以见到，就是一岁以后的死亡率，除了春机发动与生殖两时期内两性的地位有时有些颠倒外，其余各年龄内,总是男率比女率高。生产以前的死亡率也是如此。总之,人类自受胎以至衰老,死亡愈早,则男子的比数愈大;流产的胎儿,每女胎百个,即有男胎一百八十个,以后的比例便逐渐缩小了。男婴之于女婴,好比男婴中之弱者对男婴中之强者,或女婴中之弱者对女婴中之强者;男婴因为比女婴弱,所以受淘汰者多;弱的男婴或女婴既不如强的男婴或女婴,那么当然也在淘汰之数了。(S. J. Holmes, Is Infant Mortality Selective? *Studies in Evolution and Eugenics*,第7章)

周先生说:"婴儿的死亡之数,大部分是社会的原因,并非生物学的原因。"这也许也是不错的,但是和上文所征引的各节似乎恰恰相反。皮耳孙的著作,周先生是熟悉的,而且时常引用的;普禄兹是德国种族卫生学的首创者,他主编的《种族生物学与社会生物学杂志》是优生学定期刊物中最有名望的一种;倍尔为美国优生研究事业的先进,和尔摩斯以动物学家及演化论者的资格研究优生,近年来陆续有重大的贡献,他编的优生书目最称精博。同一不能不借重外国学者的权威,但这几位学者的权威是没有问题的,周先生当亦首肯。

我以为周先生的错误正在太重视社会的原因,而忽略生物的原因;所以讲起婴儿死亡率,他就说:"留心,研究社会问题的人,无不知道婴儿死亡率的最多者,在收入不敷家用,生产时母亲不健全,产后缺照看的人家。"讲起成人的死亡,他又说它"与职业有关,凡操作不卫生、过劳、工资低廉的工人中,死亡率必大。"唯其忽略死亡的生物的原因,所以才不觉得他的淘汰的效力。

殊不知这许多所谓社会的原因,一大半也是生物的原因所造成的。低的职业,微的工资,决不能完全是社会不公道的产果,恐怕一大半是当事人智力体力不甚高明所致。所以人文生物学者说,环境固可移人,人未尝不可自定趋避的方向;又说,人固为一种职业之选择者,职业亦未尝不选择人。一部分的人,因为能力不足,才从事比较低的职业,接受比较微的工资。如此说来,可知这种种社会事实,和婴儿死亡、成人死亡,实出同一原因,那个原因便是:遗传不健全。误以同因之二果为一因一果,是"留心,研究社会问题"而不甚懂生物学的人所常有的错误。

死亡的原因,毕竟属于内部的多。和尔摩斯教授说:"死亡可以看作内因外缘的产果。各个因缘相对的重要每视个例而定;但就一般而论,出生后的第一年所以比第二年为危险的缘故,八十岁所以比十五岁为危险的缘故,是属于内部的。"(参考书见前)一般死亡的原因,既重在内部,重在遗传,则一般的淘汰能力的存在是不便怀疑的了。

三 阶级与智力的相关

上节说:承受低的职业和微的工资的人,一大半因为他的智力体力不甚高明。这句话有比较详细申说的必要。周先生说:"社会上的上等阶级的人,不一定是优良的,贫穷的人不一定是因为禀性不良的缘故。据我所见,优秀分子陷于贫穷的非常之多……。"这句话合理么?也可以推敲一下。

周先生话中的"不一定"和"非常"等字,是应当有数量的注解的;只是"据我所见"四个字,似乎很容易使不留神的人上当。以我所知,我辈讨论此种题目,不能不靠统计,不能不取平均,如其专就少数的个例谈话,往往大家有大家的"所见",大家有大家的"事实",寻不出一个结论来。

谁都没有说过,凡是上等阶级的人是个个优良的,或贫穷的人的禀性是个个不优良的。不过我们研究社会现象,不能不作大体的观察,这是近代科学方法所完全许可的。近数十年来,天才研究的结果,智力测验的结果,异口同声的说社会阶级是不无生物学的根据的,不无遗传的根据的。我们把许多社会不公道的事实完全承认之后,这个说数依然可以成立。

戈尔登是近代用科学方法来研究智慧遗传的第一人。他在《遗传的天才》中,对于阶级和智力的关系一端,虽没有正式的统计;但是读过他的人都觉得奇怪,何以大多数的人才并不出自草野,不出自市廛,不出自一般的民间,而出自少数的故家大族。后来戈氏又对于英国科学家一〇七人的遗传与养育下了一番特别的研究;这一〇七人的阶级支配如下(F. Galton, *English Men of Science, Their Nature and Nurture*, 1874):

　　智识阶级……………………61人
　　　贵族与世家　　　　9
　　　文武官阀　　　　　18
　　　智识业务　　　　　34
　　实业界………………………43人
　　农人…………………………2人
　　其他…………………………1人

美人克拉克研究美国文学家六百六十六人的阶级支配如下（E. L. Clarke, *American Men of Letters*, 1916）：

```
智识阶级·······················49.2%
实业阶级·······················22.7%
农业阶级·······················20.9%
工人··························· 7.2%
```

又同国心理学家卡泰尔研究科学家八百八十五人的父亲的职业，得有下列的分布（J. McK. Cattell, A Statistical Study of American Men of Science，美国《科学杂志》，1906）：

	人口中百分数	产生之科学家
智识业务	3.0%	43.1%
工商业	34.1%	35.7%
农业	41.1%	21.2%

前卡氏二年，英国学者霭理士作《英国天才之研究》一书，对于天才的出处，特别辟了一章出来讨论；他的统计，可以归纳如下（Havelock Ellis, *A Study of British Genius*, 第 3 章, 1904）：

	人口中百分数	产生之天才
智识业务	4.5%	69.5%
实业界	21.2%	18.8%
匠界（高级工界）	26.8%	9.2%
工界	47.5%	2.5%

此种关于天才出处的统计材料很不少，不过这四宗也足以代表了。所谓智识阶级或智识业务项下大率包括宗教家、教育家、律师与法官、海陆军官佐、高级官吏等；若在英国，则更包含非皇室的贵族和务农的旧家，例如达尔文。卡氏和霭氏的统计更是有趣，因为他们都兼带提出各种阶级在总人口中的百分数，以资比较。智识业务的人居人口总数的最小部分，但是他们所生产的人才最多；工农二界居人口的最大部分，但是所贡献的人才最少。

霭氏统计的意义比卡氏的还要明显；实业界和匠界，就运用智力的多少而论，当然高于工界，而低于智识业务；他们所供给的人才也就介乎二者之间；他们自己也有用智多少之分，所以产生的天才数也随着不一样。霭氏自己说过：人口中的阶级分布好比一座金字塔，阶级间的天才分布也好比一座金字塔；但是这两座金字塔是不并行的：若论人口的数量，则智识业务的贡献是塔的尖顶，所占的空间最小；若论天才的数量，则智识业务的贡献是塔的基础，所占的体积最大，其余各阶级则依次递减或递加，以构成二金字塔的中部。

这种阶级间天才出产额的差异，难道都是环境和教育的不一致和不公道所造成的么？如其不是，那末，阶级之分便不无生物遗传的根据了；换言之，阶级和品质的优良确是很相关联的。

也许周先生要认此种论证为不满意。他的理由，依我的猜测，不外两层。第一，霭氏开列的天才大都是十八世纪与十八世纪以前的人物；那时候（一八三〇以前）英国的社会状况尚未改良，平民教育、劳工待遇等都还没有提倡，或还没有大规模的实施；在当时情势之下，难保不有多量的工人子弟无形之中受了埋没。这也许是确的，但是谁都无法加以证明。第二，霭氏、卡氏、克氏、戈氏等所开列的文学家、科学家及它种人才之所以成家，所以成人才，安知大半不是环境适宜教育良善所致；因为大凡一人当得起人才二字，大抵在中年以后，更有大器晚成的，这种人所受的栽培训练，少者二三十年，多者四五十年，这几十年的功夫又岂容忽视？这也许是确的，但也是无人可以加以证明。

姑假定第一层理由是确的，那末，自十九世纪下半以来，教育比较普及，劳工待遇比较改善的国家的人才分布应当改观了；换言之，各阶级的天才产出额应当均平些了。姑假定第二层理由也是确的，那末，自有智力测验以来，教育心理学者应该可以证明，在幼儿或儿童期内，各阶级的优秀程度是大致相似的，即智力高下的散布，是不因阶级而生轩轾的了。让我再搬一些统计出来，以示应当那样的究竟是不是那样。

美国某教育心理学者曾经就威斯康新省省城里的学童二七八二人作一统计，以示儿童智力与父亲职业的关系（见 L. S. Hollingworth, *Gifted Children* 中引文，1926）：

父亲的职业	儿童的平均智商
智识业务	115
书记业务	106
商人	104
高级工人	99
中级工人	92
下级工人	89

又美人亚律脱女士测验初级学童三百四十二人,得有同似的统计(见 Wm. McDougall, *Is America Safe for Democracy?* 中引文,p. 63,1921):

家长职业	儿童智商中数
智识业务	125
半智识业务及高级商人	118
高级工人	107
中级工人 / 低级工人	92

再有一宗统计,与上文二宗的意义相似,但算法略有不同;测验者先算出全数儿童五百四十八人的智商的中数,然后看每一阶级中的儿童超出这个中数之上的百人中有若干人,结果如下(S. L. Pressy 与 R. Ralston, The Relation of General Intelligence of School Children to Occupation of the Father, *Journal of Applied Psychology*, Vol. III, 1919):

父亲的职业	儿童百人中智商超出中数之数
智识业务	85
干事性质之业务	68
高级工人	41
低级工人	39

以上三宗统计都来自美国。近代的美国,天惠的厚渥,工商业的发达,人民的安居乐业,教育事业的普遍,都可以说在他国之上;然而阶级间智力的不齐还是与十八世纪和十八世纪以前的欧洲一样。反对论者所称论理应当那样的,事实上并不是那样。

自一九一〇年以来,一部分的教育心理学者渐致力于所谓天才儿童的教育。普通儿童的智商为一〇〇;据推孟教授的儿童智力分类法,由此以上凡三级,即智商在一四〇以上者,可以称为天才儿童,儿童人口中百人中不得一人;如包括智商在一三〇至一四〇之间的儿童而论,则儿童人口中每百人可得一人。

天才儿童的产生也和家世与父兄的职业有重大关系。天才儿童的父亲多从事于多用脑力的职业,其完全用体力的业务者不生此种儿童。推孟教授尝就天才儿童五十九人的父亲的职业作表如下(亦见 Hollingworth, *Gifted Chidren* 中引文):

父亲的职业	天才儿童
智识业务	53%
书记业务	37%
高级商工	10%
下级商工	无
下级工人	无

后来推孟教授又搜集了许多新的统计,较上文的还要详细,也引在下边(L. M. Terman, *Genetic Studies of Genius*, p. 63, 1925):

	父亲的比数	调查地人口的比数	天才儿童总分
智识业务	29.1%	2.9%	1003%
公仆业务	4.5%	3.3%	137%
商界	46.2%	36.2%	128%
工界	20.2%	57.7%	35%

霭理士分配已成名已有功绩的成人天才,而得一金字塔,推孟分配未成名未有功绩的儿童天才,而也得一个金字塔;这两个金字塔的层次的结构可称完全一致:恐不是偶然附合罢。除非阶级确有生物遗传的根据,即在上等阶级的人大抵是比较优良的,而在下等阶级的人禀性大抵比较不优良的,这两种方法不相同的研究的结果,决不能如此吻合无间。

论阶级与智力的相关完了。但我不妨补足一句。上文所引各种阶级的分类法并不是生物学者或是心理学者的创制,这种分类法是经济学者所确定的,他们不过借用罢了。美国哈佛大学经济教授达乌雪克(Taussig)的五级分类法是大家公认为满意的:上文亚律脱女士的测验统计即完全用此分法,其余也都是大同小异的。

阶级的分类,用职业做标准,而不直接用资产的多少做标准,也有他的公允处。西方学者说,资产的多少和智力的高下也是有正面的相关的。此说在天厚惠、人人有相当职业的美国社会也许很对,在中国却未必尽然,因为中国的生计紧迫,品致高一些的人不屑与民争利,所以形成君子安贫的道德观;所以穷书生之多为他国社会所不经见。如以财产作标准,穷困的世家当然归入下乘阶级里,但如以职业作标准,这种世家便属第一流了。我补这几句话,所以表示上文所引各宗统计的意义,未尝不适用于中国,因为他们分别阶级的标准是职业而不是财产。周先生说:"贫穷的人不一定是因禀性不良的缘故",这不能说是不对的,尤其是在中国,我在《优生问题》里也并没有说过反面的话。

四　天才与健康的相关

周先生说:"一个人的性质往往具优劣两面,我们只要翻开名人的传记一看,见许多天才中是带有疾病的",后周先生又引了约摸有二十个带病的天才。

周先生在这里的语病,与以前的一样。所谓"往往",所谓"许多",不知究指多少。除非周先生能够证明天才中带有疾病的人要比一般人口中的人为多,或至少和一般人口中的人一样;他这两三句话就等于没有说,这二十个人就等于没有引,因为本来谁都不能说凡是天才都是健全的,也因为本来世界上有一例,便有例外,不过例外有多少罢了。这里的例便是天才的健康程度,自其全体论之,比较一般人的健康程度要高,换一个说法,便是,智力与体力也是有相当的关联的。

十九世纪末年西方学者研究天才的大致分为两派,一派说天才是病态的,代表他的有诺图、茅资莱、朗勃罗梭(Nordau, Maudsley, Lombroso)等,而朗勃罗梭更是这一派的领袖。第二派说天才不过是一种超越常态的变异;这派的代表便是优生学创说者英人戈尔登。后来(一九〇四)霭理士作《英国天才的研究》,他的结论,以为两派都失之偏激,他以为天才的特点在神经系组织之致密;唯其致密,所以能发为惊人的慧业,也唯其致密,故脆弱易碎,缺乏伸缩力;前者易流为精神的变态,后者使其不能顺应常人所能顺应的环境。这后一点尤为普通,所以霭氏以为与其说"天才近狂易",不如说"天才近愚拙"的较为妥贴。洵如霭氏的议论,则老子说的"大智若愚,大巧若拙"并不是道德涵养的结果,却是生理的自然咧!

但是近年来天才儿童的实地研究似乎并没有证明霭理士的结论是对的。终究怕还是戈尔登的见解要正确些。去年*,美国霍林华士夫人出版了一本《天才儿童》(原文书名见前),对于这个见解有很详细的讨论;我曾经在《时事新报·学灯》的《书报春秋》里介绍过,今择有关系的两三段引录如下:

> 天才儿童之体格较一般儿童为高;其体量亦较重;其头颅亦较大,但并不与体格不相称;其发育较早,推孟教授统计之一部分称:十二岁

---

* 指 1926 年。——编者注

之天才男童中,已届春机发动期者多至百分之四四·四,而一般同年龄之男童中,仅得百分之一五·五。又一部分称十二岁之天才女童中,已有月经者居百分之一六;普通同年龄之女子则仅得百分之七;十三岁之天才女童,已有月经者约百分之五十,而一般同年龄之女童仅得百分之二十五。又天才儿童之健康程度亦较普通儿童为高;其体力之见于握力及行动敏捷之见于指击(tapping)者亦较一般儿童为甚。兹数端者,书中皆有详细之图表以证明之,不佞所引者仅其最粗浅之结论而已。

天才儿童之精神状态大率比较普通儿童为稳健,其患精神拗戾者绝不多见。天才儿童早即从事于知识活动,但游戏之活动亦属不少,但其所与游戏者多为年龄较长而智力相等之儿童,故智力愈高者,其择伴也愈难,难则游戏之机会少,而旁人不察,转觉其孤另成癖,从而责其不近人情;其实非也。

西人形容读书人有一诗句曰:Sicklied o'er with the pale cast of thought;我国孟子亦曰,"人之德慧术知者恒存乎疢疾。"今不复成立矣。

士丹佛大学心理学教授推孟为近年来研究天才儿童最有成绩的一人;他在一九二五年出版的《天才的渊源研究》第一册(L. M. Terman, *Genetic Studies of Genius*, Vol. I)可以说完全是精密的统计所集合而成的。关于天才儿童体力的强度和发育的速度,他都有数字的征信;如今不能详细转录,姑且引他三张统计的图表:

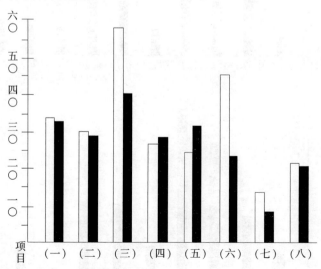

右图表示天才儿童和一般的儿童在发育上的区别。粗黑线代表一般儿童，双钩线代表天才儿童。各项目所表示的如下：

（一）男童生产时的平均重量，量断的单位为四分之一磅。

（二）女童生产时的平均重量，单位同上。

（三）亲母哺乳至八月以上者的百分数，男女一并在内。

（四）男童学步时的年龄，以半月为量断的单位。

（五）男童学话时年龄，单位同上。

（六）男童十二周岁即有阴毛者的百分数。

（七）女童十二周岁以前即有月经者的百分数。

（八）每日睡眠时间，以半小时为量断单位，男女一并在内。

以上数端，天才儿童没有一端不占便宜，出世的时候分量重些，学步要早一月光景，学话要早三个半月光景，春机发动也比一般儿童要早一年两年。发育得早，成熟得早，是活力充盈的一种表示，这是很容易了解的。

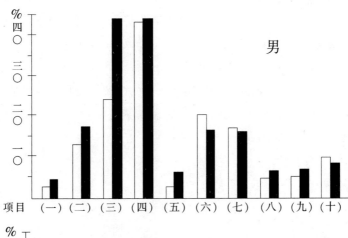

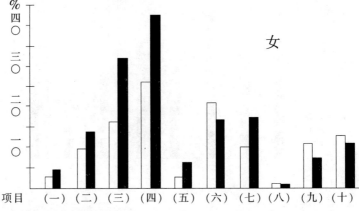

右图表示生理或心理上的缺陷或病态,各项目所指的如下:

（一）时常头痛者的百分数。

（二）有一般孱弱的症候者的百分数。

（三）呼吸须以口补助者的百分数。

（四）偶患或常患伤风者的百分数。

（五）听觉不聪或甚不聪者的百分数。

（六）视力不明者的百分数。

（七）神经脆弱者的百分数。

（八）言语有陷阙者的百分数。

（九）特别畏怯者的百分数。

（十）预计事变有闷闷不乐之倾向者的百分数。

这十项里面,天才儿童又是几乎没有一项不占便宜。天才儿童的确不及一般儿童的唯有视力一端,根据检验报告,大约一般儿童有四人视力不明,天才儿童即有五人。第十项不能算是一种劣点,因为天才儿童眼光远些,筹划得早些,所以反见得有闷闷不乐的状态。

关于医学检查与身体度量两端,天才儿童的成绩也比一般儿童要好;但是数字的征信很复杂,也很分散,恕不多引了。

读了近年来关于天才儿童的研究物,我们不妨说:天才中带于疾病的并不多,至少不及一般人口的多。既然如此,优生学者的希望有才智的人早婚多育,并不算没有理由了。

还有两端:一是社会主义和优生学的关系,一是中国积弱之根本原因;也应该答复周先生的。但因为这两个问题很大,将来预备特地做文字来讨论。

附录

读《中国之优生问题》(《东方杂志》第二十二卷第八号)[*]

周建人

《中国之优生问题》的著者潘光旦先生将那篇文章寄给《东方杂志》的时候,便寄我一信,叫我给他写一个批评。关于优生问题的讨论我本来是乐干的,只是近来因为别的事情,顾不到讲这些问题,所以到他的文章刊出了好多日,我还不曾动手写,直到现在才决意写下这几句话。大概算不得什么批评,只是一些拉杂的感想罢了。

"不孝有三无后为大"是家族主义下的理想,我以为这理想不特无益于民族的将来,而且是有害的。今日对于民族前途应取的理想是在质的优秀,不在盲目的量之增多。不孝有三无后为大的理想的结果是使量盲目的增多的。人口终究是一个重大问题。马尔萨斯的计算即使未必精密,但盲目的增多,结果必使人口压迫食物。失业的增多,贫穷,死亡率增高,是相继而起的现象,如果死亡率是选择的,那么死亡率虽高还不失优生的目的,但在文明社会,死亡率并非一定是选择的,又是不可掩饰的实事。世界交通日盛,从前局限于一地的疾病,遂有散布各处的机会,未经验到此种疾病的民族,如没有进步的医学以为防御,死者必多,如此死亡者,我们决不能认为是不适于生存的分子可无疑义。如没有精明的医术,白喉,梅毒,流行性感冒的力量足以杀死天才,我们不能说会被白喉细菌等等所杀死的天才是无价值的。天然痘和疟疾,似在南方的为害比北方较差,但这也不足以说明北方人是比南方人为不适,正如疟疾的破坏希腊文明,不足为估量希腊人质地优劣的价值标准,这是很显明的事情。

在文明社会中的死亡率往往为非选择的,这情形似乎很明显,在成人死亡多寡与职业有关,凡操作不卫生,过劳,工资低廉的工人中,死亡率必大。在婴儿也是如此。如要认婴儿的死亡率是合于优生学的,而且是经济的,必

---

[*] 此文系根据《东方杂志》原文排印,保持原貌不变。——编者注

须能够证明婴儿的死亡者的确是不良者才对,然而这证明却很难。

人类的婴儿,自己存活的能力是非常薄弱的,他的生存,全赖人工保护,如保护失当,他便死亡了。和性质优良与否没有多大关系,至少在科学上不能证明这关系。留心,研究社会问题的人,无不知道婴儿死亡的最多者,在收入不敷家用,生产时母亲不健全,产后缺照看的人家。美国儿童局有一次调查,说儿童的父亲有百分之七十三每年收入在一二五〇圆以下,百分之二十七在五五〇以下,婴儿的死亡数则和收入成反比例,即收入增加一倍,则死亡减少一倍。在无产阶级,而婴儿又多的家庭,因缺乏照料,死亡也愈加增多。如为母的女子,因经济的压迫,不能不进工厂作工,胎前不能休息,以致身体孱弱,在这种场合,婴儿死亡率就增高。所以婴儿的死亡之数,大部分是社会的原因,并非生物学的原因,以此去判别优劣,说死亡的是天生不适于生存之故,存者是天生适于生存,似乎不平允。即使这是合于选择的,然而仍不能证明这选择作用是合于优生的。自然选择的观念应用到人间社会来甚危险,因为自然中当选的,不一定是最佳最善的。譬如能远飞的鹏鸟,当然以胸廓阔大,翅膀强健的适于生存,而受自然的选取,但寄生的虫类,却以愈退化,愈适于消极的寄生生活的,愈适于生存了。所以选择作用是生活和环境交涉而成的结果,并非凡选择作用都以积极价值为标准的。这一点最应该注意。

前面已说盲目的繁殖,无非使死亡率增高,而死亡者却并非一定是遗传的下劣者。其次当说明民族的衰退,并不由于人民的不愿多生子女的结果。社会中如优良的减少,不良的增多,据优生学者的忧虑,是会得使社会呈衰颓现象的,而劣种的繁衍的速度和量在良者以上,这也是事实,无可疑惑。但我们见有些民族的衰退,一部分的原因似在和别种强大民族的接触。强大民族一到,将环境改变,原有民族若不能顺应,势必衰亡。近来许多不开化的民族,和白种接触以后,白人虽并不扑灭他们,他们自己也会衰颓。这是真的,你如将不进化的民族的土地,改作纽约,伦敦般的都会,土人反不能存活其间了。中国人如自己不能创造文明,一被西洋势力侵入,自然而然大部分人民会都做寄生者的,经过长期的岁月,也许会得渐渐灭亡。所以民族的生存,不在用"无后为大"的话去鼓吹,只要文明不破坏,有优良的环境,他决不会绝灭。因为求种族生存的欲望是生物的极大的根本欲望,非到世界绝灭时,这决不会消灭的。近来有人以少数人不欲结婚或生子为忧,其实是过虑，独身不是人生的本性的要求，其所以如此者，大部分是因现在的结婚制度和经济制度不良，所以我以为中国的不孝有三，无后为大的话，到今日科学昌明时代，决不值得来提倡，提倡的结果毫无利益，至多不过使人口盲目的增多而已。其次这教训还有两种弊害，一是增加无谓的压迫，一是给不良分子也非繁衍不可的激励，如由优生学的见地说，是反优生的。

近代科学告诉我们说，女子的母性本能是有强弱的，他的强弱，可以画成规则曲线，即最强和最弱的居于两极，是少数，最多数人是母性本能强弱适中的。照近代科学的道德说，和为儿童的利益计，母性应当予以自由，换一句话，母性本能最弱的人，便不当强迫以生子。这议论也许会使人恐慌，以为如这样，真有人口灭亡之虑了。其实决无妨害。少数天生母性本能衰弱的人虽不生子女，于人口是没有什么影响的。法国人是被称为最不愿多养小儿的国民，以致有些神经过敏的人发生忧愁以为将要灭种，其实法国人口近来并不减少，完全能保持其平衡的，从这里可以得到一个证据，有许多种族自杀的忧虑是神经过敏。

"不孝有三无后为大"的教条不特是一种压迫，并且也是反优生的，从前我母舅家有一房客，其子为二十余岁的已婚男子，患有极重的疯狂症，并闻其病系渐自发生。并非受过分的神经刺激而起，所以极似能遗传的构造的疯狂，不似机能的疯狂。他的妻因畏惧他时时要发作，不敢近前，其姑则命令她近去，说"像你这样的害怕不敢近就他，香火也要被你斩断了。"她觉得虽狂人也非留得后嗣不可。这不过是许多例中的一个。用无后为大的教训去鼓励人们生殖，并不是只限于优良分子的，其结果也同时鼓励不适的繁生。所以我说人种的继续是一种自然，并不能归功于这教训，这教训的结果所至，没有什么实利。据汤姆逊说，近年全地球的人口，每年约增加在十四到十六百万之间，其中白人增的最多而中国则近来并不增加。（What Is Man? p.258）即使人口的增加是可羡慕的，实际上却显示我们说，用"无后为大"的教训并不能使人口增加呢。

婴儿死亡率不一定能认为积极的选择前节已经说过，但所以不能认为选择的理由却还没有说明。我之所以不敢认婴儿死亡为选择的者，根本是由于我不承认社会阶级选择，有积极的标准，换一句话，即社会上的上等阶级的人，不一定是优良的，贫穷的人不一定是因禀性不良的缘故。据我所见，优秀分子陷于贫穷的非常之多，有许多天才一生时感到生活的艰难，而许多极平庸的人，却站着社会上极高的地位。并且我们知道，每年收入在一二五〇元以下者，其才能决不能一定比收入在五五〇以下的高两三倍。然婴儿的死亡的多少，却和收入的多寡有关系，所以不能说婴儿死亡率是合于选择的了。

潘先生的意见在这一点是和我的不同，这从他赞成门第主义的话可以看出。门第相当的配偶比较能相安，这是事实，但能够相安的原因，则似乎在地位身份相当的人，彼此容易了解和性情相投。美国离婚案中，社会阶级相当的夫妇的确比较的少，这理由便如上面所说，因同社会阶级的人，思想观念容易相合的缘故。我敢断言，决不是因都是优良性质的缘故。优良性质和性情相合与否完全是两件事不能混同的。

社会选择不是一定合于优生的的讨论，英国科学家罕巴达已曾说过："今日的资本主义的社会，是倾轧有道德的人使不适于生活的。"这话决非虚构。美国伦理学者赖古那也说，在社会生活中，大勇者不适于永久生存，道德谨慎高尚者决不会致富的。优生学者始祖戈尔登在《合群和奴隶性》上说，不肯依附群众的，独立性强的个体反常被淘汰。这是真的，许多才能的人，在当世往往从困苦中争扎生活，别有许多则被认为干犯法律而被逐。社会上的地位，和财产的获得，虽不能说不良的代表，但仅是一个偶然，或者竟用狡诈等等不道德的手段得来。如果说官吏阶级的人一定是优良的人，那么甘心为"五斗米折腰"的人，他的性质不是比陶渊明优良么？然实际上奴颜婢膝的人往往愈适于做大官。可见阶级未必可为性质良窳的证据，门第主义也没有优生的价值了。

天才是遗传的，这是事实，但天才之在当世并非即社会阶级最高的人，和中国科举中举出的状元，举人也完全是两件事。科甲中人有才能者固然不能说没有，但历代以来科甲得意的人们中，有才能者却是不多。正如西洋具天才的人未必都是硕士，博士。中国从前以科举取士，系出于少数人的断定，主试人既非全知全能的神，就不能没有错误。况且就几篇文字中要看出才能，当然是不可能的事。这是社会阶级和才能为两事的又一理由。据近代医学所证明，居于下层阶级的贫穷的人们，确有由于"贫穷性"的遗传的。这一类人是懒惰，不喜欢作工。他们有生理上的缺陷，因内分泌腺的官能不健全，这体制是能遗传于后代的，所以贫苦不务正业的性质也会遗传。但并不凡是无产阶级的人都是不良的人。社会学家告诉我们说，由封建时代进入资本主义时代是社会进化必然的过程,而资本渐渐集中于少数人之手也是社会进化过程的当然,到这时候,必定无产阶级的人增多。这时并不是因才能少了的缘故。在贵族式的教育制度下和金钱万能的时代,受经济压迫者想站到上等社会阶级上去,势必十分困难。我们不能说社会阶级是可以代表才能的高下,这也是一个理由。从近代科学上看起来,自然选择并不精严,只能将过于不适者淘汰,其余的生死,都听之偶然的机遇。所以我说社会阶级不一定能判别天性的优劣,而婴儿或成人的死亡律也不一定是合于优生学的。

我们希望的优良的性质是什么呢?这是重要的问题。陶履恭先生说:"我们理想的好种不特是健康的,并且还须是美秀的,不特是美秀的,还须是聪颖的,不特是聪颖的,还须是有好性质的,有强意志的,有魄力的,有忍耐力的,……如此推来,多至不可胜数。"不但如此,在别一方面说,一个人的性质往往具优劣两面,我们只要翻开名人的传记一看,见许多天才中是带有疾病的。例如 Sterne, Keats, Heine, J. A. Symonds, R. L. Stevenson, J. S. Mill, Chopin, Rachel 都是生肺病的。Milton, Gibbon, Samuel Johnson, William Morris, Sydney, Smith 等都有痛风的(Hugh Elliot, *Human Character*, pp. 205)。外如路德是常常生病的,喀尔文有人称他为'病理博物馆',斯宾塞以身体衰弱出名。达尔文是做两小时工作便要去躺一回的,马克思也有人说他常常卧在床上,而且这两人在学校中功课都不甚佳,当初并不显示有才能的。

说到这里,我们可以讲父母代办婚姻的是否合于优生学了。父母代子女办理婚姻,固不能明说在选择上有若何消极的作用,但并不注意心身的优良,而注重在社会地位,和选取适合于家族主义下的个人,则是不可讳饰的事实,潘光旦先生既承认"女子无才便是德"是家族主义下的格言,但从优生学上看起来,个人价值重在"无才"呢,还是"有才"呢?

现在姑且假定父母给子女选择配偶确是选取积极性,专为子女选择好性质的,那么我们所希望的好性质又如上面所说的那样多,而实际上的个人又往往不能一人备具一切好性质,为父母的如何下手选择呢?即使做父母的都是很有研究的优生学者,怕也有点困难,况代办的婚姻,往往不加明白考察,又是事实。承认父母代行选择较个人选择为优的意见,大概因误把人类与园艺植物和家畜同视的缘故。家养动植物的确因人工选择而生变化,因人工的力量,使观赏花的植物能开更大的花,糖萝卜中所含糖分也格外多起来。但这选择是简单的。观赏花的植物,除花之外,还有叶,茎,诸性质,绵羊除毛之外,也还有四肢骨角,牙齿诸器官。糖萝卜也还有花叶诸官体,但人为选择,只就其全体中的一两点加以选择,其他各点都不顾及。他只要他能开大花,羊有长毛,和能生含糖分多的萝卜就好了。因为选择的目的全在于实用,即以合于人的应用为主,并不以生物的本身增加利益为主,不但不在谋生物本身增加利益,而且其结果,反足以使他不利益。凡经过树艺畜牧家的选择和培养的生物,其生活力无不减退。拂尔班克思(A. Fairbanks)早已说过,人工选择是专以合人的应用为目的的,最合于人的应用的便认为最高价,并非真是那生物最适于生存;小麦的生存力不及杂草,这是很显明的事情。同样,父母的代子女选择配偶,并不真能给未来民族增利益,结果只选择合于他们自己的意志的,即合于社会惯习,和家族主义的理想的罢了。

　　翻过来说,个人选择,却是合于优生学。我们在人类以下的动物的生活里已经看出,无论在昆虫,鸟类或哺乳动物,其两性关系无不有一种选择作用,并且是以积极性质为标准的。我们见动物界中的两性选择,无不以对方的美丽,敏捷,强健,勇敢为标准,决没有选择病弱,衰老,丑陋等各种消极性质的。这种标准,直到人类而不变。伟斯德马克的《人类婚姻史》里举出许多未开化民族的两性选择的标准。归纳起来大概不外美而健全的价值最大。他说原始民族中男子好选择乳房发育,臀部肥大的女子,女子则好选择勇敢强健的男子。勇敢强健的生活力比病弱衰颓的强,是一看了然的事情,但女子的胸部和臀部大的利益,却没有这么明显。其实这样体形的女子,同时也就是发育健全,而且适于生育小孩的女子,所以这种选择标准,的确是有利于种族的生存的。在两性选择当中,美是重要的分子,但什么是美,美在种族的生存上有什么意义没有呢?这是一个问题。伟斯德马克告诉我们说,两性选择中被认为美的条件含有三种原素:一是人间性显著的,一是种族性显著的,又一便是性征显著的,即上面所讲胸部与臀部发达,是合此三者,就认为美,就容易为异性所爱。异性的性征显著的有利于生育子女,前已说及,但种族性显著和人类性显著有什么利益呢?据人类学家惠芝(Waitz)说,种族性是和居住地的环境有密切关系的。所以种族性丰富的,是一种适于生存的记号。人类既离开猿猴的生活状况而进化,自然人性愈丰富的愈合于进化的生活，所以这两种性质成为选择的对象是有益的。总之人类选择配偶无不以智慧，同情，温和，诚实为标准，这是事实如此，没有多说的必要，决没有以具丑恶，凶残，低能，疾病等消极性质为选择价的，这也没有可疑的余地的。

今日优生学的研究方面有二：一是研究遗传要素的组合情形，即何种疾病是遗传的，何种系后天获得，又一方面是在研究须在何种环境之下，才能使优良分子尽性发展。据近代科学知识所知，低能，犯罪性，组织的癫狂，天生的贫穷性，是遗传的，而且假使任其繁衍，其生殖比优良分子为快，所以为社会利益计，必当设法减少其蓄生。至于应用何种方法使他们减少，用隔离法，还是阉割法，或用别的新方法，这是优生学家和政治家，立法家应当慎重讨论的问题。但这是消极的方法。积极方法应当怎样，却尚未有当相的方法。现在对于积极方面所能行者，只有传播遗传学知识，灌输优生学的理想，使青年的恋爱选择中养成一个优生学的理想，并使他们都知道人种改良的重要而已。这种工作是有赖于优生学家和教育学家协作的。但是要图优良的民族的造成，重点不在这些，最要的却在使社会有机会优容优良的分子的繁生和发展。关于这一点，乃优生学和社会主义携手的地方了。

社会主义，按实说，不完全是经济的，也含有伦理的意义，这在保罗博士（Eden Paul）一九一七年的《优生学产儿制限与社会主义》一篇文中已说的很详尽，并且优生学和社会主义并不相背而是相成的道理也说的很透彻，我如果有暇，还想将他译出来，给怀疑于优生学和社会主义不相容的话下一个解释。记得罗素在北京讲演时曾说起阶级制度和优生学的冲突。他说英国工人中的优秀分子，不久遂擢升为技师，但既升技师之后，便不得不和技师阶级的人结婚，因此结婚反增加困难。因为他现在非摆场面，和有更多的钱不可了。结果，工人已早结婚生子，而他却老大不能结婚，至少是结婚比别人更迟。这是阶级制度淘汰优良分子的一例。社会主义的中心目的是在改革经济制度，但所以要改革经济制度的目的，则在于谋民族的更适于进化。所以社会主义并不和优生学相背，那是当然的。社会主义各人所说不同，有些社会主义者因不懂科学之故，忽略优生问题，当然不免。但这不是社会主义的根本属性。在别一方面，很有认优生学的重要的社会主义者，如英国的科学家兼著名的优生学家披尔逊（Karl Pearson）便是相信在社会主义的社会中应施行优生政策的一个马克思主义者。保罗也是同样主张的一个，在前面已经说过了。

最后，我还有几句话要说，即潘先生的那篇论文所讲，的确是很足引起人们注意的题目，只是不幸他太把中国看得乐观了。我们不必多说，只要一问：中国的家族主义，门第主义，科举制度，甚而至于节烈贞操，既然都是合于优生学的，那么这样合于优生学的制度行了几千年，中国民族一定应该进步了，现在中国人的文明创造力怎样，和别国生存竞争的能力又怎样呢？这大概无论何人都不敢说中国民族现在是最强盛的民族罢，然则数千年来所行的合于优生学的制度效果在那里呢？只要看了这结果大概不能再说中国的制度有优生学的价值了。

二十年来世界之优生运动

人为一己之利益,已半自觉的赞助演化之进步不少。然今后此种赞助功夫,应具几许毅力与夫何种之方法程序,一若从事于一宗教之任务也者:则彼尚无此笃信。

戈尔登(F. Galton),1889.

一 引言

七十年前世无系统的演化论;六十年前世无民种卫生之观念;四十年前,世不识生物遗传为何物;二十年前,世不闻有优生组织或优生运动。生物演化论之历史:自草木鳞介而至人类,自不自觉或半自觉的被制而至自觉的驾驭,自遗传之理论而至选种之实践,其间不及七十年耳。

优生运动者无他,即生物演化论最后之一步,亦与人类竞存最关切之一步也。优生运动以前之演化论及优生运动发轫后之演化论之不涉优生运动者,自侯官严氏译赫胥黎《天演论》后,屡经生物学及社会学界为国人介绍;二三年来杂志文字中尤数见不鲜,《民铎》至有"进化论"[①]专号之印行;其引人注目盖可想见。第于事关人类自身竞存之优生运动,则谈者盖寡,何也?

尝推求其故。生物学者言演化论,至人类之产生而止,不及其社会生活;诿曰,是乃社会学者分内事,与生物学无干。社会学者言演化论,则自社群生活之成立始;故言宗教则有宗教之演化,言婚制则有婚制之演化,言道德观念则有道德观念之演化……,演化论几成一种口头禅,而于社群生活中,人类之所以为人类,则置若罔闻;诿曰,是乃生物学者分内事,与社会学无干。人为"社会化"之"动物";然生物学者但知其为动物而不顾问其社会化,社会学者但知研究社会化之进行手续,几忘怀其为动物之一;于是彼推此诿,不相合作;卒至文化已开后之人类与他族竞存问题成一绝大悬案。

戈尔登创说优生学时,尝确定其成分为生物学社会学二者之和;盖以生物学为基础,社会学为庭构也。然此种调和常人每不易了解。略后德国学者乃创为社会生物学（Gesellschaftsbiologie）、社会人类学（Sozialanthropologie）、或人类社会学（Anthropo-sociology）、政治人类学（Politischanthropologie）、及家族人类学（Familienanthropologie）一类名目。窥其目的,即在拾生物学与社会学间"三不管"之余绪,而融会贯通之。顾及今约二十年,学者泥于以前社会学生物学之畛域,其合作之成绩尚不多觏,不特不能合作,时复相互诋毁抨击焉。优生学说在西方之不克充分合理发达,此其一大原因。优生运动有二十年之历史,而中国几未之闻者,此亦一大原因。

作者尝草《中国之优生问题》一文。今复草此篇,其旨盖可见。同一问题,前一篇则自国内历史背景与社会现状各方面作观察,本篇则将以世界思潮之趋势作立足点而返观中国,以示今日瞠乎后人之现象,即他日无以图存之朕兆,有不能不令人悚然而惧者。

泛义之优生知识及零星之优生事业,自古有之。以言优生运动,则不能不有比较严格之标准。本篇当采"自觉的组织"作标准。下文所欲陈述者,以空间论虽绝大,以时间论则绝短——不出二十年耳。首当叙优生运动发轫前若干历史的步骤及已发轫后之大势,次叙优生运动目下之状况,当以格表出之；末后不妨就表格中之材料作若干结论。

二 若干历史的步骤与运动之大势

一八五九年达尔文之《物种由来》出。历三十年,经多量之争辩后,其议论始渐得思想界之承认；浸淫以至二十世纪初年,凡属有系统之知识,几无不受演化原则之支配。达氏之物竞天择论,最初泛指一般之动植物而发,骤视之似与人类不甚相干。斯宾塞尔首以演化论应用于社会学说,然其持议始终以社群（social aggregate）为单位,其于社群中之个体,则略而不论,至今评论斯氏社会学说者犹以此为诟病。至一八六九年戈尔登之《遗传的天才》出,世乃知天择律之绳个人初不减于其绳社群,绳种族,而思想界乃生一新剧变。戈氏复续作《英国科学家之遗传与境遇》（*English Men of Science: Their Nature and Nurture*, 1874）、《才能与其发展之探索》（*Inquiries into the Human Faculty and Its Development*, 1884）、《自然的遗传》（*Natural*

Inheritance，1889）诸书，推阐才不才之遗传与其选择之必要，不遗余力。于其《才能与其发展》一书中，戈氏复创制"优生学"之名词。

戈氏学说并引起一重要之点。达氏首言天择；其后复作《人工驯育下之动植物变异论》(*The Variation of Animals and Plants under Domestication*)以示人工选择之利弊；然人类自文化大开，天择亦频受限制而不复保障适者必生存之原理，达氏殊未具道。戈氏则道之甚详。同时德法二国学者如勃洛加（P. Broca，1866—1871）及较后之拉普池（G. V. de Lapouge，1887—1896）、阿蒙（O. Ammon，1893），复有专著论列文化选择或社会选择之利弊。选择问题之不复为纯粹生物的或人类学的，而半成社会学的，盖自化择观念成立后始。

戈氏之社会生物学的主张及研究，大率偏重社会统计法一方面。但其所得结果与当时生物学所发见相成者多而相反者少。《遗传的天才》出版之际，适值曼兑尔（J. G. Mendel）发见遗传律（1868—1869）[②]；是律虽与戈氏由统计法得来之遗传律不洽，而所以示遗传之重要者则一。《才能与其发展》出后二年，乃有惠斯曼之《胚质论》(A. Weismann，*Das Keimplasma*，1885）。曼氏律出，而知遗传有数量的法则可循；自《胚质论》出，而知遗传有物质的根柢可据。

知选择之原则亦影响及人类，知遗传为选择最重要之关键，知遗传有数量的物质的根据可恃，更知文化选择利害之所在而识所趋避——知此数端，而优生运动之锐轫具备。

自此时机日趋成熟。一九〇一年戈氏作《法律与舆情现状下改良人种之可能》(The Possible Improvement of the Human Breed under Existing Conditions of Law and Sentiment)一文，宣读于英国人类学会。一九〇四年复作《优生学之定义、范围、及目的》(Eugenics：Its Definition, Scope and Aims)一文，宣读于英国社会学会，就中戈氏公布其优生计划，凡五节目，至今从事于优生组织者，犹奉为圭臬：

一、散布已经确定之遗传法则，并促进此项法则之继续搜讨。

二、调查古今各国社会级层（以社会效用作标准）之生产额。

三、收集可靠之材料，以示昌盛之家族所由兴起之最普通之原因。

四、研究一切涉及婚姻制度之势力。

五、厉行宣传优生学对于国计民生之重要。

同年(一九〇四)戈氏在伦敦大学设一研究员额,是为戈尔登国家优生研究院(Galton Laboratory of National Eugenics)之始。一九〇五年复添研究员名额一。至一九〇七年皮耳孙(K. Pearson)总领研究工作。一九一一年戈氏卒,遗嘱设优生学教授一席,即以皮氏承乏,而研究院始完全成立焉。

一九〇八年伦敦复有优生学教育会(Eugenics Education Society)之组织,主其事者为达尔文(Leonard Darwin,演化论大家之子),戈氏则为名誉会长。是会专以宣传为宗旨,其所宣传之优生知识可大别为五项:(一)生物学中遗传选择之部;(二)人类学中种族与婚制之部;(三)政治的智识,在指出生育男女与公民效用之关系;(四)伦理的知识,在促进足以提高社会品质之种种思想;(五)宗教中拥护或申诫优生责任之部。

欧洲大陆上发轫最早者为德国。当十九世纪末年,文字上之宣传若夏尔玛之《文化与人类体质之衰坠》(W. Schallmayer, *Ueber die drohende koerperliche Entartung der Kulturmenschheit*, 1891),普禄兹之《德国民种之效率与残弱者之保护》(A. Ploetz, *Die Tuechtigkeit unserer Rasse und der Schutz der Schwachen*, 1895),阿蒙之《人类与天择》(*Die Natuerliche Auslese beim Menschen*, 1895)等已数见不鲜。二十世纪初年复有多量之优生文字出版,姑不具引。一九〇四年,普禄兹创办《民种生物学与社会生物学研究录》(*Archiv fuer Rassen- und Gesellschaftsbiologie*),是为优生学常期印刷物之始。一九〇五年,普氏复集合德、奥、瑞典、瑞士四国同志,组织一国际民种卫生会(International Gesellschaft fuer Rassenhygiene)。同年普氏复组织德国民种卫生会(Deutsche Gesellschaft fuer Rassenhygiene),即以之隶属于四国之国际组织。优生运动之有国际组织自此始。严格言之,国家优生组织之首发难者,亦当推德国。对于优生运动贡献之大,戈氏而外,普氏为巨擘焉。普氏复制"民种卫生学"一字,其含义与优生学无出入,可以互用(伦兹 F. Lenz, 1924)。

一九一一年万国卫生展览举行于德国之杜莱市登城,德人古如伯(M. von Gruber)及吕登(E. Ruedin)以其收集之优生材料供展览之一部分,是为优生展览会之始。

德国民种卫生会于一九一四年宣布其会务方略。大战而后,于一九二二年复有新计划露布。其内容与在英国所提倡者无大出入。第其中"归农运动"一节比较为新颖耳。

顾初期而后英德二国之优生运动有未能尽如期望者。大战之影响，二国同之，固无待赘言。德国战后之社会状况至今未趋平衡，学者生计艰窘，纵有力兼顾，亦只及理论及研究一方面，其于实施一端则尚有待。柏林政府之国民治安部设有优生顾问会，但会中人大率为名誉的而无所事事。其在英国，则经费问题而外，戈氏研究院与优生教育会未能通力合作，未始非重要原因之一。戈氏研究院始终以统计法研究遗传，其与优生运动有裨之成绩殊不多见，而教育会一方面则对于曼氏遗传学说较有信仰；二组织之未能完全合作，或以是故。英、德既落后，而比较后进之美国乃得超而上之。

美国之优生组织，实滥觞于一八八〇年穆第（L. Moody）在波市顿设立之遗传学馆（Institute of Heredity），当时赞助之者有诗人朗弗卢（H. E. Longfellow）等；顾时机未熟，学识之根据不足，不久即无形解散。二年前*在优生学馆学习时，馆长达文包博士以当时是会之计划原文见示，用知其与目下优生学馆所有之计划竟大同小异，则当时创办人之远见已有不可及者。发明电话之倍尔（A. G. Bell）于一八八八年创办浮尔泰馆（Volta Bureau）于华盛顿，前后于聋哑之遗传问题，多所发见。是可谓消极的优生学有研究场所之始。

一九〇三年，美国艺殖会社（American Breeders Association）成立于密梳利州之圣路易城。惟时遗传学方成立，畜牧家及树艺家俱欲引用新知识以为选种之助，乃设是会。旋添设一优生部。不久优生事业日益发达，艺殖会社之名目不足以赅括。乃于一九一三年改称美国遗传学会（American Genetic Association）。

一九一〇年达文包（C. B. Davenport）创组优生学记录局（Eugenics Record Office，本篇中均简译为美国优生学馆）于纽约之冷泉港。是局最初隶属于艺殖会社，后归加纳奇研究院（Carnegie Institution of Washington），至今未改。其一九一三年初次报告中所载之宗旨凡十，今犹适用：

一、汇集及妥藏一切优生记录。

二、分析美国家族间之品性，并编制其索引。

三、研究凡足以直接影响姻选、生产、死亡、移民等问题，因而间接影响遗传品性之种种社会势力。

---

* 指 1923 年。——编者注

四、搜讨人类品性分别遗传之法则。

五、备国人配偶选择时之顾问。

六、训练有志于优生工作者。

七、就地调查社会上优生或反优生之实况。

八、与其它与优生问题相关之团体或私人合作。

九、提倡一切优生教育与优生研究机关之组织,并与以协助。

十、刊印优生研究之成绩而宣传之。

兹十项中最特殊者殆为第六项。自一九一〇年至一九二四年,十五年间,是馆先后训练出之优生研究员不下二百六十人,其大多数目下分散在国内各处,行其所学。是项训练班至今年*起停止,有志研究者皆引为憾事。馆中其它成绩亦均蔚然可观。不出十年,冷泉港几成世界优生成绩之总流通处者,盖非无因也。本篇限于篇幅及体例,容他日再详细介绍。

次略叙国际优生运动之大节目。普禄兹创组之德、奥、瑞士、瑞典四国联合组织殊与后来之国际运动无大关系。此外在巴黎之万国人类学会曾于一九二〇年前后倡议组织一国际优生学委员会,其职员之国籍有法、比、荷、捷克等,但其影响所及亦殊不广。正式之国际运动实发端于一九一二年在伦敦举行之第一次国际优生会议,而确立于一九二一年在纽约举行之第二次国际优生会议。第一次之国际会议由英国优生教育会提出召集;会议结果,设永久委员会(Permanent International Eugenics Committee)③一,而第二次之国际会议即由该委员会召集。永久委员会成立以来已多所成就,其目下之结构与其十余年来之史要见下文附表。

三 优生运动之现状

自英、德、美三国作表率后,其他各国纷至沓起;其现状至为复杂,短时期内无由作详细及有系统之观察。不得已,第就完全从事于优生工作之组织,或与优生工作有密切关系之组织,分国别、成立年分、及工作要点等项列成一览表一纸(甲)。其它如生育限制的、家庭治安的、社会卫生的、性教育的、人口问题的、人类学的、民种学的、纯粹动物遗传学的、"拒毒"的、家谱学

---

* 指1925年。——编者注

的、统计学的,种种组织,关系虽深,一概不录。又如各国大学已有多数设立遗传学与优生学专科者,虽亦为一种有组织之工作,亦不备载。国际之优生组织,另备一表(乙)。其中之永久优生学委员会最关重要,因复就其组织及历史两方面列为二副表(丙)(丁)。

(甲)各国优生组织一览表

国别	组织名目	性质	成立年月存在	出版物	负责人物	与政治关系	基金	地址或通信处	附注
阿根廷	优生部(属阿根廷劳工保护会)		1912?		V. Delfino			Laguna 73, Buenos Ayres	
(德)奥	种族卫生会		1924		R. Polland			Graz, Wielandgasse 2	
(德)奥	种族卫生会							Linz	
比利时	比国优生学会	提倡	1919,10—	优生季刊、优生记录	会长 Boulenger 干事 A. Govaerts	有优生行政一股负责人为政府法官某		Maison de Medecins, 17 Grand-place, Brussels	
比利时	比国优生学馆	研究宣传搜集	1922—		A. Govaerts	政府给费提倡者多政界中第一流人物	开办时有170000法郎	Institut Solvay, Parc Leopold, Brussels	
比利时	同上分馆	同上	1922—?					Antwerp	
比利时	优生问事处	宣传	1923—					比京 Brussels	
巴西	圣保罗优生学会	提倡先从鼓吹改良反优生之律法入手	1918—	传单演讲录及普通书籍多种	R. kehl			Ruo do Karmo 6, São Paulo	
巴西	亚美逊优生会		1921?		J. Miranda			Manás	
巴西	优生会(属神经学及精神病学会)		1921?		J. Moreira			巴京国立精神病院	
中国	中国优生学会	提倡	1924—		潘光旦			留美清华学生监督处转④	

续表

古巴	古巴优生学会	提倡			D. F. Ramos Y. Delgado		University of Havana, Havana	
捷克	捷克优生学会	提倡			Vlad. Ruzicka, Lad. Haskovec		Prague II, Karlovanam $\frac{21}{III}$	
捷克	优生机关(属Ernestinum低能院)						Budenice	非正式
捷克	优生机关(属都城儿童院)				Chas. Herfort		国都(Prague)	非正式
捷克	优生机关(属心理专门学院)						国都(Prague)	非正式
丹麦	人类学委员会	研究	1903—		Soren Hansen		丹京(Copenhagen)	
丹麦	优生学商榷委员会	提倡及对外联络	1921—		Qug. Wimmer		丹京大学	
英国	戈尔登国家优生学研究院	研究及提倡	1904(初设研究员名额于伦敦大学)1911—	研究录1907—演讲录1909—	戈尔登(创)皮耳孙		伦敦大学	
英国	优生学教育会	宣传及教育	1908—	优生学报(季刊)1908—	L. Darwin		II Lincoln Inn Fields, London, W. C., 2	有支会四个以上
英国	同上利物浦尔支会	同上			Sir James Barr		利物普尔	
英国	同上勃雷登支会	同上			Sir John Otter(法官)		勃雷登	
英国	剑桥大学优生学会		1911—1914				剑桥大学	其四年之历史存伦敦优生学教育会
英国	不列颠公民学及优生学暑期学校	教育	1918 1919		伦敦优生学教育会		牛津大学 剑桥大学	
英国	利物浦尔遗传学会				MacDonald		利物普尔	

续表

国家	机构	工作	年份	出版物	主要人物	经费	地点	备注
英国	研究部(Draper's Company)	研究	生物度量学研究录 1904— 国民衰颓研究录 1906—					
英国	伦敦家谱学会						伦敦	
埃士东尼亚	埃士东尼亚优生学会	宣传	1924	《明日之埃士东尼亚》1925—	A. Rammul	总统有捐款	Tartu, Jakobit 8	
芬兰	福禄林委员会	研究	1911?—1921			基金 1,050,000 芬兰马克		后成瑞芬民种卫生会
芬兰	瑞芬民种卫生会	研究及实行	1921—		O. von Hellens	除 1,050,000 芬兰马克外,复有大宗捐款七项		由福禄林委员会正式组织而成
法国	法国优生学会	提倡及研究	1913—	《优生学》1913—研究报告	L. March	会员捐款	97, Quai d'Orsay, Paris	会员 60 人(1925)
法国	优生部(属万国人类学会)							
德国	德国民种卫生会	提倡及研究	1905—	《民种生物学与社会生物学研究录》(年四册) 1904—	普禄兹(创) O. Krohne (现任会长)		柏林中央政府国民治安部 Muenchen	
德国	优生展览会(万国卫生展览会一部分)	宣传	1911		M. von Gruber E. Ruedin		Dresden	
德国	家谱学部(属精神病研究院)				E. Ruedin			
德国	德国人口学会		1917前后				柏林	为战时状况所唤起存在与否目下不详
德国	德国民力维持及促进会		1917前后				Halle	
德国	家族福利会		1917前后				Duesseldorf	
德国	莱孟流域人口学会		1917前后				Frankfort	

续表

国家	机构	性质	年份	刊物	主持人			地址	备注
德国	德国遗传学会	研究及提倡	1921—						
德国	优生学顾问会(隶柏林政府国民治安部)	政府顾问						柏林	尚无实力
德国	人类学咨询处	家族之研究	1923		W. Scheidt			Muenchen大学之人类学院	兼有美优生学馆英戈氏研究院及美益寿学馆三者之性质
德国	德国民种卫生会支会							Muenich	
德国	又							Freiburg	
德国	又							Stuttgart	
德国	又							Dresden	
德国	又							Bremen	
德国	又							Kiel	
德国	又		1924—		Dr. Wolb W. Weitz			Tuebingen Naukletstrasse 5 II	
德国	巴登(Baden)望族研究会	调查及研究	1924—						
德国	优生问事处	宣传	1924—		E. Fischer D. Rautmann				
荷兰	婚前医学检查促进会	宣传及实行	1924		Sleeswyk J. G. Rolandus			A. Paulowna St. 49 Hague	会员100人
荷兰	荷兰民族会(有人类遗传部)	提倡及研究	1914,1920—		J. van der Spek			Parkstraat 47, Utrecht	原有若干部目下活动者仅人类遗传一部
荷兰	优生部(属国家人类学馆)	研究	1922—	《人类与社会》(季刊)	M. A. van Herwerden (女创) K. de Zwaan (今馆长)			Amsterdam	全馆有会员208人

续表

国家	组织	事项	年代	刊物	主要人员	政治关系	经费	地址	备注
荷兰	荷兰民族遗传委员会（属荷兰艺殖学会）		1915, 1924—（委员会）		A. G. M. Bruyns K. Kuiper			海牙动物园	会员400人
荷兰	优生组织联合委员会	国内各组织间之联络	1924—		G. P. Frets			Rotterdam	
匈牙利	民种卫生学与人口学会	提倡先事研究	1917—？		G. von Hoffmann（主研究）				大战期内所组织目下存否不详
印度	印度优生学会	宣传及研究	1920—	传单及演讲录	Gopalji Ahluwalia	会员中有议会(Punjab)代表若干人	基金尚无着(1922)	Chandni Chowk, Delhi	尚未下手研究(1922)
意国	意国遗传学与优生学会	提倡及研究	1919—		C. Gini		会员捐助	Padua 大学, Padua	会员300人
意国	意国优生学研究委员会	研究	1914？—	研究录 1914—	E. Sergi				
意国	全国卫生与优生会议	讨论	1924（11月20日至23日）		E. Pestalozza L. Mangiagalli（上院议员） I. Boni（皇家卫生学会会长） C. Gini（遗传学与优生学会会长）	有政治人员参加见上格		Milan	
意国	婚前问事处	宣传			E. Alfieri			Pavia 大学产科	
日本	日本优生学会	提倡及宣传	1924—	《优生学》(月刊)	后藤龙吉			兵库县香炉园森具667	
(澳大利亚)新南惠尔斯	优生学教育会	教育			R. Arthur				伦敦分出
新西兰	同上	同上	1910		L. MacGeorge（女）			Dunedin Hastings	伦敦分出
新西兰	优生会		1911—					Wellington	
新西兰	优生学提倡会	提倡	1921		L. MacGeorge			Auckland	

优生概论:二十年来世界之优生运动 · 71 ·

续表

国家	机构	性质	年份	刊物	主持人	备注	地址	
挪威	温特仑研究会	研究	1912?	《诺迭克种》民种生物心理卫生杂志	J. A. Mjøen	1916年国王指拨基金若干其提出之优生计划现已交政府公安部酌办	挪京(Oslo)	
挪威	遗传研究院	研究			K. Bonnevie (女)		挪京大学	
挪威	国家优生学委员会	提倡	1908 1921—		N. Wille (已故) J. A. Mjøen		挪京	
俄国	优生部(属实验生物学院)	研究			N. K. Koltzoff		莫斯科 Sivzev Vragek	合作
俄国	优生学会	宣传及研究	1920—	俄国优生学杂志	同上		同上	
俄国	同右分会	宣传及研究			N. Kostiamin		Odessa	
俄国	俄国优生学馆	研究(已出二册) 教育	1922—	研究报告	J. Philip-tschenko D. Diakonon	由俄国国家科学院倡议组织	Leningrad	
俄国	优生学会		筹议中		I. Klodnizki		Kiev大学, Kiev	
瑞典	瑞典民种卫生会	提倡	1910—		W. Leche (1917)		瑞京	
瑞典	曼兑尔学会			遗传杂志	H. Nilsson-Ehle		Lund大学, Lund	
瑞典	瑞典遗传学院	研究	1918—		同上	国立	Akarp	
瑞典	国立民种生物学院	研究之提倡	1921—	研究录	H. Lundborg	国立并直接受政府管辖有评议会由国王任命	第一年82500瑞典元第二年55000元馆长薪金在外均由国会议拨	Uppsala皇家大学, Uppsala
瑞士	克洛斯基金委员会	提倡及研究	1920		O. Schlaginhaufen		1,303,000瑞士法郎	

续表

国家	机构	性质	年份	出版物	人物	备注	地点	备注
瑞士	民种生物学院	提倡及研究	1923—		同上		Zuerich大学，Zuerich	疑即为克洛斯基金会之后身
美国	遗传学馆	研究及提倡	1880		L. Moody		波市顿	美国最早之组织但无成绩而散
美国	浮尔泰馆	研究及收藏	1888	研究录	A. G. Bell		美京	专研究聋哑问题
美国	美国艺殖学会	研究及实验	1903—1913	美国艺殖月报 1910—1914			St. Louis, Mo.	后为美国遗传学会月报亦更名
美国	美国遗传学会（有优生专部）	提倡及宣传	1913—	遗传杂志（月刊）1914—	D. Fairchild（会长农部要人）D. S. Jordan（优生部）P. Popenoe（杂志）	会长为政界要人见上格	美京	艺殖学会之后身
美国	遗传学部（旧名实验演化学馆）属加纳奇研究院	研究	1904	研究录	C. B. Davenport		Cold Spring Harbor, New York	
美国	优生学馆（属加纳奇研究院之遗传学部）	研究及收藏	1910—	研究报告调查录及馆务报告 1911—优生新闻（月刊）1916—	C. B. Davenport H. H. Laughlin	除地基房屋早即有人捐助外有基金300000弗(1918)	Cold Spring Harbor, New York	为美国优生运动之中枢
美国	分析与调查部（属纽约州立慈善局）	研究	1912?	优生与社会治安研究报告 1912—1918 优生学书目 1913		州立	纽约州公署	

续表

国	机构	目的	年份	刊物	人员	备注	地点	备考
美国	优生学研究会	研究之提倡	1913—	优生新闻（月刊）1920—	C. B. Davenport（首任会长）C. W. Burr（现任会长）H. H. Laughlin（干事）	非正式关系前二任会长中一为上院议员一为著名法官又如最近移民问题国会曾向会中邀请"优生专家"供给生物学一方面之事实	Cold Spring Harbor, N. Y.	与优生学馆合作
美国	宗谱学馆（浮尔泰馆之一部）	长寿之研究	1914—		A. G. Bell（创）L. E. Lacey（女）1916—		美京	
美国	芝加哥优生学教育会	宣传及促订法律	1914—		A. E. Blount（女）	会员中有本州（伊立诺埃）政府重要人物	芝加哥	
美国	民种治安委员会（属全国教育会）	提倡	1916—			年美金1000元共四年	Providence, R. I.	
美国	优生学委员会（属全国监狱委员会）		1916—				纽约	
美国	研究部（属加州州立罪犯学院）	研究	1916—1920	研究报告1916—1920	J. H. Williams	州立	Whittier, California	后为加州幼年犯研究学院
美国	加州幼年犯研究学院	研究	1920—	研究录专著罪犯杂志（二月刊）	同右	州立	同右	
美国	圣路易优生学教育会	提倡及宣传	1916—		C. R. Paine		St. Louis, Mo.	观念不清宗旨复杂
美国	美国优生会	提倡	1918前后				Brooklyn, N. Y.	

续表

国家	机构	职能	时间	刊物	负责人	隶属	地址	备注
美国	戈尔登学会	领袖之联络及讨论	1918—	优生新闻(月刊)1925—	C. B. Davenport（首任会长）J. H. McGregor（现任会长）		纽约天产博物馆	
美国	优生学委员会(属全国学术研究局)	筹备第二次国际优生会议	1920—1921		C. B. Davenport	全国学术研究局系国立	在美京	
美国	美国临时委员会	预备	1921,9月至1922,10月		I. Fisher			后为美国优生学委员会
美国	美国优生学委员会	提倡及对外联络	1922—		同右			即右组织之后身
美国	美国优生学会	提倡及实行	1923—	优生新闻(月刊)1923—	同右	最近由某实业界"大王"捐5000金元	460 Prospect St. New Haven Conn.	为右组织所创立 与优生学馆及优生学研究会合作
美国	遗传研究院	研究及宣传	1922—		C. P. Gillette	开办时某慈善家捐1000金元	Fort Collins, Colorado	
美国	优生厅(奥立根州政府)	实行	1923—			州政府行政机关之一部	Salem, Oregon	
美国	优生学记录局(属善种研究院)	记录及教育			O. C. Glaser J. H. Kellogg		Battle Creek, Mich.	与优生学馆非正式合作
美国	家族记载委员会(属全国学术研究局)					学术研究局系国立	美京	
美国	密尼苏达优生学会	提倡及宣传			C. F. Dight		Minneapolis, Minn.	
美国	青年研究学馆	研究及实行		研究录	H. H. Goddard	州立	Columbus, O.	专注意犯罪及低能方面

续表

美国	研究部(属低能训育院)		研究录等	同右(创)S. D. Porteus		Vineland, N. J.	
美国	优生学教育会	宣传	1924—		C. M. Goethe	Sacramento, California	
美国	优生学讨论会(属公益社)	讨论并提倡	1924—		S. J. Holmes	加州大学 Berkeley, Calif.	
美国	优生问事处(属纽约益寿学馆)	宣传	1924—		R. G. Harris	25 W. 43rd St., New York, N. Y.	
美国	优生研究预备学校(暑期)	研究之预备	1910—1924		美国优生学馆	Cold Spring Harbor, New York	十五年间受训练者不下260人

(乙)国际优生组织一览表

组织名目	性质	成立年月或存在	负责人	地点或通信处	附注
国际民种卫生会	联络	1905—	A. Ploetz (德)	Muenchen, Germany	会员为德奥瑞典瑞士四国德国民种卫生会即属此
第一次国际优生会议	联络及成绩之较论	1912	伦敦优生学教育会	伦敦	
国际永久优生学委员会	联络及提倡	1912—	L. Darwin 等	伦敦优生学教育会	见另表
第二次国际优生会议	联络及成绩之较论	1921,11月21日至28日	国际永久优生学委员会	纽约	
国际宗谱学联合会	收存关于优生学之宗谱材料	1915,7月起组织			1915年各国宗谱学家会议结果之一
优生学委员会	联络	1921?	L. Haskovec(捷克)H. von Winiwater(比)G. P. Frets(荷)J. Krizenecki	Liege, Belgium	由在巴黎之万国人类学会倡议组织

续表

南北美优生学与人艺学会	联络及提倡	筹备中			1923年第六次南美医学会议之结果初由古巴提出
优生学会(六部之一)(属第三次国际社会学会议)	讨论	1924,4月下旬		罗马	

(丙)国际永久优生学委员会组织一览表

职员：

  会长：达尔文(英),1912—

  副会长：奥士朋(美),1921—

  书记及会计：古凡尔(比),1921—

  副书记：霍特生夫人(英),1923—

委员：

国别及加入年分	所代表之组织	委员姓氏	委员被举年份
阿根廷　(1912)	阿根廷劳工保护会之优生学部	丹尔斐挪	1921
比利时　(1912)	比国优生学会	恩煦	1921
古巴　(1912)	古巴优生学会	拉摩斯	1921
捷克　(1921)	捷克优生学会	罗迹加	1921
丹麦　(1912)	丹麦优生学商榷委员会	唯麦	1921
又	丹麦人类学委员会	漾孙	1921
又	哥本海根大学植物生理科	约翰孙	1923
法国　(1912)	法国优生学会	马煦	1921
又	同右	阿斑	1924
又	同右	勒拉巴	1924
德国　(1912)	德国民种卫生会	克罗内	1923
又		普禄兹	1924
大不列颠(1912)	优生学教育会	麦克勃莱	1921
意国　(1912)	意国遗传学与优生学会	奇尼	1921
荷兰　(1921)	遗传学与优生学各会社联合委员会	海弗尔登(女)	1921
又		弗勒兹	1922
挪威　(1912)	挪威优生学商榷委员会	米安	1921
又	京都大学	唯雷(已故)	1921

续表

又	同右	鲍乃唯（女）	1924
又	同右	考棱	1924
俄国 （1922）	俄国优生学会	各尔楚夫	1922
瑞典 （1921）	国立民种生物学院	龙堡	1923
又	曼兑尔学会	纳尔逊埃雷	1923
瑞士 （1923）	民种生物学院	歇拉金呼芬	1923
又		佛瑞尔	1923
美国 （1912）	优生学馆	达文包	1921
又	优生学研究会	劳弗林	1921
又	美国优生学会	菲夏	1922
芬兰 （1924）	海星福斯大学遗传学院	菲特列	1924

共十六国，职员及委员三十三人。

（丁）国际永久优生学委员会集会一览表

会别	日期	地点	要务
第一次国际优生会议	1912	伦敦	由伦敦优生学教育会提议召集。会议结果，设永久委员会一，加入之国有阿根廷、比、古巴、丹、法、德、英、意、挪威、美。
第一次委员会	1913	巴黎	决议于1915年在纽约举行第二次国际会议（后因大战发生未果行）。
第二次委员会	1919	伦敦	恢复战前国际之优生工作，议决以1921举行第二次国际会议于纽约。
第二次国际优生会议	1921	纽约	正式新加入委员会之国有捷克、荷、及瑞典；被邀而尚未加入者有俄、瑞士、加拿大、哥仑比亚、巴西、委内瑞拉、澳洲、新西兰、墨西哥等国；非正式列席国际会议者复有智利、加太马拉、乌拉圭、塞尔伐都、暹罗、尼卡拉瓜诸国；委员会通过章程。
第三次委员会	同右	同右	
第四次委员会	1922	布鲁塞尔	俄国正式加入
第五次委员会	1923	龙特（瑞典）	瑞士正式加入
第六次委员会	1924	密仑(意)	修改委员会章程
第七次委员会	1925	伦敦	将于7月内举行，程序中有国际优生书目之编制及家谱图式之划一等问题。

四　若干结论

细阅上列之各表后,我辈不妨作若干结论如次:

一、优生运动已成一国家的运动　综合目下已有正式优生组织之国凡二十四(主权不完全之国并算在内),其非正式者若南美若干小共和国等尚不在内。已入表之组织凡一百有余,就中美国最多(三二),德国次之(一九),英国又次之(九)⑤;其他不止一二组织者居大多数。更可注意者,不甚强大之国家若南美之阿根廷、巴西等,被裁制之国家若印度,大战后始成立之国家若芬兰、捷克,甚至如绝对信任经济改造之俄罗斯,皆能先后作有系统之提倡。戈尔登、皮耳孙尝名优生学为国家优生学,以为实用的优生事业,不能不以国家为单位,观此可信。

二、优生运动已成一国际的运动　国际永久委员会以十三年之经验与十六国之合作,成绩斐然,无烦赘说。而第三次国际社会学会议竟以优生讨论为全会议六部分之一,足见优生运动日就推广,而为治社会演化者所不可不讲求者矣。

国际运动亦为国家运动发达后必然之结果。就学理一方面论,求名词之划一,免工作之重复,便成绩之交换与融会贯通,在在需要一专事联络之中心机关。在解决实际问题一方面,其需要正同,例如国际移民问题,出口与进口国之间不能无相当之了解及同情;盖大宗人口一出一入之间,迟早必引出国家人口上品质之变化,而品质之变化无它,即由经济的人口问题而入生物的优生问题也。

三、优生运动已渐成一政治的运动　论者谓优生问题与国计民生有根本关系,欲其发生实利,非与一国之政治运动结合不为功。前年美国优生教育家韦更作《科学新十诫》(A. E. Wiggam, *The New Decalogue of Science*)一书,全书即用与一新政治家谈话口吻。其旨非谓优生运动必法律借警卫之力而作强制之推行,是大不然;特谓凡具远大眼光之政治家不能无正确之民种卫生观念,庶几其实施之改革政策可收久长之效。

观上文(甲)表中"与政治关系"项下,可知此种新观念已有发达之趋势。瑞典至有国立民种生物学院之设立,其所调查设施,可以行之全国而无阻碍。近年来优生运动中最可注意者,当推此举。其在美国,绝育律之向为州政府任务,作者前已为国人介绍(见下文)。他如罪犯、低能、疯狂种种收容所及研究所又大都为州立府立或市立;其行政上及经济上均有保障,得以充分发展。西部沿太平洋诸州,进步尤速,奥立根州政府二年前竟有优生厅之设置;可与瑞典之民种生物学院媲美,以今日情势下之中国,忽报曰:中央政府新置优生部,或江苏省政府新设优生厅,不令人诧为梦境耶?

其他与行政当局非正式之关系尚多。或半官式的由政界中人出而提倡;组织中之分子有作议员者,有作法官者,不一而足。或正式由政府邀请合作,例如美国政府为移民问题特聘优生学馆监督劳弗林博士(H. H. Laughlin)作国会移民委员会之"优生专家",供给关于生物方面之理论、事实、统计,并为之筹划一切。

四、优生运动已不复为优生学或遗传学专家独有之任务　优生运动至今日已不仅自觉的政治化,亦渐不自觉的公民化。优生运动以生物学始,以社会学终,以生物为体,以社会为用,则若此之推广,固其所也。一览表中无从指出从事于优生运动者之职业;第就英美二国而论,若宗教家之应牧长(Dean W. R. Inge)、哲学家与人文主义者之歇雷(F. C. S. Schiller)、经济学家之菲夏(I. Fisher)、法学家之欧尔孙(H. Olson)、社会学家之普本拿(P. Popenoe)、新闻学家之法朗克(G. Frank)、心理学家之麦克图格(Wm. McDougall)、教育家之桑达克(E. L. Thorndike)、地质学家之约翰孙(R. H. Johnson),均以相当之热诚从事于提倡或研究,其他生物学界及医学界之加入运动者无论矣。普本拿与约翰孙合作之《实用优生学》(Applied Eugenics),至今犹为最善之一本,国内外大学授优生学者大都采用之为教本。欧尔孙曾任美国优生学研究会会长一年;其以法官资格,在芝加哥创办之罪犯心理研究所,尤为有识者所称道。歇雷与应牧长同为伦敦优生学教育会评议员,前者最近作《人之将来》(Tantalus or the Future of Man)一文,以示优生运动之议论成绩与实验主义或新人文主义不背;后者在其《率直之论》(Outspoken Essays)中专为优生问题关说之文字不下四五篇。菲夏为美国优生学会会长。

又如以经费一项而论,除国立或州立之少数组织外,大部分之优生运动不能不借私家之捐助。作者于此端一时无从详考,故一览表(甲)中"基金"一项甚付阙如;然据已知者而言,若芬兰之民种卫生会,若瑞士之克洛斯基金,若美国之优生学馆,开办之初——甚至在开办之前——即有大宗之财源供工作者之支配。优生运动固为社会革新运动之一,然因其对于公众之感情作用尚浅,远不若普通之慈善事业、医学事业、与宗教事业之根柢深固,随时足以唤起公众之同情心而得其踊跃之将助。以彼例此,则为数虽尚不多,已不能不令工作者心感矣。

五　优生运动勃兴之原因

优生运动之不得不兴起,诚有如篇首云云,乃演化论发达后"自然之结果"与"逻辑上所无可避免之事实"(《实用优生学》,147 页);然何以若是之勃然不可御,则有不能不别求解释者。可分四端言之:

一、**人类衰坠之恐怖**　篇首言文化选择时,已提及此端,兹复引申之。人类果日就衰坠,日就退化耶?生物学者重生理的结构则曰然,社会学者重心理的效用则曰否。孰是孰非,我辈以社会生物学者之混合资格,固不易具论。然有若干历史事实为我辈所不能不公认者。百年以来,自工业化运动与都市化运动发达后,人类所认为痛苦罪恶之事若疯癫、酗酒、残废……等日有增益之象。此种增益本不易觉察,然与之并进之医学卫生知识及统计知识复为之逐一揭露,不遗余力;于是满目疮痍之印象乃不可掩矣。此种印象所引出之心理作用有二:曰危惧,曰失望;危惧者犹思拯救之,失望者则视之为文化必偿之代价而任其所之。

此种印象果可靠耶?或曰,文化选择之弊殆不因古今而异其量;特至近世,人口支配上发生调动,此种积弊乃有集中之趋势,卒然视之,以为不可治。是或然矣。然印象或伪或幻,而其所引起之心理作用及心理作用转以引起之行为措施则不幻。和尔摩斯之《优生学书目》⑥载专论人类退化问题之书籍或短篇文字多至三百七十目。其专论疯狂之增益者又另为七十余目。此即心理作用不幻而力足以引起反应之明证也。

以人生疾疢惨苦为文化不可免之代价因而自弃者,无论矣。其以彻底改革为可能者乃相率入优生一途。至优生运动果足以解除文化之惨痛与否,则显然又为别一问题。在一部分人既有积极的信仰,确以为优生学术具此能力,则其行为上之表现自不可遏止;此种行为的表现即具如上述之优生运动也。

二、**国家主义之后劲**　优生运动为行事之便利计,不能不以国家为单位,已如上述。然其理由决不止此。百年以后,各国国家主义之发展,不论其为积极的向外侵略而成帝国主义,或消极的内部整顿而成革命运动,大率不出政治、经济、教育、文化范围之外。其利用之手段,又大率为心理的。"鼓动民气"几为近代治国者之唯一入手方法。顾近年来风气渐变,真正爱国者,始知设无真正品质健全之国民,即不能有真正稳固之"民气",即不能有真正强有力之政治组织,亦即不足与言真实之竞存;而真正健全之国民,犹之良马嘉谷,因缘于血种者多,凭借于境遇者少;而向之力主以改良境遇之治标政策者乃分其余力于改良民种之治本政策矣。民为邦本,教民富民而外,尤不能不知所以育民之道,此则显然为新国家主义或民族主义所不可不讲求者也。

设必举例以实我说,莫如最近之美国移民政策。美国久为欧亚二洲人口之尾闾。在一九〇七年无适当之移民政策以前,政府及私人企业家图一时经济上之开拓,竭力鼓励移民之进口。迨后,人口之质地渐趋恶劣,社会之负担日趋重大,于是始知以前鼓励政策及放任政策之非是,始知移民问题不仅为经济的,而更足以影响国民血统之健全。一再觉悟,乃有一九〇七年之旧移民律,中间几经修改,最后乃有去年*二月之新移民律。我辈以亚洲人被摈者之资格,或以大同主义者之资格,每觉此种法律之不适当。第以美国本国人之立足点——即未可厚非的普通国家主义或民族主义之立足点——作观察,则立见此种根据选择原则的律法为不可无。四五十年来,因移民人口之增益而国内疯癫、低能、罪犯之数量随之而增益,而在欧洲出口最甚之国,则因而减缩;此中原因,虽不止一端,而移民流品不若土著之健全则不可讳言。使中国而处同等地位,我知略具爱国思想者,亦必试作同似之措置,无疑也。

三、种族主义之暴兴　种族主义与国家主义之关系至切,政治学者常以之相提并论。但自优生运动方面作观察,则有不容不分论者。近代之种族主义实发端于法人高必奴之《种族不平等论》(A. de Gobineau, *Essai sur l'inégalité des races humaines*, 1853-1855),后国家主义之发端约半世纪。演化论出后,优胜劣败之说复与以生物学的根据;于是一部分有政治热诚之种族学者及人类学者,更发扬其议论;卒成今日种族武断派之学说。种族主

---

* 指1924年。——编者注

义之历史原与本文无涉,第欲指明者,即种族主义之发展实与优生运动之发展有绝大关系。此种关系,或未必尽属合理的,要其存在则一也。三十年前论文化选择之人物大都亦为种族主义之人物。及今种族武断派之言曰:高加索种于世界一切人种中为最高尚,而白种之内尤以旧名条顿而今名诺迭克(Nordics)之一支为最有创造力;此种创造力出于天赋,出于长时期之选择,初非人力所能幸致;今欲保持之使不失坠,则非有适当自觉的政策,一壁禁止其与他族通婚媾,一壁复力事内部之婚姻及生育选择,不为功。于是含有种族主义之优生运动以起。(说详本书下篇*)

此种色彩之优生运动,最发达于种族成分比较划一之国,若瑞典、挪威、荷兰、澳大利亚、新西兰、其人口几悉数属诺迭克种。他若德、法、英、美诸国成分颇不划一,则但能有此议论而不能多所设施。其中最为难者莫如美国;以白种之成分而论,其问题之复杂已不让欧洲全部,今又益之以数千万之黑种及黑白间种!主张种族混化天下一家之理想家誉之曰前程远大,而种族武断派则鲜有不以为后顾茫然者。去年之新移民律一部分为种族畛域之见而发,自不待言。澳大利亚及新西兰之移民政策几完全出乎种族"纯洁"主义,则尤在美国之先也。南美洲诸共和国种族问题之复杂尤甚于北美⑦,亦未始非优生运动发轫较早之一原因。

兹三端者皆为优生运动之原因;顾因缘相成,其为机缘之一者,实为近代反选择的大规模的国际战争,而尤为挽近之大战争。近代战争之结果,政治家理想家纵斤斤于人道公理上争胜负,自生物学方面下公断,则从事之者莫不负也。壮者既死沟壑,于是生育继统之事不得不委诸比较孱弱之辈,则其为祸之烈,且什百倍于饥馑疫疠而不止。美国种族主义者格兰脱以一九一六年作《一伟大种族之衰逝》(M. Grant, *The Passing of a Great Race*),大旨谓诺迭克种生育不蕃而又好勇狠斗,其将成种族竞存史中一段可歌可泣之陈迹殆不可逃,言之若有余痛,甚非无因也。和氏《优生学书目》特辟《战争与选择》一部分,共载篇目三百余,就中以一九一四年及一九一四年以后出版者几居四分之三,则亦大战争之影响有以致之。人类退化之印象固属可怖,国家主义固不能无生理的后盾,种族主义固亦早已流行,然设无大战争之一番摧残,则其所以为优生运动勃兴之原因者决不若是之重要。曰

---

* 指《优生概论·下编》。——编者注

大战争为优生运动勃兴之机缘者以此。

四、社会改革之趋势　百年前马尔塞斯评社会主义者渥温(R. Owen)，有曰："我辈之问题为：如何可以使困乏者有所养，而同时使其人数不增益，其与社会全人口之比例不加大。渥氏之计划不特不能解决我辈之倒悬，实为之变本加厉焉。"(《人口论》，第四篇，第十三章)马氏此论，在当时决不受人欢迎；然至今日，优生学者读其《人口论》第四篇，则未有不觉其见识之远大者。百年来之慈善事业，不论其为经济的、卫生的、教育的，在在以治标之优境为归，而于整本清源之道，则至优生学说发达后始显。后马氏几一世纪，乃有人确定慈善事业之真义曰："真正之慈善事业在使暂时不适生者归于适生，而任其他因遗传而永不能适生者渐就淘汰于不自觉。"

然社会服务与社会革新事业决不因观念之变迁而卒减。说者谓选择观念深入人心之后，此种改革之热诚且有增长之势；何则，前此之改革事业，犹之抱薪救火，其危害曾不少杀，今则费一分精力，即收一分实惠也。二十年来优生学说之得售，在此；其受人误解，滥用，攻击，亦未始不在此。若一部分之社会改革家，为强烈之情感所驱，难免不以优生学术为近代社会病态之万应药而以之滥行方便。在真治优生学者固不以此种状况为可幸；然若辈未始不为促进优生运动之一种势力则亦不失为事实也。

由此以观，优生运动既为演化论发展后必然之趋势，其进行之际复有种种之社会势力为之推波助澜，其发达之骤且速，实不可谓为意外事。人类退化之现象、国家主义与种族主义、社会改造工作，兹数端者，皆不失为近代文化之原动力，皆足以直接唤起强烈之心理作用而间接形成种种团体行为，而优生事业亦即此种团体行为之一也。

自国际永久优生委员会正式成立(一九二一)以后，此种蓬蓬勃勃、无系统、不经济、欠成熟之团体行为已为之一变。盖永久委员会，除从事于国际联络外，复鼓励各代表国分别组织强有力之国家的优生机关，俾一国之优生运动先有一集中点；而加入国际组织之代表即由此项集中点派出。上文一览表(甲)中所载如丹麦、挪威、美国等所有之"优生学商榷委员会"即由国际永久委员会倡议设置，以为正式国内中心机关之筹备。其在美国，此项中心机关已于二年前成立，即美国优生学会是也。故以目下形势而论，除少数国家外，世界之优生运动已自草创而入巩固时期，从兹循序累进，由研究而教育而实施，其前途殆未可量也。

返观中国。中国向无自觉的优生学说,更无有组织之优生事业,然不自觉的优生经验则社会生活中触处可寻,作者已于上文《中国之优生问题》中略作观察。此种粗率之结论,西方远见之演化论者实已先我言之。达尔文论选种原理,首言中国;戈尔登推崇中国之选举制甚至;最近汤姆孙(J. A. Thomson,《科学大纲》之作者)所著之《何谓人?》(What Is Man?)一书论及优生经验,亦首引中国。然我惧此皆历史的陈迹耳。《天演论》译者严复致友人熊纯如书,论今日之中国,则曰:

> 来书所云两种痛苦,生斯世者殆无所逃。极端平等自由之说,殆如海啸飓风,其势固不可久;而所摧杀破坏不可亿计。此等浩劫,内因外缘,两相成就;故其孽果,无可解免;使可解免,则吾党事前不必作如许危言笃论矣。顾此等皆天演淘汰之见诸事实者;淘汰已至,则存立之机见焉。故西人谓华种终当强立,而此强立之先,以其有种种恶根性与不宜存之习性在,须受层层洗伐,而后能至。故纯如欲问中国人当受几许磨灭,但问其恶根性与不宜之习性多寡足矣:二者固刚刚相掩也。(《学衡》,第二十号,圈点由作者酌加。)

如此"危言笃论",中或不中,以目下百端待举之中国,社会状况在在无切实统计之际,我辈固不可知。设不幸而中,则欲求幸免,舍一自觉的民种卫生政策外,殆无他道。观严氏此论,可知其自译《天演论》后,于演化论之进步殆未大过问,故其旨以为人类之进化,舍天择而末由。优生运动之结果,可与天择同功而无其惨酷,显为严氏所不及先睹,憾也。设幸而不中,国人未尝不应深思积虑,以维持民种之健全于不替。否则全世界之潮流,决不因一国之不参加而杀其势或异其趋,而灭顶之祸终于不可免矣。

一九二五,五,一二,作于美国优生学馆。

(此篇曾载《东方杂志》,第二十二卷,第二十二号)

① 演化论,国内学者向译作"进化论",于义未妥。按演化为自然的现象,"进""退"乃人为的观念,不宜相混。且演化不必进,生物中退化之事实随处可指。
② 当时未受生物学界注意,至一九〇〇年始由他人重新发见。
③ 一九二一年起改称 Permanent International Eugenics Commission.

④ 现由国立清华大学转。

⑤ 作者于它国状况不若知美国之详细,此种数目上之比较自未可尽信;但美国优生运动之猛进,当推第一,可无疑也。

⑥ S. J. Holmes, *A Bibliography of Eugenics*,1923 年出版,都五百余页,载书目或篇目约一万余,为治此学者所不可不备。

⑦ 特其国民及政府之自觉不若美国之强烈,故其复杂程度转形不若美国之甚。

生育限制与优生学

《民铎杂志》五卷四号里有一篇陈兼善先生的《优生学和几个性的问题》。《妇女杂志》十一卷四号里有一篇周建人先生的《恋爱选择与优生学》。作者不避烦琐,再就二先生提出关于生育限制之各节,发表一些意见。作者未见陈先生原文,但其大旨曾经周先生转录。

"优生学者并不反对生育限制本身,特其目下之宣传方法,及流行后在西方已然之结果之显然为反选择的,则百喙莫辩。"这是我去年在《中国之优生问题》(见上文)中一句就大体观察后的结论。现在借这个机会详细说一说。

我们讨论或批评一件社会事物,一面固应着眼在此种事物前途发展之可能,一面却更应参考此种事物已然之功效。发展之可能是说不定的,是很少把握的,所以要是偏在此方面用工夫,结果流于不切实际、过于乐观。已然的成效,则历历可指,其对于社会生活的利弊,可以引来逐一较论;所以讨论的结果,要比较的有价值。我们对付生育限制问题,便应该如此。

生育限制在中国行使未久,如今要讨论它,不能不参证欧美各国的经验。我们第一要认清楚,生育限制发轫之初是很少理性的根据的。今年*三月下旬第六次万国生育限制会议在纽约举行,作者得躬与其盛;当时有著名人口统计学家特白令氏(Louis I. Dublin)竭力攻击此点。姑不论其攻击之当否,要知此项缺少理性之事实,则大多数坦白之生育裁制论者都相当的承认。当日特氏讲完后,山格夫人(会议议长)自己即登坛说:"我们发起运动的时候,果然一大半为感情所移,不能自制;学者先生们都教我们等候,俟理论的根据充实后,再开始运动不迟;然而我们目睹因生育过度而发生之种种母性的惨痛,我们又怎能忍心不救呢?"

情绪作用为生育限制运动的起点,这是一个绝好的口证了。这并不是

---

* 指1925年。——编者注

责备生育限制运动或从事于运动的人。恻隐之心,尽人而有,只要用得妥当,是应该鼓励的。但设过为情感所移,以至置重要之事实于不顾,则我们批评起来,就得换一种态度了。此不仅于生育限制运动为然,于他项社会改革运动亦莫不然。至今就生育限制运动之全体而论,他的感情的成分依然远过于理性的成分。从事于运动的人大半为女子;虽曰生育一道与女子之关系较男子为深且切,同时我们不能不计较两个别的重要原因。第一,女子的情感较男子为易于激发,易于受暗示,第二,主张生育限制最力者大都为女权运动中之激烈分子,往往假借"母性之自由获得"之大名义,而推广其一般的女权。因此,运动中间有一大部分妇女,有绝少子息的,有无子息的,甚至有尚未嫁人的处女,也跟着大声疾呼,令人不能不疑"自由获得后的母性"究竟准备怎样发落。作者参与生育限制会议,六七日中,观察所及,实无法袪除此种印象。近来生物学者、人口学者、优生学者之加入生育限制运动者渐多,今后可望逐渐改良;然已往因受情感蒙蔽而发生之种种不良善的影响,则我们不能不注意。

　　生育限制论者的口气绝大。这一半也因情绪太浓厚,以致不看事实的缘故。我们完全承认人口问题的重大。欧亚两洲,因人口过剩已久,以致发生种种社会的病理问题,是无可讳言的。然谓消极的限制人口即可以补救一切,像万应灵药一般,则未免太乐观了。人口问题,用最笼统的方法看去,至少也有两方面,一是质的方面,一是量的方面。新马尔塞斯主义者只注意于消极的限制一方面,其结果只在数量的减杀上用工夫,至于减杀者果为何种人物,人口的何一部分,则不遑闻问。我们可以退让一步,说热心于生育限制者并非不知人口质地的重要而预为之防范,例如鲁滨孙等大都主张社会中优秀分子至少应生育子女四人,谓此数不但可补父母二人之缺,且可备半途夭亡,结果务使人口中优良分子不会减少。然就事实论怎样?

　　未来的状况不可预知,已往的成绩则显然与鲁氏等防卫之论不符。自限制方法通行以来,上流社会的生育量一落千丈;英美二国大学毕业生之子息,平均每婚配不及二人,其它中流阶级之生育量亦有减无增。此间优生学馆坐办劳弗林博士(H. H. Laughlin)曾经作一绝有趣味的统计,说当初自五月花(Mayflower)船中自英来美的若干移民之后裔,已日就减少,要是循着目下的生产速率走去,则三百年后,可以将其子孙全部由五月花或同样大小之船只送回英国原籍,而舱位当有余裕! 由五月花船运送来美之早年移民实为美国人口中最可宝贵的一部分；美国文化的一大部分，即由此辈及其子息创造，实为美国史上一段不可磨灭的事实。此种不幸的现象，我们当然不能不责备当事者的只图一己的发展，而不为子孙种族计，但设独身迟婚等风气外，生育限制方法不通行，或无人为之热烈鼓吹，则自亦无从实现。反对论者常说，知识生活愈精进，则生育力愈退缩，故目下优秀阶级生育量的锐减，不能归咎于生育限制；此说就有机体演化之全般而论或确，就人类短期之演化而论则不确。又曰："求种族生存的欲望是生物的极大的根本欲望，非到世界绝灭时，这决不会消灭的，近来有人以少数人不欲结婚生子为忧，其实是过虑"（周建人，《读〈中国之优生问题〉》，附见上文）。究竟是不是过虑，欧美的人口统计比较完全，不难查明，上文引大学毕业生及五月花船二节，不过小例而已。种族生存的欲望确是极大的根本欲望，不过我们应该看清楚人类的性欲是有两种作用的，一是娱乐，一是生育；以前生育限制不发达，所以要求个人的自娱，即不能不随着负种族的责任，小说书上所谓"一度春风，珠胎暗结"，即表示这两种作用是分不开的；好像自然界对人说：你享着权利，就得尽一些义务似的。今后却不同了。生育限制方法的效用，教人们可以任意分开这两种作用，可以分开，亦即可以选择，既可以选择，则所选择者果为何一种作用，不言而喻了。所以欧美上流社会生育量之锐减，大原因即在此种自然而然的自私心（此处无关道德的判断，因为至少一半是不自觉的）；人们的行为，大率向着阻力最少的方向走去，本来可以不必深责的。此外别有原因，若经济的远见等，但都比较的不重要，有时我们把它们看得太重了。

  作者最初与此间优生学界接触，即觉有一件诧异之事。生育限制论者若美之鲁滨孙、山格夫人、英之崛莱斯德（V. Drysdale）、士徒魄司夫人（Mrs. Stopes）等莫不以生育限制与优生学二事相提并论，甚者竟有并二事为一谈者。鲁氏专作一书，名曰《优生学与婚姻》，即合论此二事。然在优生学专家一方面则于生育限制运动，不赞一辞，不仅如此，有时且竭力加以批评反对。至今美国优生运动中坚人物若达文包（C. B. Davenport）劳弗林等（达氏地位甚高，有"美国优生运动之组织者"之名号）对于生育限制运动，依然取完全旁观态度及批评态度。说此种不合作完全出乎成见么？自然说不过去。及后作者约略了解美国近四五十年来的人口分布，及同时期内生育限制方法之传播，乃始恍然于此种不合作运动之主要原因。

感情过甚、信仰太深的结果，足使真相不明，事实错幻。生育限制论者重人口之量而轻人口之质的一番经过，已如上述。然大多数生育限制论者即在量的一方面也未尝看清楚。人口过剩，当然不好，但人口太少，也有害处，最好是适中，即食料与人口足以相抵而食料略有余裕是。据统计家言，美国人口尚不得谓之适中；其土地之生产力至少可以维持二万万人民而有余；目下美国的人口约有一万一千万有奇，去此数尚远，所以可以不必用力限制；生育限制论者竭力引伸人口过剩之危害，然在美国实为过虑。此说甚有道理；盖如物品生产额远超出消耗额，若今日之美国，则生活程度将暴涨，种种无谓的消耗品及奢侈品以起，转而剥蚀人口的质地。狗马之玩、声色货利之好，为亏耗人口的一大原因，则略知历史的人大率承认。美国富甲全球，此种风气，日盛一日，有识者已怒焉忧之（例如麦克图格 Wm. McDougall, *Is America Safe for Democracy?*）。生育限制论者不及兼顾人口问题之生物学的及质地的方面，尚可原谅；然此固人口问题之经济的与数量的方面，而犹不免忽略过去，足证其感情用事的程度实在是很深。

总之，四五十年来的生育限制运动，大部分是顺着感情的而不合乎理性的。故其目下的成绩，自优生学方面看去，似乎弊窦多而实惠少。泛观生育限制或新马尔塞斯派之领袖人物，觉除霭理士（H. Ellis）一人外，大都失之操切；读其文字，几十分之八九是宣传性质的。此次国际会议中，得见英国领袖崛莱斯德，其谈吐之间，亦殊浮躁，其态度之镇静反不若山格夫人；赴会的中国人尚有陈石孚先生，于此有同一的观感。此虽不足为生育限制运动诟病，但能以冷静眼光来加入运动的人，却不多见。其他随声附和之辈，散发传单，逢人便诉，其苦心弧诣，较之我国印送《太上感应篇》及《文昌帝君功过格》者，殊不多让。

进论中国今后对于产儿限制问题应采的方针。陈兼善先生，在他的那篇文章里，用优生学的见地来反对生育限制，谓限制方法流行后"将使社会风纪益陷不伦"；又说，"或因性欲滥用，其害甚于不婚"；又说，"施行后，人口质的方面不免发生恶影响"。周建人先生说他前二层的批评与优生问题不甚相干，可不讨论；鄙意亦以为然。第一层是一社会道德问题，第二层是一性教育与性卫生的问题，虽皆重要，均不在严格的优生学范围之内。但周先生驳论中有云，"至于产儿限制说只有调节夫妇的性生活的意思，并不是鼓励滥用"，则鄙见尚不敢苟同。来美国后数年，耳目所及，要我说一句美国人因知限制方法而不滥用其性欲,则我颇觉踌躇。

陈先生批评的第三部分当然最关重要。但是太泛了些。我前已说过,生育限制的原则初并不牵引到利害问题;及至运用之后,利害问题才发生;周先生亦如是说,但是他并未申说因历来方法之错误,即运用之不得人,以致结果害多利少;否则我们对于陈先生的反对论就容易明白了。讲到利害问题我们不妨将生育限制方法比做一把利刃;其利弊如何,要看谁用它。"童子操刀,其伤实多"八个字颇足以代表欧美各国推行育儿限制后的成绩。改革理想家萧伯纳称生育限制方法,为一空前绝后之大发明,而为人类庆贺;而优生学派的生物学家若普林斯敦大学教授康格林(E. G. Conklin)则以为人类自杀之利器亦莫大乎是;二说皆是,胥视使用的方法如何耳。"载舟覆舟,所宜深慎",也是为生育限制说的。最近美国优生学家又有将生育限制与一把两条刀口的刀相比的(A. E. Wiggam),则所见比载舟覆舟之水,还要凶险,因为使用起来,好处未见,难免不先伤害自己的手指。

山格夫人游中国后,生育限制论风起云涌,极形热闹。至今节育器已完全在市上公开买卖。作者在国外偶一回顾,所得的感触至为复杂。国人切心于改革,说做便做,不像美国社会的装模作样,以致法律与习俗截然分为二事,这似乎是可喜的。转念中国教育不发达,社会卫生事业方粗具萌蘖,要使上中下各等家庭都明白得生育限制的用途,真是谈何容易;则又不禁疑惧。以目下的教育及医学程度而论,我怕除居住城市中的少数知识阶级及官商阶级外,人口的绝大部分沾不了甚么实惠;结果,人口上品质的问题或终不免于发生。所以在此刻而作不分皂白的宣传,我以为是很危险的。好比大家尚不很明白刀子的用法,却先胡乱向多数人每人发给一把;怕不是上策罢?

最理想的办法,生育限制运动应该和教育普及运动及社会卫生运动等协力并进;或比较它们略后一步。第一,我们应该对于社会的生理病理种种状况明白得一个大概,知道人口之何一部分应该多加限制,何一部分少加限制,或不加限制。第二,教育发达的结果,应该使普通人明白限制的真意义,即应知其不止涉及家庭经济与个人自由各问题,而亦与种族之竞存及进步问题有直接关系。论者谓欲求生育限制有百利而无一害,当于国家社会主义之政治组织下行之,很有几分道理。但设上述之准备功夫可以实现,则现在政治组织之下,生育限制并非不可提倡,提倡后亦可使利多害少;提倡之程度应该根据一国人口量的大小为转移。若在中国,人口之数久达透点,则不妨作比较广被之提倡,以纾一时之急。若在美国、澳大利亚、加拿大等处,人口既稀,天惠又厚,则能不作有组织大规模之宣传最好;但凡医生、看护妇、社会工作者、及其它负社会卫生之责的人,不妨择相当的家庭而教以限制的方法。例如甲家父母俱为下等散工,生计艰窘,前途又无甚通达之望,又若乙家生计虽不坏,但母亲体质脆弱,不能多任生育,则假以限制方法,不特于个人及家庭有益,于社会种族亦不无实利。近来言新社会改革的人,喜欢讲选择的婚姻,选择的教育,或其他选择的待遇或分配,我们如今主张,限制方法的授受也应该选择,不应该滥。

或问,箭在弦上,不得不发,这种理想的、熟权利害的、含有预防性质的政策已经不及实行,奈何?且一定要指出人口中何一派应该多用限制方法,何一派不应该多用,即使专制政体复生,恐亦无是权力。至今而欲按步就班的运用生育限制方法,即在流行未广之中国,也就很难;所以要避免西方前车之覆辙,也似乎不大容易了。

上文说限制方法的授受,最好是很选择的,是越不滥越好。这是最合理性的办法,确属不易实行。不过只要从事于限制运动的人,不论其为授之者之医生看护妇等,或受之者的家庭夫妇,大都懂得此项选择原则之真意义,而时刻加以参考,则前途之滥用,也就可以减去不少。

但是这个选择原则究竟是什么呢?要求生育限制的不乱用,这当然是先决问题了。将以社会身分或经济阶级作选择的标准么?周建人先生的这篇文章里说:"有些贫穷者,虽有生理上的不良原因,但说一定知识阶级为优,平民为劣,大有讨论之余地。"这种疑问是很对的。我们也应该及早解答这个疑问;否则不特生育限制运动无法进行,就是优生学自身的基础也要发生绝大问题。质言之,要是选择的标准不弄清楚,要从生物学方面来改良社会种族,是一个梦想,不会实现的。

周先生的疑问确大有讨论的余地。经济阶级不能作选择的标准,是很明显的,尤其是在人口过剩、物产不穀分配之中国,尤其是因为中国人是有一种安贫乐道的人生观的。有许多中国的穷人,要是把他们送到美国来,像许多广东华侨,不久就可以富起来,因为美国的天惠实际上厚些。反之,有许多美国大学教授,要是跑到中国去教书,他们的薪水怕要相对的提高一点,因为美国人对于师资的尊崇殊不若中国人之甚。如此,一大部分的贫穷，既可因意识的环境或物质的环境而变，经济一端便不能引作标准了。其次，社会身分，即一般的贵贱阶级，不完全由资产之多寡而定，似乎要比贫富阶级可靠一些。中国人很看得起穷书生，说他门第清高，看得起穷官员，说他清风两袖；孔门论学，至有君子固贫之说；反过来，却极看不起"暴发户"，说他得的是不义之财，走的是侥幸之路，预测他不能持久，子孙不能守成，也竟时常说对了。能超脱物质的环境而言社会身分，是一件很优生亦很难能的社会习惯。准此，我们不妨说，大凡社会身分高一些的人，他在人口中的优秀程度也比较不会很低。西方生物统计学者及教育心理学者曾再三研究社会身分及优秀程度之相互关系，结果完全证明平日常识之不诬。（详上文《读〈读中国之优生问题〉》）所以，要是别无良善标准，社会身分是用得的；凡是社会身分高的人，以少运用生育限制方法为是。

以社会身分作标准，虽较经济身分为佳，但嫌其太笼统，我们应该把社会身分四字下一个定义。英国优生学界欢喜用一个名词，叫做"公民的价值"（civic worth）。一个人或一个家庭之优秀程度即以此项价值之高下而定。所谓公民价值高的人，大率除张罗一人一家之生计外，才力上可有余裕为全般社会谋幸福，促进步；所以若各界业务——艺术的、思想的、物质的——的领袖人物、组织人物、创作人物，当然是公民价值很高的了；这种人对于种族的绵延，应该多负几分责任。

然而这种标准还嫌不妥当。况且以公民资格来定一个人的优秀程度，是很不经济的一个办法。何以呢？公民价值胥视一个人对于社会的贡献而定；这种贡献大率不到中年及中年以后，无法确定；等得确定，则此人已早入或已早过生殖时期，生育的限制与否便无关紧要。要是真像中国人以前所谓"盖棺论定"，更是绝对的不经济了！所以公民资格之确定，要在中年以前，在入婚嫁年龄以前。遗传学家告诉我们说：大凡一个人的智慧才能是遗传的、先天的，如同体质上的品性一样；环境的能力、生活的经验，只能助其发展，而不能与以根本上之损益。此说果确，则公民价值与优秀程度之预先确定，是很可能的。我们真能抛开了贫富贵贱种种阶级，却根据遗传学及行为学，来确定一人一家之优秀程度，我们手头的问题，便已解决过半了。

最近数十年来生物学界与心理学界种种发见里对于社会改进绝有关系者，窃以为有二端。其一是人类遗传的研究；其二是智慧测验的推行。要解决我们的生育选择问题,这两派学问是绝对的不可不参考的。一对青年男女将要成婚生育,社会决不能走出来告诫他们说:二位经济身分既低,社会身分又卑下,不应该多生子息。不过今后的社会,根据了上述二派学问之所得,便有两种方法来左右社会分子的生育问题。第一,社会可以参考这一对青年男女的家世;青年男女自身的公民价值不能直接预料,但是他们曾、祖、父各代的成绩,社会早就看见,可以借镜,然后间接预料这一对男女的公民价值。这种预料虽非尽确,但为实际的用处,已经是够可靠了,因为人们的品性,不论其为形态的、生理的、心理的、性情的,都可以遗传或有遗传之倾向。所以人类遗传学者,或称家族人类学者说,要是我们能将一个人种种品性之来源,大致分析清楚,因而明了此种品性之遗传方法,则我们不难预料此人的公民价值。第二,治智慧测验之教育心理学者说,智慧一物是先天决定的,即是可以遗传的。然则倘使我们可以规定出若干可靠的测验法,而推广其行使,好比美国加入大战争之前,测验几百万候选兵丁似的,不久我们不难估定人口中智慧不齐的程度。此处智慧二字,包含甚广,并不专指一个人读书识字的本领,所以凡是智慧高的人,他的公民价值也同样的高。家世遗传之研究及智慧测验二者既将人口各部分之公民价值大致估定,然后社会可因教育、舆论、与俗尚之力而分别调节各部分人口的生育量,大目的总在公民价值的提高,其价值极少而不能受教育、舆论、与俗尚之影响者,则由法律裁制之。

上述各节,粗看似乎很理想的,其实则否,人类遗传学与智慧测验二者的贡献,在欧美已属不少,其一部分且已经社会应用。不过在中国尚有许多困难。社会调查与统计事业尚不发达,所以要搜讨社会分子的家世由来,一时颇不易措手。加以教育去普及尚远,智慧测验法的量断不易,而其应用亦受限制。所以上文说,生育限制运动不宜过于操切,至少宜与社会卫生教育普及等事业合力并进。无论如何,为国民质地方面着想,我们以审慎从事为是。生育限制问题,自有它的经济的理由,感情的理由,甚至有自由人权等玄学观念为其后盾,然而种族竞存的一理由,即优生的理由,比较自最重要。

最近国际生育限制会议的结果,风向似乎颇有转变,以前几完全在人口数量方面注意的限制论者,已渐变其热心而盲目的态度。这是许多比较理性分子加入后的结果,他们大都是富有优生观感的统计学家及生物学家或人类学家,他们觉得要是再不设法加以引导,则运动的前途必不易收拾。所以会议中,生育限制论(birth control)外乃有人提倡生育开放论(birth release),盖谓人口的某一部分固宜酌量限制,而别一部分则宜酌量扩充。一切提倡及使用生育限制方法的国人,应特别注意此点。

一九二五,六,二四,时在纽约。

(此篇曾见《妇女杂志》,第十一卷,第十号)

合众国绝育律之现状

　　二十年来生物学界各门类中最发达之一门当推遗传学。遗传学之应用于人类者,谓之优生学(又译作善种学及哲嗣学)。其历史及现状,近来国内已将次有人介绍,暂不赘述。人类遗传在遗传学中,实为最难研究之部分,其原因盖甚明显:一则人类品性之复杂,较其他生物为甚;再则人类因道德习俗及其他文化的限制,不能供实地的科学的试验。然二十年来,经西方学者之简练揣摩,其造诣亦已不浅。英美二国,于此学为先进,其所得成绩尤富。最初我辈均认为一种只是理论的学问,不数年内,居然可以应用,可以实施;而所谓"优生行政"者,至今日已规模粗具焉。

　　优生行政有两面:一是积极的,即鼓励民族中之适宜分子多生子女是;一是消极的,即限制或禁绝不适宜分子之传宗接代是。目下已具规模的优生行政,大都是消极的;可以分为二类,一是治标的婚姻裁制,二是治本的生育禁绝。生育禁绝,又有两种办法,一是隔离制,二是绝育制。国家法律之承认并规定绝育制者,谓之绝育律。因其需用外科手术,又谓之人工绝育律。今姑简称为绝育律。

　　一民族中,果何者为适宜分子,何者为不适宜分子耶? 此其区别之标准有二:一为个人之社会顺应力,二为个人所有之特出的技能或陷缺。有充分之顺应力,可以独自与社会相周旋而无大碍者,有特出之才能,可以福利人群者,皆属适宜分子。反是不能与社会作相当之顺应,或有特异之生理的或心理的陷缺,始终须他人之提携或约束者,均属不适宜分子。根据此二标准,美国劳弗林博士(Dr. H. H. Laughlin)尝区分人类为四部分:一为天才类,二为卓拔类,题名录中人物属之;三为平庸类,居最多数;四为残弱类,则人类最下层渣滓,所谓不适宜分子是也。残弱类又支分为十:

　　一、低能。

　　二、游惰(世传乞丐属之)。

　　三、酗酒(沉溺于鸦片、吗啡、及其他"毒药"者,亦归是类)。

四、怙恶(出性易于犯罪、屡戒不悛者)。

五、痫风(俗称羊痫)。

六、癫狂(种类甚多)。

七、孱弱(心理之发展或不劣,生理上亦无特别之缺点,而始终不健全,不能胜繁剧者)。

八、痼疾(感受结核、花柳、麻风……等症者)。

九、残废。

十、陷阙(聋、盲、哑、及感受其他感觉上之陷缺者)。

兹十类者,如其残弱之点,为先天遗传的,而非后天遭遇的,则为社会安全计为人种改良计,均应在生育禁绝之列。

人工绝育之方法不一,而其最安全者,实推外科手术法。其施于男子者,为(一)割精囊,(二)断精管;其施于女子者,为(一)割卵巢,(二)断卵管,(三)去子宫。

合众国之人工绝育问题,实滥觞于十九世纪之末。一八九三年忒克式斯州有医士名但尼尔者,首倡人工绝育之论。一八九八年刚式斯州有辟尔卷医士,根据优生学原理,割阉成年之童子,多至五十八人;一时颇引社会之注目,毁誉参半焉。同时本薛文尼亚及麻塞区塞二州之医学界,亦颇有人提倡,且曾作一度之试验。而印第亚那州之州立留养院,自一八九九年起,曾实施割精管手术至七年之久,至一九○七年印第亚那州绝育律成;人工绝育问题经法律之认可自此始。先是一九○五年它州议院中,已有提议之者,但未得通过,旋即作罢。一九○七年以后,步印第亚那后尘,陆续成律者,前后共有十五州。其间不乏半途废弃者。兹分州名、律成年分、目下效率、及被绝人数四项,列表如下:

州名	律成年分	目下效率 (至1922年1月止)	被绝人数 (至1921年1月1日止)
加利福尼亚	1909,1913,1917	活动,运用最多,可靠,组织亦完善。	2558
康奈的克式	1909	名义上活动,实则一纸空文,但新近有运用之倾向。自来舆论殊守旧。	27

续表

印第亚那	1907	1909年起,因州长不赞同,未尝运用。1921年复经州大理院认为不合宪法。	120
埃乌洼	1911,1913,1915	理论上活动,采用自愿制(附录),实则不运用者已久。	49
刚式斯	1913,1917	理论上活动,实际上一纸空文。	54
密西根	1913	不活动,1918年经州立法庭认为不合宪法。其合宪法与否,成律之初即有争论。	1
尼勃拉斯加	1915	活动,采自愿制,精干可靠,颇合科学原理。	155
尼佛大	1911	不活动,1918年经国家法庭认为不合宪法,完全含有责罚性质。	0
纽权塞	1911	从未活动过;1913年即经州立法庭认为不合宪法。	0
纽约	1912	1918年经下级法庭认为不合宪法;1920年实行取消。办事人营私,成绩恶劣。	42
北达苛他	1913	活动;虽主保守,而前途进步殊可预卜。	23
奥立根	1917	活动,特设州立优生厅,有进取精神,合科学方法。	127
南达苛他	1917	不活动,从未活动过。	0
华盛顿	1909,1921	理论上活动,实则一纸空文。但如一旦运用,则成绩必可观。	1
威斯康新	1913	活动,主稳健,只施于低能者,因其断定较他项残弱为易。殊得手。	76

附录:律成年分项下有不止一年者,缘律成后其间每有添补或修改。施行绝育律时,不事强迫,而由本人或家族或其他负责人自请施行或得其许可者,谓之自愿制。

复就绝育律全般之成绩,纪其统计如下(至1921年1月1日止):

甲、州立机关

一、通过人工绝育律之州数 …………………………………………… 15
　　(子)依然有效者 ………………………………………………… 9
　　(丑)经法庭认为不合宪法者 …………………………………… 5
　　(寅)经法庭认为不合法而废止者 ……………………………… 1
二、有人工绝育律之提出而未经通过之州数 ……………………… 5
三、州立机关之尝有或现有实施绝育律之权者 …………………… 124
四、州立机关之现有实施绝育律之权者 …………………………… 70
五、州立机关之实行运用绝育律者 ………………………………… 31
六、州立机关尝有或现有此权而从未运用者 ……………………… 93
七、州立机关运用绝育律之最多次数(南加州州立医院) ………… 1009
八、绝育律未经法庭攻击但亦从未运用之州数 …………………… 1
九、州内机关皆有权运用是律而皆确尝运用是律之州数 ………… 1

乙、手术实施数(1907年至1921年1月1日) ……………… 3233

一、性别 { 男子(断精管1781,割精囊 72) ……………… 1853
　　　　　 女子(断卵管1280,割卵巢 100) ……………… 1380

二、手术之轻重别 { 轻(断精管或卵管) ……………… 3061
　　　　　　　　　 重(割精囊或卵巢) ……………… 172

三、残弱类别 { 低能 ……………………………………… 403
　　　　　　　 癫狂 ……………………………………… 2700
　　　　　　　 怙恶 ……………………………………… 130

四、州别(见上列表)

上列统计之外,复可归纳成下列之结论:

一、各州运用之外科手术,不出割卵巢、割精囊、断卵管、断精管四种,而尤以后二种最为普通;割精囊及割卵巢,施行既较难,亦嫌过于辣手,宜其较少也。割子宫前后只有一次,不载统计中。

二、十类残弱分子中,仅低能、癫狂、怙恶三类,曾受绝育律之统治。而兹三类者,又大率为州立机关中之留养人物,为数甚小。

三、全国本部四十八州中，名义上有绝育律者目下只得九州，尚不及五分之一。而实际上发生效率者只四五州，仅及十分之一左右而已。

推此三者，可知就美国全国而论，人工绝育，提倡虽将近三十年，其间得法律之承认者，亦且十五六年，而迄未得舆论之赞助。其故在人工绝育原属消极的优生行政最后之一法，非万不得已，不实施之。隔离制同一禁绝生育，同一有效，而无须乎戕及身体，比较实为妥善。有比较妥善之法在，则此最后之一步殊可不必走也。

（此篇曾见一九二三年十月二十一日《申报·星期增刊》）

下 编

近代种族主义史略

一　引言

种族主义为一新名词,然其所指之观念则甚旧。泛言之,凡一般高级动物皆有种族相猜避之心理;其在人类,则种族间倾轧嫉妒之心理,殆与文化史相终始。即以中国古代而论,中国人自称曰"夏",象人形,而其邻族,不为虫种之闽、蛮,即为犬种之戎、狄。至今我辈不知经几许血统上之变迁,犹以黄帝神农之胄自居;其心理盖昭然也。种字从禾,为入农业时代后字,其后即推广为人种之种。《书·盘庚》"无俾易种于兹新邑"一语颇类目下美国醉心于移民政策者之口吻。

但本篇目的不在解释种字之意义,或分析种族间之心理作用,或追溯中国种族观念之历史;此皆别为问题。乃在略叙七八十年来,自种族殊能之事实,而成种族差等之主义,而成种族相排斥之武断论与行动;其间所经之步骤及变迁;质言之,即近代种族主义之历史是也。

二　亚利安主义、条顿主义与高必奴

十八世纪末叶,欧洲学者始从事于梵文及波斯文之研究。一七八六年英人琼斯(Sir William Jones)谓梵文、希腊文、腊丁文、日耳曼文、及开尔特文(Celtic)相肖绝甚,其必出同一源流无疑。约五十年后(1835),日耳曼人鲍魄(Bopp)既奠定比较语言学之基础,复推广其说。自后比较语言学大昌;新成立之语言系凡含十组,在欧洲者七组,在亚洲者三组,各相联结,有如戚族。一八六一至一八六三年,日耳曼人东方学学者米勒(Max Mueller)讲演语言学于英国牛津大学,谓今日既有此绝大之语言系,则昔日必有创之者之种族系。米勒初名其语言系之源曰亚利安语(Aryan),今复名此种族系之源曰亚利安族(Aryans),谓古者"印度人、波斯人、希腊人、罗马人、斯拉夫人、开尔特人(Celts),与日耳曼人之远祖尝居同宇,炊同釜,煮同铛。"由文字之联属进而推论血统之联属,初非甚诬,而不知六十年来学界大聚讼之一,国际大争端之一,已种于是矣。

亚利安主义滥觞于德人米勒,而最初为之实地宣传者则为法产而德籍之高必奴(Joseph Arthur de Gobineau)。高必奴以一八五三年至一八五五年间作《种族不平等论》(Essai sur l'inégalité des races humaines),其书首献辞中有曰:"世间之科学、艺术、与文教中一切丰功伟烈皆出自一家一族之赐;盖其宗裔四出,统治宇内各国,而发为文化也。"兹一族者无他,即亚利安族,而其近世之"衍圣"嫡派则为条顿一支。由笼统之亚利安主义(Aryanism)进而为偏狭之条顿主义(Teutonism),盖自高必奴始。

于时人类多源一源之说未定;高必奴拘泥于人类史六千年之旧说①,以为设人类尽出自同一夫妇,则若此短时期内,必不能有如许各别之支派,因采用多源论;且彼以种族间之殊形差等为不易卒改,则多源之说尤足以坐实之也。彼谓人类凡三源,黑种出非洲,黄种出美洲②,白种则出亚洲希马拉雅山西部之高原,由是西迁,卒成后世西亚及欧洲各民族。又谓各种族之不平等实由天赋,与环境及教育不相干;而此种不平等之表现即为各种族文化之高下,故武断曰:"文化之阶级与种族之阶级,合凑若符节焉。"其论不平等之所在,则大致谓白种于道德、智慧、体格,三方面均超出黄黑二种之上;并谓黑种具极端之个人主义,其结果流于无政府,而其反响适促成专制之制度;黄种人能为含有慈善主义与社会主义之民治组织;白人既具特殊之政治天才,则主张自由主义、封建制度、议会制度、与开明帝国主义。此种较论之然否,我辈不具论。

高必奴谓一切文化实起于二种族之融合;其一必强有力而好征伐,又其一必较柔弱而善服从;二者交相为用,以成文化。而大可怪者,彼于他处又谓"民族之衰退,实为血种夹杂之结果";又谓"其退化之程度,即与新血种之多寡优劣成正比例"。高必奴一壁申论种族纯洁主义,一壁则以为巨大文化之来源不能不借异族血种之调和;例如,彼以一切艺术之才能出乎黑种;古希腊之艺术化乃少量良善之黑种血为之也。此种自相矛盾之议论,最初出乎高必奴一人之口者,卒成种族主义全派之共有物;后此种族主义派中有主张绝对纯种论者,亦有以纯种论为不能成立者,议论纷纭,莫衷一是。最近之趋势虽以纯种论为归,而矛盾之处时或不免也。

高必奴根据上述之原理,进而分析古今中外之文化。彼谓巨大之文化凡十③,其兴起于旧世界之七文化皆出于亚利安人之手;其万一可为例外者殆为米索不达米亚文化之一部分。彼直以印度文化为亚利安文化之一派,而埃及文化则复为印度文化之支流,此虽非高必奴一人之创见,高氏实首先发扬光大之。略后,印度亚利安人之影响东渐,同时别有非印度的亚利安人自西北隅入中国,合成中国文化。希腊文化出自亚利安人与色米底人(Semites)之混和,而色米底人自身实为黑种与白种之间种。罗马文化则出自亚利安人、开尔特人、伊比利人④、与色米底人数者之混和,而开尔特人自身则为黄种与白种之间种。降至今日,则执文化之枢纽者为条顿族,亦称日耳曼族,固亚利安人最正统之苗裔也。

是后高必奴之学说渐盛。高氏与乐剧家华克拿(Richard Wagner)相谂,华氏大韪其说,为之广事宣传,又益之以华氏自有之神秘哲学;于是智识界归附之者日众。唯时德国哲学界及文学界悲观主义甚嚣尘上;高氏之论,不啻为若辈开一线曙光,盖既承认日耳曼人为一切文化之中枢,则一种自负与自信之心理油然而生,以为洪钧在握,挽狂澜之责,舍日耳曼人莫属也。高氏之信徒中最著名者莫如大学教授西门(L. Schiemann)与寓德之英少年臧百令(Houston Stewart Chamberlain)。西门旋即组织一高必奴学会(Gobineau Vereinigung),而自为第一任会长。于是高必奴主义乃得一传布之中心机关。臧氏之学说见下文。

三 条顿主义与开尔特主义之争辩及其爪牙

今日欧洲各民族中,果何者为亚利安人嫡派耶?高必奴一人之结论何足以服众?于是民族间之争执起。其争执最烈者厥为世为仇敌之德法二国。德主条顿主义,亦曰日耳曼主义(Germanism);以为亚利安人皆晳白长大,与今日德国北部之人种无异;法则主开尔特主义(Celtism),谓古代亚利安人必为圆颅,其身材与肤色必适中,盖与今日之法国人种出乎同一血统。

骤视之,觉此种带有宗教色彩、玄学色彩、与政治成见之争执决不足以持久;竟持久矣,则其间不能无外界之势力为之张爪牙可知。若此之势力大约可分为三派。其最初受双方利用者实为物竞天择强存弱亡之演化论;盖甚显。条顿主义一派以为条顿族之身材、肤色、颅形等等皆不失为大贵之相;数千年来,复因选择而愈精纯。教皇格兰古利于罗马奴市初见英伦之儿童,叹曰,"是不为盎格尔,是直安琪儿也"("Non Angli sed Angeli");则其血种之优秀,殆天宠有以致之也。益以近数百年来之历史,几为条顿人一手创造,则其聪明强干,更可想见。开尔特主义亦恃适者生存之演化论,顾其引以自豪之物则略异。距今约四千年前,欧洲西北一带犹未出新石器时代,逮后由石器时代转入铜器时代,其间一番自幽谷入乔木之革新功绩实完全假手于开尔特人。此段文化的史实不特足证开尔特人之聪明强干远在条顿人之上,亦见设无开尔特人,则条顿人至今或犹未开化也。质言之,开化之迟速即为本质强弱优劣之表示;上古之亚利安人既以刚强优秀著,则为之嫡裔者必为开尔特人无疑。双方之逻辑相同,而结论各异,滋可怪已。

　　第二派为种族主义张爪牙之势力,为若干阿私偏见之人类学家与人种学家。若德之勃歇(T. Poesche)、朋加(K. Penka)、法之莫迪也(G. de Mortillet)、迁发微(Ujfalvy)、甲脱法宜(A. de Quatrefages)等;其偏见之程度不齐,要不能不为感情所移则一。其他若英之太雷(Isaac Taylor)、意之塞其(G. Sergi),又似偏袒开尔特主义。勃歇以一八七八年作《亚利安人》(*Der Arier*)一书,其结论亦谓亚利安人皆硕大、白皙、碧睛、美髯;并称其发祥之地约在今日俄德交界之处,近代之列士欧尼人(Lithuanians),其颅形虽已有变迁,犹不失为其遗孽也。然其后裔中之最称数典不忘祖者,当推日耳曼人。朋加于一八八三年至一八八六年间著二书,一曰《亚利安人之由来》(*Origines Ariacae*),二曰《亚利安人之后裔》(*Die Herkunft der Arier*);其大旨与勃歇者无别,但谓其发祥之地不为俄德交界处,而为斯更迭尼维亚(即瑞典、挪威、丹麦一隅),由此四布,以弥漫欧亚大陆,携其语言及政治之天才与俱,到处发为新文化。此二人者又谓凡躯干伟大、肤色白皙、颅形扁长者大都为新教徒,盖其赋性特立独行,不肯为陈腐之教条与专制之教会所羁绊也。以种族主义与宗教心理合为一说,自勃歇、朋加始。当时附和此说者甚众,至今种族主义者若格兰脱(Madison Grant)、麦克图格(William McDougall)等犹沿用其说。

　　反是,莫迪也、迁发微等反朋加等之说,谓即新石器时代之文化亦由圆颅之开尔特人产生,长颅之日耳曼人无与焉。迁氏并谓一种族之卓越不仅在体力之强大与意志之躁急,而在智慧之特殊,可以发为文章艺术,若古之希腊罗马然。塞其然其说,且谓日耳曼人之体格亦未必超越其他种族;盖朋加尝谓古者日耳曼人亦占有欧洲南部，后因气候不相宜，渐至渐灭；塞氏谓以地中海气候之晴和而犹不免于渐灭，则其体质之脆弱可知。

太雷于其《亚利安人之起原》(The Origin of the Aryans, 1890)一书中，一端非议日耳曼主义，一端亦不以开尔特主义为然；但于长颅与圆颅之间，则太氏祖圆颅。其言曰：华休(Rudolf Virchow)、勃罗加(Paul Broca)、加乐利(Calori)，皆以圆颅较长颅为高一级。近世最下级之人种若澳大利亚人、托斯马尼亚人(Tasmanians)、派庇亚人(Papuans)、伏达人(Veddahs)、内格罗人、霍登图人(Hottentots)、部西门人(Bosjemen)、与印度内地之野人等皆为长颅；而缅甸人、中国人、日本人、及欧洲中部之各民族皆为圆颅。阿卡地亚人(Accadians)于七千年前即有高级之文化，其后色米底人之文化即由彼演出；而阿卡地亚人固亦为圆颅也。有此种种事实，则与其推论欧洲之语言文化为出自长颅之种族，毋宁谓为出自圆颅之种族；同为推论，而后者似较可信。(p.241)

开尔特主义为条顿主义之回响，故其成立较迟。顾当普法战争之际，已早具端倪。一八七一至一八七二年间甲脱法宜作《普鲁士人种》等文，大致谓日耳曼民族中作威作福之人物，实不为条顿人而为芬兰人之血裔；既为芬兰人，则应与欧北之腊北人种(Lapps)及俄国西部之各种族受同一看待，而与日耳曼各民族不相干。又谓普鲁士人能以少数人而宰割日耳曼全部，原因即在其能用蛮横之武力控制一切也。此说出后，国际政治界大哗，法国舆论则为之竭力宣传，以普鲁士人为异类，为文化所不齿；在德国则内部统一之功亦不免略受挫折。柏林大学教授华休出而抵制，一面从事于体量学的搜讨，以示普鲁士人之确为条顿族，一面复与甲脱法宜作笔战；此中情状，虽为种族学史中一段绝有趣味之掌故，我辈实无暇多所过问矣。

第三派为种族主义张爪牙之势力为社会选择与团体选择论。可分别言之。

演化论经一部分之社会学界采纳后，乃有所谓社会选择论者出。其大旨谓人群自社会生活成立后，天择而外，又生种种文化之势力，以支配人类之竞存问题。文化势力之善者与天择并行不悖，可使人类日益精进；否则倒行逆施，可使强亡弱存，优败劣胜，陷种族于危亡之域。此派学说之正宗，其后演为优生哲学，与种族主义本无相须之关系。顾当其初年，学者限于见闻或泥于成说，其所发议论竟与种族主义合辙，我辈第就此种合辙处，而观其梗概可也。

此派学者之领袖，在法则有拉普池（Vacher C. de Lapouge）等，在德则有阿蒙（Otto Ammon）等，其他若法之考立熊（R. Collignon）、格罗（D. de Gros）、米芳（Muffang）、比之乌才（E. Houzé）、意之立维（R. Livi）、美之瑞帕来（W. Z. Ripley）、克洛孙（Closson）等；或正或负，皆有贡献。阿蒙等于一八八六至一八九三年间以体量学方法证明西欧一带城市人口之头颅（指数约为〇·八〇）较乡村人口者（〇·八五以上）为扁长；略后学者名此发现曰"阿蒙律"。此外，高级社会人口之头颅亦较低级社会者为扁长。阿蒙等之解释，谓颅形扁长之人较圆形者为富有冒险精神及创作力，故其舍田园而就都市者众，其恶居下流者多。

此项发现与种族主义之关系，不言而自明。条顿人固向以好头颅自负者也。"同是圆颅方趾"之旧说本与种族主义之胃口不合，至此乃得一科学的根据，可以广事宣传而无顾忌。略后西班牙（Oloriz）、英（J. Beddoe）、意（Livi）诸国比较局外之学者曾各就其本国作同类之研究，其所得结果颇为参差，且有与阿蒙律相反者。然无论何种科学知识，一经宣传家之播弄，即堕万劫不复之境，即正确之反对论亦无法挽救矣。至今长颅愈于圆颅之一段武断论，犹为种族主义之重要部分也。

社会选择与团体选择所以为种族主义作爪牙者，尚别有一端。含有种族主义色彩之社会生物学家若夏尔玛（W. Schallmayer）、司丹密（S. R. Steinmetz），哲学家若尼采，军政家若毛奇，朋哈第（Bernhardi）咸以为种族之间既分高下，团体之间既须选择，而选择之法又在乎竞争，于是认国际战争为维持增长种族地位之一种利器。夏尔玛与司丹密虽承认当战争之际，国家不能免于若干反选择之影响，然谓一旦战争止息，则战胜之国，终必坐收其利，足以补偿。此说之然否别为问题；要知团体选择论之直接引起种族间之竞存心，而间接引起国际之战争，则不失为近代之重要史实也。

四　条顿主义之全盛与臧否令

亚利安人之体态即条顿人之体态，此足证后者为前者之血裔者一。亚利安人为古代文化之开山，条顿人为近代文化之鼻祖，此足证条顿人种较其他种族为优异卓越者二。条顿主义至此盖已完全成立矣，然犹未登峰造极。

高必奴学会之领袖中有臧百令者,本为英国贵族,后留学于大陆,遂入德籍。华克拿妻以女。臧氏少有才名,常作报章文字。以一八九九年作《十九世纪之基础》一书(Die Grundlagen des Neunzehnten Jahrhunderts),凡二巨册,大旨谓近代文化之基础不外五端:曰希腊之艺文哲学,曰罗马之政法及公民观念,曰基督济世救人之启示,曰犹太教之摧杀破坏力,曰条顿人再造之功。书成,德王威廉第二大加赏识,特斥资为之推广销路。臧氏之所以为条顿主义之功臣,即此一端,已可概见。

臧氏为高必奴之传统弟子,然其议论之抹杀、附会、穿凿,实出高氏之上,所谓青出于蓝而胜于蓝者是也。臧氏知严格的人类学不足以赅括一切,乃别辟蹊径,巧立名目,以自圆其说。臧氏一壁不信仰一般的亚利安主义,谓其循俗而不切实际,甚至疑及亚利安人之有无。而一壁则谓西亚及欧洲一带人口,不论其在印度或在欧洲之西北隅,实具一共同之特殊品格,可证一种"精神的亚利安主义"实存乎其间。臧氏称扬条顿人之体态,谓其"圆浑、神秀、炯炯之双目、金黄之毛发、硕大之躯干、发育对称之肌肉、扁长之头颅、(盖其中藏运用不息虑患绝深之脑,已将其畜类浑噩之圆形向前部引伸故也,)与由高级精神生活中磨炼而来之凤表龙姿。"然谓条顿人皆若是耶?则又未也。臧氏自谓"纯正之日耳曼老贵族中肤发作深色者甚多。英国之贵族尤甚。……就历史及体格而论,此辈固纯正之条顿人也——而其发则黑!"故曰,"此族真正之血裔中,未始不可无黑发者。"

臧氏又谓纯正之条顿人亦有圆颅者。"真正"之斯拉夫人与开尔特人皆圆颅。然试究其源,则未尝不与长颅之条顿人同出一支。谓兹若干派别者,体态不同,而心灵则一,而此种心灵之合辙可由直觉体会之。意之大诗人但丁,其颅及面作长形,宗教改革大家之马丁路德则俱为圆形,宜其不能相提并论矣,而臧氏则以为二人之眉目间皆反映出日耳曼种族之灵光,显然为同出一源无疑。何以普通之圆颅皆浑噩自满,有若畜类然,而马丁路得之圆颅则否,真令人大索而不得其解。

白种三族,其一为条顿,又其一为阿尔卑奴(Homo Alpinus),即臧氏提及之斯拉夫及开尔特,又其一为地中海族(Homo Mediterranaeus),臧氏所云黑发之英人即隶属地中海族;今臧氏混三者为一谈,强呼之曰"条顿人",强加之以"日耳曼精神",其荒诞已可想见。臧氏舍科学的人类学之发见不用,别立所谓"理性人类学"("rational anthropology")者以实其说;不足,复乞灵于观相术等毫无科学根据之陈说,抑亦无足辩也。臧氏以马丁路得为"真"斯拉夫人,我辈诚不知何者为假斯拉夫人,其分别真假之标准又安在,殆历史上一切伟大人物之不与臧氏大前提相抵触者皆谓之真耶?

臧氏复以维持基督教文化之功归之条顿人,谓基督教正统之所以未遭犹太教及罗马教之摧残吞并者,实缘条顿人之宗教情绪最为热烈,故除一己之体验而外,复能力事宣传,已达达人,卒使基督教之恩泽广被于全世界。保罗为基督教之功臣;臧氏疑其不为犹太人,或不尽为犹太人;及征诸史籍,果见其父为犹太人,而母则为希腊人,然则保罗之伟大,殆母为之也!至臧氏之强拉马丁路德为条顿人,已见上文。以种族主义与宗教心理强合,自勃歇、朋加至臧氏,后复及格兰脱、麦克图格等,一系相绳,显然为种族主义武断论之荦荦大端;我辈第识其大略可也,后不再及。

五 条顿主义之国际推广

由混同的不限国界的亚利安主义,进而为偏隘的限于国界的条顿主义或日耳曼主义,已如上述。今续论条顿主义之解体而复归于国际横断面的种族主义——诺迭主义(Nordicism)。

条顿主义者一面竭力推广其学说,一面亦知有种种无法解脱之矛盾。臧百令之捉襟见肘,已具见上文。德国之人种绝不一致,其南部几尽为阿尔卑奴人,即旧名斯拉夫人,其东北则与俄国毗连,成分亦杂,唯西北部接近斯更迭尼维亚一带多长颅及皙白之条顿人。诺克斯(Knox)于一八四〇年前后即谓所谓日耳曼种族者实无法确定;一八七〇年以后德人华休等自作人种学之调查,亦言其结构极形复杂。华氏甚至兼采芬兰血统之说以解释之,而芬兰人之为黄种别支,则固为当时人种学家所公认者也。故以严格的人种学作观点,可知限于国界之条顿主义或日耳曼主义万难成立。朋加尝乞灵于环境论,以解释德国南北二部头颅之所以异形,谓南境阿尔卑斯山一带之地势气候与波罗的海南岸者不同,南部本亦长颅,而卒成圆颅者,山陵环境之影响为之也。以种族学为专门研究者犹不免作此等穿凿之论,则臧氏之大言不惭,又何责也?

臧氏之议论,其目的虽在为日耳曼主义推广势力,同时实开日耳曼主义瓦解之机。以意诗人但丁为足以代表日耳曼之"大和魂",则严格之日耳曼主义已无形消灭。臧氏之后,有伏尔特曼(Ludwig Woltmann)者出,创所谓政治人类学(Politische Anthropologie),以一九〇二年编印《政治人类学杂志》,后此五年内复作《政治人类学》、《日耳曼人与意大利之文艺复兴》(*Die Germanen und die Renaissance in Italian*)、《法国之日耳曼人》(*Die Germanen in Frankreich*)诸书,其学说大致追踪臧氏而或较谨严。臧氏尝以文艺复兴为条顿人伟大功绩之一;伏氏继作若干历史的搜讨以张大其说。尝就意法二国之画院研究名人之肖像,结果谓:西方文化中之伟大人物若科学家之格立利渥(Galileo);诗人之但丁;戏曲家之莎士比亚;画家及具他项天才之立渥那图(Leonardo),密格尔安琪罗(Michael Angelo),腊菲尔(Raphael);政治及军事天才之该撒,亚力山大,拿破仑等等,生产之邦国不同,而其为条顿人则一。其穿凿之处,较之臧氏,殊不多让;例如意名画家屈罗比尼(Cherubini),发及目珠均乌黑,而其面则若敷粉,可知屈罗比尼之伟大盖与其面部之色泽同出一源也!条顿主义至此,盖已无象不包,而濒于迸裂矣。

军国民主义之政治家脱拉奇克(Heinrich von Treitschke)于一九〇七年作《政治论》一书。读者推德皇威廉奖饰臧氏之意,必以为务机巧善权变若脱氏必能利用种族主义,以遂其野心政策。而事乃有大谬不然者。《政治论》一书中既不以德人血统为同属一族,又不以德人之聪明强干为绝对卓越一切。脱氏于亚利安主义既无信仰,于条顿主义亦不袭成说。曰:"民族性不常,因时因地而变,"例如"今日之荷兰人已不能复称为日耳曼人;至日尔曼本国,则其一大部分皆为近代历史变迁后所归并,显然与人种之变迁无干。"又曰:"古今巨大民族若雅典,几无一不以土著自居而以血统之纯洁自诩,究其实,则真能建帝业拓疆土者,若罗马人,若英人,血种上皆极混杂。"更有进者,脱氏之论不仅间接否认条顿主义之武断论,更直接自辟新说;其论德国民族之强大,有曰:"将谓德国之政治创造能力出乎纯粹的日耳曼人耶?我敢必无其人。中古时代执文化之牛耳者实为含有开尔特血统之南日耳曼人,至近代之北日耳曼人则又半为斯拉夫种,其驳而不纯,盖显然也。"论者谓由此推论,可知脱氏之大好头颅必为圆形无疑!

今姑假定脱氏之头颅为圆形。臧氏之条顿主义,勃歇、朋加之日耳曼主义,可以网罗圆颅之马丁路德,而不能维系同样头颅之脱拉奇克,其故果安在耶?数十年来,人类学之科学根据日益坚固,种族之支配散布日益明了;

事实具在,野心家纵能上下其手,亦必至限而止。朋氏之穿凿,臧氏之附会,可以愚一部分之日耳曼人,而不能掩尽天下人耳目:此其故耳。

六　人种学之进步与国际的种族主义

十九世纪末叶,人种学识大盛,其结论中有与种族问题有密切关系者二端。其一,谓欧洲三大种族中,惟条顿一族为欧洲土著⑤,其余阿尔卑奴族及地中海族二者皆来自亚洲,地中海族并有黑种之搀入。法人拉普池根据土著论,又改名条顿族为欧罗巴族(Homo Europaeus)。旋同国之但尼干(J. Deniker)复名之曰诺迭克族(Homo Nordicus),谓生长北地之种族也。其二,此三族者,散布甚为复杂。以国界论,则无一国敢以血种之划一自豪;瑞典挪威居极西北,比较不杂,然其沿海一带阿尔卑奴族之血种已不可谓少;英伦三岛上,则条顿及地中海二族之血种参半;大陆上之诸国若德法意西等,自古为交通孔道,大率兼三族而有之。再就血种混合之程度论,则圆颅者睛不必黑,长颅者睛不必碧;形形色色,混合之迹,触处可见;历史以前各族之混化无论矣,近代欧洲中南一带,圆颅之数日增月盛,则半为杂婚之结果也⑥。

此种事实,既经种族主义者之公认,于是种族主义不能不作相当之顺应而修改其成说。其一,土著论成立后,条顿主义复得一爪牙。以土著自负之心理,本为极普通之事实;若我人不承认华种西来之说⑦;又若美国早年移民至今动辄以土著自居;其动机概不外此。条顿主义引出之主奴畛域之见本深,今又益之以土著流寓之分,则其气势之凌人更有不可及者矣。其二,种族之分野既与邦国之分野绝不相符,且种族之分野又不易确定,于是种族主义者乃不得不为改弦更张之计。其道唯何?曰横断若干邦国与人物而自定一抽象的界线是。其言曰:德国兼有三族,法国亦兼有三族,美国亦兼有三族而不止;然德法美之所以强大者,则三族之一——欧罗巴族或诺迭克族——为之也,余则附赘悬疣耳。续曰:伟大之人物大率自纯正的欧罗巴族或诺迭克族产出,然亦有自间种产出者,则间种血统中欧罗巴族之成分有以致之。此种议论之心理背景与高氏臧氏者相同,其所根据之事实亦大致相类,而观点及方法则比较堂皇冠冕而不可遽摧矣。

拉普池于一八九九年著《亚利安人及其文化的任务》(*L'Aryen, son role*

sociale）一书，观其大旨，可知其仍不失为条顿主义之正统派；顾其立言则比较合乎人种学原理，彼以法国人之资格，而能捐弃旧日之开尔特主义，则其不无学者之精神，殊不能完全否认。拉氏所名之欧罗巴人与迹近神话之亚利安人及近代之条顿人即为一物；其推尊此族之热诚亦不在高必奴臧百令等之下。拉氏不信世间有完全纯而不杂之种族，彼以为一地之人口大率若碎片之嵌砌，大小形色绝不一致；日常生存竞争之结果，其优强者渐升居高位，其余则依次递降；此种优强之分子无他，即长颅皙白之"欧罗巴"血统是也。此即上文种族主义与社会选择合辙之论也。拉氏复推广阿蒙律，而尤致力于颅形与社会身分之相互关系。

上文谓条顿主义日渐瓦解而成一种国际的种族主义，至此盖甚明了。脱拉奇克以德人之资格而持条顿主义之反对论，则条顿主义之国家限度破；拉普池以法人之资格而大倡条顿主义之赞成论，复以之应用于其他各大国，则条顿主义之国际身分立。一度变迁，其间分子之复杂自非一二言可尽，我辈亦无须深究，脱、拉二氏之主张已足以代表之也。上文开尔特主义与条顿主义之聚讼，即德法二国间之"争嫡"问题，至臧百令引开尔特人为条顿之一支时，即已无形解决，至此则更涣然矣。条顿人既散在各国，则条顿主义之肉，任何一国之条顿人应得一脔，不应为在日耳曼者所独享；故格兰脱有曰：以条顿人之名器专假于德人与奥人，是骄纵之也，乌乎可？

七　美国诺迭主义与格兰脱

拉普池之结论出后，种族主义界转趋沉寂。就欧洲一洲而论，英国虽向以盎格兰撒克逊人自豪，然于狭义的种族主义之争辩，则不甚热心；西北诸国，人种比较划一，自不生问题；德法学者之聚讼已早趋和缓；意之塞其尝作《地中海人种》（The Mediterranean Race，1900）一书，虽不无种族间之褒贬，顾严格的种族主义色彩则不浓厚。且拉氏之论，使凡具条顿人或欧罗巴人血统之国家皆得染指，则争端已去也。一九〇八年，美人苏尔兹作《纯种乎？杂种乎？》（A. P. Schultz, Race or Mongrel?）一书，始将欧洲之种族主义完全移植于新大陆[⑧]；一经移植，得水土之宜，其发育乃不可限量！

一九一六年格兰脱出《一伟大种族之衰逝》，又曰《欧洲史之种族的基础》（The Passing of a Great Race, or The Racial Basis of European

History)一书，为种族主义界鸿著之一，臧氏《十九世纪之基础》而后，此书推巨擘焉。格氏之议论口吻与其前辈者无大出入，而尤于拉普池者相似。其结论中有曰："就今日欧洲诸国而论，一国战斗力与文化之地位，可视其诺迭克血统之多寡而约略确定之。一国内纯种与杂种之比例亦为重要因子之一。"其持论略异之处约有数端。其一，格氏不采条顿族或欧罗巴族名字，而采但尼干之"诺迭克族"；我辈在美国不闻条顿主义而唯闻诺迭主义（Nordicism）之呼声者，格氏为之厉阶也。其二，格氏亦以诺迭克族为种族中之最卓越者，然时或自贬，或于他族加以赞许；唯其如此，故其矛盾之处益显。例如，既承认诺迭克人为"戆直"而"好勇狠斗"，又承认地中海族人之聪明智慧超出其他二族之上，更谓其艺术之天才竟无与比拟；如此，而犹咬住诺迭主义不放，则殊令人难于索解。其三，诺迭克族与其他二族相对的人数支配较前有减削之势；以德国论，人口七千万中，今唯存九百万为纯种；上文引中欧一带，圆颅之量日有增益，盖指同一事实。格氏及其徒慇焉忧之；故向者种族主义者自满之叫嚣，今则转含自悼之哀音，观书名中"衰逝"二字即可知也。

格氏为近十年来种族主义之中坚人物。其书至今已复印七次，就中经修改者四次。自一九一六年起，美国种族主义之书，年有出版，若塞特勒之《长颅与圆颅》（一九一八）；古尔特之《美国：一家族问题》（一九二二）；麦克图格之《美国民治主义果有保障乎？》（一九二一）；司徒泰之《有色人种之奔腾》（一九二〇），《文化之叛逆》（一九二二），《欧洲种族现状记》（一九二四）；权西之《种族与国家之巩固》（一九二三）；勃尔之《美国种族的祖遗》（一九二二）；富克斯之《白色之美国》（一九二二）；又若出版尚不及数月之格兰古利之《有色种族之危害》⑨：其题目虽有宽狭，其材料虽有多寡，而其精神与动机则与格兰脱之书如出一辙，甚或变本加厉焉。其他专论黑白二种交际问题之文字尚不在内。

本篇志在叙述而不在批评，亦明知成见充塞之问题若种族主义者触处皆是罅漏，亦将指不胜指。顾十余年来种族主义之复兴，其故安在；此项复兴运动不始于欧洲，而始于美国，其故又安在；则有不能不略作推论者。美国四十年来移民问题日益棘手；社会调查谓人口良窳变迁之迹历历可指。以移民之大率来自欧洲南部也，先入为主而以土著自命之条顿人乃曰，是乃阿尔卑奴及地中海二族之增益有以致之，于是从而排斥非条顿人。苏尔兹

《纯种乎？杂种乎？》一书别有一绝长之副名曰:"世界古代种族之兴衰史;民族之沦亡由于血统混合说;民族之健全由于血统纯正说;设美国再不限制移民进口,则其国祚之早斩为不可免论。"因移民而发生血统上之混合,因血统之混合而国祚不永,盖为苏氏全书之主题也。此可证美国移民问题为种族主义复兴之机缘者一。

近代战争,选卒之制极严;选择愈严,则战争而后,民族血种上之消耗愈甚。普通论大战争之结果者,动辄悲经济之损失而喜公理之获得;然少年英俊,尽为枯骨,穷兵黩武,即为亡国亡种之机,则觉察之者盖寡。自生物方面论战争之得失者,厥有二派:其一为优生学派,兹不论[⑩];其二即为种族主义派。此派之言曰:白种三族中,唯诺迭克族最称好勇善斗,募兵之际,最合格者,大率为躯干伟大血气迸发之此族人士;职是之故,战争愈烈,则此族之浩劫愈大,他族则幸免焉。格兰脱名其书曰《一伟大种族之衰逝》,书中复再三言战争之惨毒,盖不胜感慨系之矣。大战争以一九一四年开始,格氏之书以一九一六年出版;时欧人亟于兵革,法之诺迭克人不惜与德之诺迭克人战,德之阿尔卑奴人不惜与俄之阿尔卑奴人战,……国家主义之色彩重,而种族主义之维系力转轻矣;美国加入较迟,且隔江观火,所见比较真切;格氏当时之议论,盖非美国人不能发也。此挽近大战争为种族主义复兴之机缘者二。

美国自黑奴解放后,理论的人类正义与人类平等问题虽已解决,而实际的种族间之交际问题继起,其纠纷程度,五十年来,有增无减。前此主奴之分划然,二种族之交际大率为经济的,其间纵有冒社会之大不韪而杂婚者,实居少数。今则法律上理论上彼此平等,白人为"种族血统之纯正计",乃不得不形成若干貌为合作而隐事隔离之社会习惯。有知识者著书立说,痛陈种族之差等及杂婚之危害,言之凿凿有据。其比较下流者,则麇集而成半秘密之组织,若近来甚嚣尘上之三 K 党等。其极端彻底者,知两种族同处一地,终必不免于混合,则主张将黑人送回非洲原籍,以为一劳永逸之计。富克斯《白色之美国》一书中,论此最详。此可证美国黑白交际问题为种族主义复兴之机缘者三。

八　种族学说之现势

种族问题之不甚单纯,观上文可得梗概。兹再略述本问题最近之趋势及若干种族学说,以为本篇之结束。

种族主义开始之初即可以分为二派。第一派以种为单位,即白种与黄黑二种之对待问题。第二派以族为单位,即白种内部各族之相待问题。种族主义者大率兼作二派之说客。亚利安人种之观念初成立时,种族主义犹属第一派;及亚利安人种之溯源问题发生,欧洲各民族互相争持,唯恐不为亚利安人之嫡派,于是第二派之种族主义出。上文谓第二派以"族"为单位,顾当其初年,人类学尚未发达,此项单位,名义上为种族之族,而实际上则为民族之族;是不可以不辨也。此二派之活动,因一地种族之成分与社会之习惯而异。就欧洲内部而论,可以活动者唯第二派之种族主义,顾自欧战而后,各民族相互顺应之方较前完善,故其争执之呼声近已日趋沉寂;德法及他国间之不相能,及今已纯粹为政治的及国家主义的,而与种族主义不甚相干,盖无待言。其在南美各国,因习惯之不同,种族间之岐视较少,杂婚之程度较深;杂婚愈多则岐视愈少,二者互为因果;故其间分子虽极复杂,分子间之团结力虽极薄弱,而种族主义则不发达。其在南非一带,则唯第一派之种族主义可以有为;黑人与殖民之交际问题向为大不列颠殖民部难题之一。美国人口之成分特殊,社会习惯又与他处不同,则二派之势力并行,各有其应付之物。即就文字宣传而论,格兰脱之书专为诺迭克族关说,属第二派;而权西一书则以白人全部为主体。司徒达之各书,则分别为二派作说客。

骤视之,觉此二派者不能并行不悖,盖受藐视之阿尔卑奴族人与地中海族人必不甘与天之骄子——诺迭克族人——合作;换言之,即既有第二派之种族主义,则第一派难于成立也。然此就实际之交际而论则是,就主义之宣传而论则非。何则?不论其为第一派之种族主义或第二派之种族主义,宣传之者与拥护之者几悉数为诺迭克人;彼辈持第二派之主义以对内,持第一派之主义以对外,"兄弟阋墙外御其侮"之哲学,固未尝不讲也。我辈欲求种族主义之正确批评,固应就教于持论谨严之生物学家及社会学家;设欲聆种族主义之反对论,则舍若干天下一家主义之理想家外,当就居留美国之意大利人或犹太人;彼辈之嫉恶种族主义,殆甚于美国移民政策所摈斥之亚洲人也。

种族问题,就范围之大小而论,可分为上列之二派;再就问题之内容而论,就历来争执之焦点而论,则又可分为二副问题。一为种族之差等问题,二为间种之优劣问题。对于此二问题之答案颇不少;因答案之各异,而可分挽近种族学说为四派。

第一派认一切种族为无差等。以为各种族之体态虽有不同,而其创造文化之智慧与心灵则无异;其无文化之种族,非不能有也,特物质之环境未能启发之耳。各种族既彼此平等,则此派以为杂婚之举不特于心灵智慧上无妨,且可使体态上之差别因而消灭,复因是而减削种族间之歧视与倾轧。持此说者大率为若干感情用事之宗教家及超脱事实之理想家。论者谓南非洲英属各地种族问题之棘手,与美国解放黑奴后①南部一切社会问题之纠纷,一半为此辈之热诚所致,恐非过论。聪明睿知若唯心派哲学家洛也斯(Josiah Royce),犹不免受极端之宗教理想所蒙蔽,而发为空洞不切事实之论⑫,则他人又奚责也?

第二派之种族学说谓种族之间,生理上及心理上之差别均甚微;且此种差别初非固定不移,实可因环境之变迁而有所损益;心理之为物尤柔顺,故其转变尤易。准此,则不特差等问题难于成立,即种族通婚之利害问题亦无关紧要矣。此派重要领袖之一为美国哥仑比亚大学人类学教授鲍亚士(Franz Boas),其所著《初民之心理》(*The Mind of Primitive Man*, 1911)一书殆为此派最重要之参考书。鲍氏尝自作体量学的研究,结果谓自欧洲南部移殖美国之人口,其头颅之形状已颇有变迁,则环境之更动有以致之也。其言心理之差等,有曰:"心理生活既易于因境遇而发生变化,则我辈不能假定欧洲此民族或彼民族有遗传之劣根性";即就文化最幼稚之黑种而论,"我辈实未尝证明内格罗种之卑劣下贱;谓其所生极品天才不若他种之多,则容为有之;若以黑种之全体与白种之全体相较,则我辈毫无凭据足证彼此心理之本能上有重要之区别也。"至于二种族之难于相处,则鲍氏以为并非出于"生理上之厌恶",而出于富有情感之成见,而此种"情绪作用显然与杂种体质之优劣强弱问题不相干"。此派之不反对同种异族杂婚,自不待言。

第三派种族学说以种族间之差等为绝对的,以种与种之交婚为绝对有害,以族与族之交婚为利少害多。谓不同等之二种族所产生之间种大都肖下等之种,故间种愈多,则人口之本质愈趋愈下,必至不可收拾而后止。若此之种族学说,一经宣传,即成一种信仰或主义,甚者即为种族主义之武断派。溯其沿革,究其内容,即本篇之所由作也。

第四派种族学说兼收二三两派之长,而形成若干试用之结论。此派非不言种族差等,第较论之际,绝不类第三派之笼统。必曰:就某品性而论,此种或此族似较彼种或彼族为卓越;再就别一品性而论,其结果或竟相反。例如下图⑬中甲乙二曲线，甲曲线示甲团体中各色身材之支配，乙曲线则代表乙团体；兹二曲线虽互相掩叠，以示二团体中不乏身材相同之人；然就全体而论，其高下非完全不可分也。然此派学者并不以此等差等为重；谓甲乙二团体间之差等远不若团体中单个分子间差等之大；故欲以差等定选择，则宜以团体中之分子作单位而不宜以团体之全部为单位。例如，再根据附图，我辈欲选择体格之中材及中材以上者，则宜兼取甲乙二曲线内靠右之部分而遗其余；设第取乙而遗甲，则为不公允，亦为不经济，盖一部分（属甲）之中材及中材以上者将被摈，而一部分（属乙）之中材以下者将被录也。

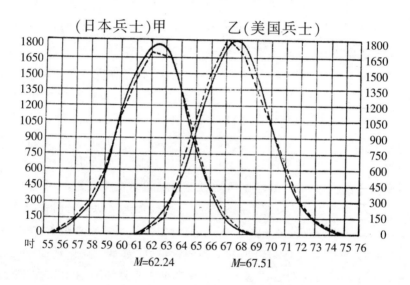

故此派并非不承认物之不齐，更非反对物际之挑剔选择，但谓宜以严格的个体差别作选择之根据，而不宜根据笼统的统计的团体间之差别。此项个体差别论，第二派之种族学说亦主张之，但不若此派之甚。

此派于种族杂婚问题，大率根据动植物远配及疏配之结果，然后立论；盖近代人类杂婚之材料甚少，且甚凌乱，不足供科学的研究也。但树艺家及畜牧家谓不甚疏远之物种相交配，则生育蕃而变异性可以增益；惟过于疏远之物种相交配，则其生不蕃。遗传学家哈佛大学教授伊斯德（E. M. East）有曰："极端之交殖殊不可取，盖经一度混合之后，欲恢复双方之优点，实为难能；但不甚疏远之交配，则为求蕃殖之猛进者所不可不先讲求，盖适量之变异性由是产出，而特别优异之个体，亦因是而得发见之可能也。"伊氏谓近代欧北各民族之强大似与后一式之杂婚不无关系;其言曰:"特别良善之结果,显然不只因异族之交殖而得,实因交殖者双方皆甚优良而又不甚疏远,且交殖而后,复继之以长时期之内部自为婚配故也。观近代欧洲——尤以欧洲北部——文化凌驾中亚与南亚文化之速率,可知此尚不失为合理之推论也"⑭。

然远种交婚是否本身有害,则生物学者尚无定论。唯其尚无定论,我辈应谨慎将事,而不为情感或理想所移。优生学家美国加州大学动物学教授和尔摩斯(S. J. Holmes)有曰:"遗传学者一时尚未能证明远种交婚为根本有害;论者每谓黑白杂种体格上多不健全,但除此而外,绝少事实足以证明杂种之必为卑劣。……〔然〕我辈不能因知识之缺乏而为远种交婚辩护;唯其知识缺乏,故审慎将事,实为上策"⑮。

本篇目的不在批评。但我辈观第四派之种族学说,可知种族主义之根本批评即在其中矣。兹四派学说中,第一派实不为学说而为一种情操,可以不论。第二派与第三派——即种族主义——处绝对相反之地位。生物学者言凡属有生命之机体必有结构,亦必有作用;第二派之种族学说显然以作用为重而结构为轻,谓结构可因作用而易于发生变动,殊失之偏颇;其对方则以结构为重而作用为轻,谓作用在在受结构之支配,亦殊失之武断。第四派根据事实,复斟酌二三两派之理论而损益调剂之,宜其持论之比较公允也。

重要之参考书

1. Boas, F., *The Mind of Primitive Man*, 1911.
2. Chamberlain, H. S., *Foundations of the Nineteenth Century*, 1899 (英译本, 1910).
3. Gobineau, J. A. de, *Essai sur l'inégalité des races humaines*, 1853-1855 (原文初版).
4. Grant, M., *The Passing of a Great Race*, 1922 (第4版).
5. Hankins, F. H., Race as a Factor in Political Theory (在 Merriam 与 Barnes 合编之 *Political Theories*, 1924 内).
6. Mecklin, J. M., *Democracy and Race Friction*, 1914.
7. Ripley, W. Z., *Races of Europe*, 1899.
8. Taylor, I. C., *The Origin of the Aryans*, 1890.

附注

① 基督教纪年谓自天地开辟至基督诞生约四千余年。
② 红种包括在内。

③ 米索不达米亚、印度、中国、埃及、希腊、意大利、罗马、日耳曼（以上旧世界）、亚勒干尼、墨西哥、秘鲁（以上新世界）。

④ Iberians，即古代居西班牙半岛之人。

⑤ 严格言之，设我辈认亚洲为人种最初之发祥地者，则条顿人之土著论不能成立；此处第就种族进化后期立论耳。

⑥ 其他一半，则因阿尔卑奴人生产率较条顿人为高，故纯种之圆颅者亦有增益也。

⑦ 此说当否，别为一问题。

⑧ 先是美国政治学者若勒吉士（J. W. Burgess，1890）、亚当斯（H. B. Adams）等亦曾主张极度之条顿主义；顾其影响殊不大，且与今日美国流行之学说似无传统关系，故不录。

⑨ W. S. Sadler, *Long Heads and Round Heads*.

C. W. Gould, *America, A Family Matter*.

Wm. McDougall, *Is America Safe for Democracy?*

L. Stoddard, *The Rising Tide of Color against White Supremacy*（有日文译本：長瀬鳳輔，《有色人種の勃興》）。

同著者, *The Revolt against Civilization*.

同著者, *Racial Realities in Europe*.

C. C. Josey, *Race and National Solidarity*.

C. S. Burr, *America's Race Heritage*.

E. S. Fox, *White America*.

J. W. Gregory, *The Menace of Color*.

⑩ 见本书上编中《二十年来世界之优生运动》。

⑪ 尤以美国史中所谓改造时期（The Reconstruction Period）内为甚。

⑫ 《美国之种族问题及其他》（*Race Questions and Other American Problems*），1908.

⑬ 采自 R. E. Chaddock 之 *Principles and Methods of Statistics*.

⑭ 《疏配与近配》（*Inbreeding and Outbreeding*），1918.

⑮ 《演化论与优生学研究论集》（*Studies in Evolution and Eugenics*），1923.

（此篇曾载《大江季刊》第一卷第二号）

武林游览与人文地理学

一

武林为中国最名胜之区；赵宋南渡，又以为建都之地；习人文地理者于焉游览，爽心悦目者固多，足资感想与研究之材料亦复不少。今先就移殖之影响一端讨论之。

通常以为移殖者，每指大批人口自比较过庶之地移居于人口较疏之地，自比较已开辟之地移居比较未开辟之地，例如十七世纪以来欧人移殖美洲大陆，又如十九世纪英人移殖澳大利亚。实则移殖之意义决不能如是之狭隘。凡移徙而有孳生长养之事实者，不论人数，不论移出与移入之环境何若，皆可谓之移殖。就婚、经商、作官、避难、或游览，而挈眷生子息者，人文地理学者一律视作移殖分子。其无眷属而不生子息者，则谓之流寓或侨居。我国省县志书每有流寓之节目，然其中所载，大率移殖与流寓参半也。流寓之影响，仅见于文化方面；移殖则势必使一地民种之质地上发生变动，故其影响又为生物学的。

杭州山水特佳，杭、嘉、湖又为浙省最膏腴之地，与江南之苏、松、太并称；在平日即为徕民必趋之所。宋都南迁，河洛间从龙之臣为数甚大；是有事之秋，移殖独多，中国史上，最显著之一例也。长江以南，固无处无江北徕民之迹，而钱塘一带最彰明较著者，南宋之改都为之。

杭人口音，不南不北，颇若苏、松口音与京音之混合物；此尽人而知之事实也。广东梅县一带之"客家"人有河洛间口音，与一般粤语复殊；与此盖出同一原因，即移殖是也。杭州坟墓绝不见有完全用土者，其布置与垅之形式亦与比邻之松、太不同。杭地多山，出青石，利而用之，亦固其所，然其与江南独异者，决不能完全归于地利。不佞未尝涉足河洛，不能取彼地送死之习例以相较论；然绳以燕赵间所见者，则大致甚类似；其完全以三和土为垅者，直可云毫无分别。又燕赵间之棺柩，自其前方观之，作上下二平行四边形，即梯形,左右二线不平行,但亦为直线。杭城棺肆中所陈列者亦然。我辈松、太居民所习见者,则棺之前方,不特左右为凸圆线,即上下二线亦不平直。尝叩之宁绍间人,彼地之棺材形式,异于杭而同于松、太,是绝有趣味者也。是移殖之后复经隔离所致。诸如此类,南北文物上之因袭关系,考风土者当别有详细之论列,我辈于此第于此种因袭之所以然识其大要而已。

文物之因袭,只流寓一端似可以致之,初无待乎因袭者之婚娶与生殖。然钱塘江流域,千余年来,为我国人才之渊薮,此则仅仅流寓一端万不能解释之。必焉侨寓分子中之聪明才智者,初不过流连其地,继则乐之忘返,终于移家,挈眷,久住,改籍焉。抑幽胜如钱塘者,非聪明才智者不易到,亦不能尽量鉴赏;换言之,即流寓者大率不乏聪明才智之根据,否则无流寓之欲望也。非若今之江南然;江北遇有水旱之灾,难民转徙流离,每以苏、常、松、太为尾闾。若辈几完全为饥寒所驱,于佳山水之欣赏,文艺之领略与贡献,大都不问闻:无是心愿,亦无是能力也。

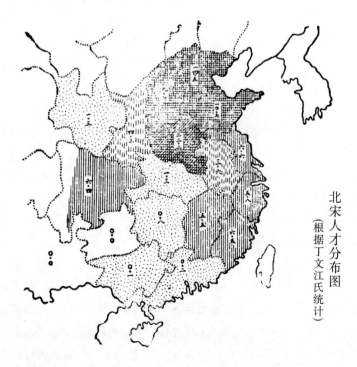

北宋人才分布图（根据丁文江氏统计）

一地人才辈出,论者每以其为天地钟灵山川毓秀之产物。梁任公先生论有清一代江浙人才之盛,亦不免以是为言(见《清华学报》第一卷第二期)。

是不察人才之真原因,而失之姑且推诿者也。古者人才之生,委之天命,委之时运,近人则多委诸环境之直接影响,皆非也。试究其实,则环境之所及者,为人才之支配与人才之选择,而于人才之生产无与焉。有一良好之地域于此,四境远近之人才必争趋之,然不觉察其良好者则否;其未觉察而偶入或误入者,终必不胜他人之竞争,而退处不重要之地位,或竟转徙而出:是所谓支配与选择也。人才之既至,因其血种,以孳生长养者,大都不失为人才;于是人才之数量日增,而一地之文物日益发扬光大;文物愈发扬光大,则其地支配与选择人才之能力愈大,盖自然之条件外,又加以文化之条件也。如是因果果因,互相推递,历千百年,而上文所谓人才之渊薮成矣。江南与两浙人才之大盛,亦不出此种人文地理之原则耳。

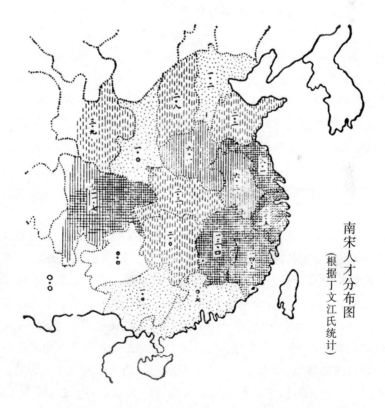

南宋人才分布图
(根据丁文江氏统计)

人才由移殖,由遗传,而不由环境熏染之力;请取简单之史实证明之。赵宋自汴京迁都临安,而中国南北人才支配之情状骤然改观。尝就丁文江氏之统计,制为南北两宋人才分布图二,见上图。北宋之河南所产生之人才,占全国百分之二二·二,而浙江仅为五·八。南宋之河南激减为六·一,而浙江则一跃而得二二·五。二者之地位完全对换,其近邻各省亦然:北宋之直隶山东山西合得百分之三十五,而南宋之江苏江西福建合得百分之三十六;亦若互换。此种变迁之象,自然环境熏染之说断乎不能解释之;谓河南直隶山东山西诸省山川灵秀之气,至南宋而骤竭,而浙江江苏江西福建者至南宋而陡长耶,是必不可通。可通之说,唯移徙与移徙后之遗传耳。

二

西湖迤西南之地至钱塘江为止,点缀其间者大半为死人之遗迹,山坡间则有墓道,平陆上则有殡宫,几触目皆是。武林有久远之历史在其后,此种点缀河山之物,自较他处为多,然亦一人文生物学之大问题也。中国死人之活力与权威较任何他国为大,江南所见之坟墓最单简,中流社会之家,一抔而外,不复虚占尺土,田户锄犁所至,复年年从事剥削之,且其建筑完全以土;其近旁不植树者,或子孙式微,不能加以修缮者,数十年后,或百余年后,即无形消灭,而其地又可归作耕稼之用。故墓地之总面积虽广,其间不无天然之限制。嘉、杭一带则不然,邱垅占地既广,所用材料又大率为青石与三合土之类;故墓道之间,虽或蒿莱密布,以示子孙式微或他徙,无人收拾,而其持久之力曾不稍减。墓道之占地愈广,即种植之地愈少,而一地出产与供养之力随之减缩,积久自不能不生问题也。

虽然,此特片面之观察耳。西湖山水之胜,有赖于死人之活力与权威者实多。岳坟、孤山之林逋墓及小青墓等无论矣。即普通之墓地亦自有其价值。西湖西南之地,林壑幽美,设无死人穴藏其间,则生人将麇集而尽其杀伐开辟之能事。不观夫寺院墓道而外,偶有空隙,皆遍植桑茶乎?以钱塘江流域人口之密度,而西湖一带始终未受波及,得以保全其景色者,半属死人之力也。欧美都市,惟坟山为俗人足迹所不至,故避尘嚣者时趋之。然则以此视西湖四围之林壑,殆未尝不可,特规模特大、引人入胜之力特强耳。

或曰,西湖林壑,历史上既与死人有深切之关系,不妨划为国葬之地;凡于文艺学术有卓越之贡献者,得以其地为息灵之所,若英伦之 Westminster Abbey 然。今者,庸夫俗子,仅仅于经济上占有优势者,生则筑别业,死则营圹穴,占地广数十亩或数百亩;揆诸社会公道,实大有不可通者。是亦有见地之言也。

三

西湖肩舆夫,一特殊之动物也。其肌肉筋骨之调节发展(coordinated development)至可惊异;为从事于他种劳作者所不经见。研究所谓人文选择者,于此亦不能无感于中焉。

偏重体力方面之工作,我人统称之曰劳工,或劳动。然同一用体力,有用身体之一小部分者,有用身体之若干部分者,有用身体之全部者,而用力之多寡又各有差别。习于一部分之活动者,或不能胜任须若干部分同时活动之工作;习于若干部分之活动者,或不能胜任须全部调节活动之工作;习于用力少者,或不能胜任用力多之工作。而所谓习者,又不能完全指为训练与惯熟之结果;其间不能无先天生理之限制,如,神经传递力之迟速、肌肉之强弱、韧带之弛劲、内分泌之丰涩、骨骼坚强之程度;而此数者彼此调节合作之能力,尤为重要。

西湖之肩舆夫,习于全部活动者也。在乘舆者视之,其用力若仅仅为二足。实则重舆在肩,倾覆易而持平难;欲其不偏欹,欲其于快步时不偏欹,欲于崎岖之山道或陇亩间,或上坡下坡之际,维持其不偏欹,非全体之筋肉骨骼,随时随地敏于调节不可,不仅任重道远已也。此种劳作,在从事于智识生活者,无论矣,即其他日事筋肉之剧烈活动者,恐亦不能胜任愉快;换言之,即不能与彼易地以处也。差可与肩舆夫相比者惟小车夫;特小车夫一人可以自主,肩舆夫则非二人合作不可,是则筋肉之调节而外,又须一种调节矣。

以肩舆夫小车夫等之劳作者与其他劳作者比较,我辈不能不引起价值之评判。同一劳作也,其间有难能可贵者,亦有单纯而尽人能为者。近世言社会改革者,动辄曰劳工神圣、劳工万能;劳工诚神圣矣,诚万能矣,然神圣与万能之中,自亦不能无程度之差;因其程度有差,而社会对于各种劳作之观感及经济的酬值,亦自不能一律,不宜一律。

然此特理论耳;就事论事,则今日劳工之酬报,每不能与价值观念相孚,甚或颠倒失错焉。有工人者,日所事事者,或仅为一钉之装置、或一轮之转动,固尽人能为之事,而工资或不弱。又如肩舆夫者,负重日行百里(例如自西湖之旗下出发,南行至钱塘江岸,折回旗下,中经虎跑定慧寺、六和塔、理安寺、"九溪十八涧"、龙井、翁家山、烟霞洞、水乐洞等处),一日跋涉所得,仅足一家三五口之温饱;而力能为之者,十不二三。两者相较,一则工易而酬多,一则工难而酬少,是价值倒置也;价值倒置,为社会不公道之最大要素,为社会不安谧之最大原因。

　　工业发达之社会中,此种不良善之影响甚多,且日必加甚。且不仅及于一时代之社会公道与社会秩序已也,久且使一地血种之流品,发生变动。机械化之工业与手工之工业有一大异点焉。手工时代之劳作者大率须有相当之体力与智力;专一艺也,必洞知一艺之种种方面,否则将无以竞存。机械化工业时代之劳作者则不然;舍绝少数之发明家、工程师、机师等须具特殊或中人以上之智力外,余则即上等之低能者,已可胜任愉快。上文所谓一钉装置或一轮转动之工作,既不经心,又不费力;所可憾者,唯单调与乏味一端;然在智力绝低者,即此亦不觉察,不难顺应而有余力。夫此种局面,一选择之局面也。工人之中,智力略高,感觉略锐敏者,必日以求去,其存留者皆比较麻木不仁,不以生活之机械化为意,亦且乐于受人指挥督促者。其求去者,如能得他种发展之机会,则犹可以图存;惟此等人机会之多寡与工业化机械化之程度适成反比例;工业愈发达,则其安插之地位愈小,势必归于淘汰而后止。劳作者如西湖之肩舆夫,终必蒙此厄运者也;他日交通事业日趋机械化,肩舆夫之不肯出乔迁幽而强作顺应者,其受淘汰也愈速;我受其劳力之赐,我不禁重为之虑矣。习人文生物学者谓工业化与机械化有重大之反选择作用,当今之世,受此种反选择作用之支配者多矣,抑将不止西湖之肩舆夫也,悲夫!

四

　　杭人之面部殊有种种特点,不佞初次游杭之第三日,即有此印象。其特殊之点,似为下列数项:

　　一、头面全部似较小。

　　二、颅骨狭小,太阳穴处愈甚,几作凹形。

　　三、因第二项之关系,颧骨之凸出度较显著。

所谓大小广狭,系指与此间沪、太一带所得之印象相比较而言。此种印象之确否,非应用人体度量学之方法,得有数量之结果后,不得而知。日后有缘,当作一实地之研究,今不便多推测也。虽然,当日之印象,似不能完全出乎主观,尝就二方面加以较勘。请一言之。

其一,即叩他人有无同似之印象。尝以此叩三人,其答案虽不甚肯定,但无一否认之者。其一经不佞提说后,亦觉有此种印象;又其一则曰:杭人竟甚少好看者。此人盖新自嘉定移居杭州,其向所习见之面貌大都比较可观者也。杭州城内所见之面态,确多不耐注视者。就上文所述三种特点而论,亦自不得谓之美观。杭州人似甚少肥硕者,至少难得于街市中遇之;唯其不肥硕,故面部之特点乃愈显露。

其二,即就在城内所习见之面貌,以与西湖附近所见者相比。比较之结果,则以为有不能并论者。具有上文所述特点之面貌,在城内观察,十人中可得七八;在旗下各旅馆附近,则十人中不得三四焉。此种数量的对比自亦不外印象,未可尽信,然两处多寡差别之显然,亦似鲜可置疑者。此何以故?无乃城内多土著,久受隔离之影响,故其体态之特性,渐归一致,而西湖一带则吸收各地之游客寓公,故人口之成分至复杂乎?

虽然,此种问题,非有数量的研究,终不能解决也。欲知杭人之面部究有异于非杭人之面部否,窃以为至少须作三种测量:一为颅之阔度,此不仅为普通计算头颅指数所用者,更当求两"太阳穴"之距离,或两耳根上部之距离;二为颊之阔度,即两颧骨间之距离(bi-zygomatic width);三就(一)(二)两项之结果求一新指数。此指数即可引为比较之根据。然此种人体度量之材料,今尚无有。不得已而求其次,则有俄人希洛苛高洛夫(S. M. Shirokogoroff)所搜订之材料。希氏作《中国人发育之研究》,归商务印书馆发行,其已出版者为江浙之部。唯希氏注重在发育,故其材料限于少数较大之节目;头部之量断,仅颅长、颅阔、及头颅指数三端而已。兹三端中,颅阔一端与本题之关系最切,我辈不妨作一度之参考。下表自希氏书第三十九页抽出减缩而成,一切数量皆指密立米达,"平均相较"一项为不佞所补入。读时自左至右。

年龄	苏人颅阔			浙人颅阔			平均相较浙人少于苏人之数
	最高数	最低数	平均	最高数	最低数	平均	
8	156	141	145.8	157	142	150.0	-4.2
9	151	144	146.8	152	143	147.5	-0.7
10	155	137	145.6	153	137	142.8	2.8
11	155	131	146.8	150	134	143.6	3.2
12	160	134	146.6	154	134	144.4	2.2
13	161	137	147.4	157	137	145.8	1.6
14	159	138	149.1	157	137	147.7	1.4
15	162	144	151.7	159	136	147.6	4.1
16	159	143	151.8	167	134	151.0	0.8
17	167	147	153.3	161	134	150.1	3.2
18	169	145	151.8	163	143	151.9	-0.1

希氏自言表中各数,因不与年龄相对递进,或不甚可靠;然此就发育之规则或否而言耳;我辈如仅就江浙人士头颅之阔狭作比较,则似不无可以借重之处。观右表"平均相较"项下,可知除八与九两年龄外,其他浙人之平均颅阔几无不在苏人之下,此甚可注意者也。十八岁以后,因与发育无大关系,希氏未尝加以量断,然颅量之不能再有增加,可以推想而得。杭县为浙江人口最大之中心,宜足以代表此种头颅上之特点,其代表之资格,殆较其他部分为深,甚或为普通观察力所及,亦未可知。换言之,即不佞游杭所得之印象已不无少许客观之左证矣。

今姑假定杭人之头颅不无与非杭人殊异之处;此殊异之处果从何而来,则又一绝有趣味之问题也。希氏于《发育之研究》中,尝就中国人与欧洲各族人发育之不同,从而为原因上之探讨;结论谓直接由于内分泌腺之发达程度不齐,间接由于遗传,盖内泌腺之特点亦不能外于遗传力支配之范围也。希氏亦尝叙述江浙人发育不同之处,而用同一之原因为之解释。以不佞观之,抑犹有未尽也。苏浙壤地相接,苏、松、太与杭、嘉、湖关系尤为密切,政治上虽称二省,地理上与文化上实可认为江南一特别区域;在同一自然区域之内,而人口体格上竟有如许歧异之点,则殊不易索解。曰内泌腺之组织不同,曰遗传不同,亦只解释其已然,而非其所以然也。

不佞于本篇谈话之第一节中,尝论移殖与浙省文物之关系。窃疑杭人头颅特点之所由然,亦当于此中求之。此说而确,则前途中国人体度量学之发见,或足以证明浙江人体态之所以异于江苏人者,正其所以同于河南人者。不仅此也,浙人之特点,就长江以南而论,殆为浙人所独有,不特苏省无之,恐其他近邻之闽赣皖各省亦无之。然此不过臆说耳,然否尚有待于大规模之研究。

灵隐寺前之山峰,相传为飞来者,故曰飞来峰。浙省人物之种种特点,为四境所无有,亦若飞来者然,第"峰从飞处飞来",此则不无线索可寻耳。我辈何妨认飞来峰为一种象征之物,以为研究或鉴赏浙省人文之一助乎?

(此篇曾载民国十六年六月《时事新报·学灯》)

今日之性教育与性教育者

民国十五年与十六年之间,假名"性教育"或"性知识"之刊物,充斥社会,其影响及于思想及风纪者实匪浅鲜。观感所及,尝假《时事新报·学灯》发为文字三次*。今合辑为一篇。

《新文化》与假科学——驳张竞生

近来坊间发见一种新杂志——《新文化》——大谈性教育与其他类似的题目:他的口气大极,像有无上的权威似的。其中侈谈性育的文字,似科学而非科学,似艺术而非艺术,似哲学而非哲学,本不值得一驳。最近的第二期里,主编者不自知其谫陋,竟讨论性育与优生的关系起来。涉及性的文字,胡乱写来,原与淫书无别,早已成为一班文妖、假科学家、与假艺术家的渔利的捷径。优生学的题目比较新颖,在中国社会里,虽时常有人讨论到,三四年来居然还没有经此辈的播弄。如今《新文化》竟以提倡优种学自居,并大言不惭优种之"方法"!一种学术,一种社会革新的理论,始终逃不出假科学假艺术居奇垄断的一番劫数,真可浩叹;在一切学术方见萌蘖的中国社会里,更是可痛了。《新文化》主编的人说:

> 我今就我国人种与欧美人种比一比。我国人种的衰弱固然由于后天的种种关系,而于结胎时的不讲求女子应出第三种水又是一种先天衰弱的根源。通常我国妇女大都不会丢第三种水的,以致卵珠极呈死笨迟滞之状。而精虫在阴道内须要经过种种的磨难,以致精虫大部分的气力,被酸性液所侵蚀,而所遗卵珠又是萎靡不振,难怪所结成的胎孩,现出种种衰弱的病态了。至于欧洲,他们交媾时认真交媾,大都女子能够出第三种水,故其胎孩格外强壮。又因后天的种种教养得法,于

---

* 以下三文依次发表于 1927 年 5 月 5 日、6 月 24 日、6 月 14 日《时事新报·学灯》。——编者注

是遂成优强的种族。(当然也有例外,我国人中也有得到极好的胎孩,但皆在两性极兴奋时之下所得来的。)

  优种学先前在注重父母的德性等,不免涉入于玄秘之谈。因为贤父母多不能得到贤子女。惟有从卵珠及精虫的壮健与会合的便利入手,较能得到好胎孩。将来有了壮健的身体,自然可望优秀的性格与聪明。故讲优种者,不能不从结胎时入手,而结胎的关键,又不能不从女子的第三种水入手。

这种荒谬绝伦的议论居然也在今日中国的"学术界"自由传播?就其荒谬的程度而论,我们本来可以置之不理。但就其传播的速率而论,我们却也不该缄默。

一、色情亢进无可居奇

  《新文化》主编者自诩为新发明的"第三种水",我们不晓得究竟是什么东西。他自己说就是巴多淋腺的分泌。既是巴多淋液,则略识性生理的人大都晓得,没有什么希奇了。"女性色情亢进之际,阴核与阴唇勃起,阴道口之括约肌颤动,前庭腺及巴多淋腺(即前庭大腺)分泌比较多量之液质。"这是医学生所用生理学教科书里的话(Burton-Opitz)。此种事实,当然不是尽人而知,但可见他决非《新文化》主编者所可专利与居奇的了。此种现象之名为色情亢进,至今已很普通;主编先生记述同一之现象,不用此通用名词,却只在第几种水第几种水上做文章,诚不知是何居心。

  且巴多淋液功用之一,在减少性交时之阻力,大凡欲性发作后,即逐渐分泌出来,分量的多少视欲性之强弱为断,亢进的时候,欲性强至极度,分泌得当然更多。这种分泌作用,女子之中,除了性欲有特别变态者外,是尽人而有的;即使性交不得其当,女子不能达到亢进的程度,这所谓"第三种水"也未尝完全不出来。如今《新文化》主编者却说:通常我国妇女大都不会出的第三种水;究不知根据何种统计的事实。又说:至于欧洲,大都女子能出此种水;也不知根据何种统计的事实。无统计事实而信口开河,其居心也就不可测了。

二、色情亢进与受精之关系

  受精成孕,是否必须女子色情达亢进的地步;或是否亢进则成孕易,不亢进则成孕难;也是一个问题。福瑞尔(A. Forel)在他的《性的问题》第三章中说:或言女子当亢进之际,子宫颈发生吸吮之动作;"我不知此果为事实否,然女性亢进殊与成孕无关,可以断言。绝对冷酷之女子,性交之际,或毫无兴会之表示,顾其生育力之大,实不亚于色情极端亢进之女子。是足证子宫颈即在完全静止状态中,亦无碍精子之进行而达其目的也。"执此而论,则可推知不特成孕与否,即卵珠成熟之迟速多寡,精子进行之利钝顺逆,无一件与"第三种水"有甚特殊关系。《新文化》主编者以中国人种之积弱归咎于卵珠与精子之不健全,而又以此归咎于女子不出"第三种水":简言之,即中国人种之不振,由于女子不出巴多淋液!绳以福瑞尔的议论,我们即不失笑,至少亦觉得此种不经逻辑不问事实一跃而得结论为大可怀疑了。

三、色情亢进与排卵之关系

亢进与受孕的关系,我们偶而还可以遇见一两个特别的例子,至于亢进与卵珠成熟的关系,我们更不得而知了。"在特别的情形之下,亢进也许可以促进卵珠之成熟与排出;这是可能的。哺乳类动物中,卵珠之成熟与排出有自然发生者,亦有似非经交尾不发生者,例如兔子。据目下种种征信而言,人类显属第一类,但在特别情形之下,也许不无属于第二类的例子。"这是美国优生学者普本拿最近发的议论。(P. Popenoe, *Problems of Human Reproduction*, p. 173, 1926年9月出版)观此可知亢进与排卵的关系至多是在"特别情形"之下有"可能性"罢了。排卵之数每月不逾一枚,偶或同一囊状卵泡(即格辣夫卵泡)中含卵二枚,但颇不常见:这是早经证实了的事实,无法播弄的。不图《新文化》的主干先生竟即此亦掉头不顾。却说:"第三种水能使新鲜的卵珠下来:这是说其卵珠未成熟者,因第三种水发泄后,而使卵珠能成熟,多成熟,好成熟,与成熟后多活动,快下来!"这是何等荒惑的谬论。所谓"快下来",虽未必有其事,非必不可能,我们可以不加深责。至于"快成熟"和"多下来",我们只好完全以臆说目之了。此种臆说不特毫无科学根据,且不经常识的推敲。发育健全与婚姻及时的女子,自发身期至月经绝止,以按月排卵一枚计算,至多不过四百枚,这四百枚之中,用得着的,至多不过二十余枚罢了。试问快成熟和多成熟了更有何用处。

四、复排卵之统计与其真原因

要是排卵和性交真有相当的关系,那末凡是性生活发达的女子,同月之内,二卵或二卵以上受精的可能性应较其他女子为大。据观察卵巢内黄体的统计而论,大约百分之五或百分之六似曾在同时期内排卵二枚。这是西人观察所得的结果。若排卵与性欲亢进的关系真如《新文化》主干先生所臆定,这百分之五或六的数就实在太小了,尤其是在"大都能出第三种水"的欧洲女子。再就复胎和孪生的事实而论。二卵受精的百分数既不大,复胎和孪生的百分数自然更小。布纳维女士(Bonnevie)就挪威的人口统计核算,生产数中只有百分之一·三四是孪生;此百分之一·三四且不尽是二卵孪生,大约有百分之二十,即一·三四之五分之一,是由单个卵分化的。要是色情亢进与排卵真有积极的关系,这种所谓多成熟与快成熟的成绩不能不令人大大失望了。

　　卵珠多成熟的事实不是没有,但是绝对不多;同时色情发达,性交时能亢进的女子却不少;由此可见色情亢进与排卵,就人类而论,是两个不相干的现象,用不着好事者强为拉拢了。我们把这层弄清楚了,不妨进而求卵珠多成熟的真原因。挪威人口统计,载全国生产数中百分之一·三四是孪生;然就某地一家的生产数而论,其孪生者多至百分之一九·五,除其中同卵化生者不计外,其数已自可观,此外同性质之零星孪生统计尚多。生物学者就此种统计结论,认为孪生的倾向,不论为同卵或异卵孪生,实有遗传的根据,且其遗传方法,似乎隐性的,即如与普通单生倾向相遇,孪生的倾向即为之掩过,非男女双方均有孪生倾向,不能有成交孪生子女。隐性之说也许不确,但孪生倾向之为遗传,可以说是确定的了。美国优生学者达文包(C. B. Davenport)尝引一例如下。一个法国妇人,后来移到美国渥海渥州居住;前后嫁给过三人。初次嫁人,产孪生一次。再嫁,初产,孪生女子各一。(女儿长成后出嫁,初产单生一女,第二次孪生。)法国妇人第二次生产三子,二女一男。二年以后,又孪生子女各一;次年又孪生子女各一。及第三次嫁人;初产孪生均男;第二次一产三子,一男二女;第三次小产,一产三女;第四次孪生,一男一女;第五次又小产,凡四子,二男二女;六次又孪生,一男一女;第七次一产三子,一男二女;一九一二年第八次生产,一产四女;同年第九次,又小产,一产四男;次年第十次,流产三女。总上凡嫁三次,生产十五次,产出已成熟或未成熟之婴孩四十二个。此妇人成熟的卵珠不可谓不多了。所以多成熟的缘故怕不外遗传;因为据此妇人自言,他的母亲和外祖母每次生产,总在二个或二个以上。此妇人与第二个丈夫所生的女儿出嫁后也孪生过一次;总合起来,这个血属系统里凡四代都有孪生和复胎的倾向。撇过遗传,却说他都是善流"第三种水"的结果,未免太不成话了!

　　观以上讨论,可知《新文化》主干先生于若干基本的事实,尚未研究清楚,其关于优生学方面的推论,更是不可靠了。

五、对于优生学之误解

优生学先前注重父母的德性等细节目,如今还是如此,并没有改,也并不想改。种种品性,多少总有遗传的根据;所以优生学或优生术的基本科学之一便是遗传学;至于遗传学的内容,我怕自诩为哲学家与科学家的《新文化》主干先生从来没有问津过,否则此番关于优生学的胡说,我辈读者也许可以幸免了。"贤父母多不能得到贤子女",当然又是乱说,优生学统计家言,贤父母得到贤子女的机会总比不贤者为大,而其大的程度视贤的程度而差;这种统计材料,自一八六九年英人戈尔登作《遗传的天才》一书以来,时有增益,近自智慧测验发达,其数量益大,不知《新文化》主干先生何以不加以参考。他也许不知世间有此种智识;此种基本知识而无有,却侈谈优生方法,真是大惑不解。

性教育者的资格问题

近来以介绍性智识自命的定期刊物,雨后春笋似的,忽然增加了好几种,如《新文化》、《性杂志》、《性欲周报》、《性三日刊》、《性报》,多的不及半年,少的是最近一二月或一二星期内才出现的。

这种种刊物,名为介绍正确的性观念,他们自己的动机和态度便很有问题。名为介绍精当的性智识,他们所叙述的事实常有错误,有的更是半出臆造。要辩驳起来,真是辩不胜辩,驳不胜驳。见了这种情形,令人不能不怀疑到介绍者的资格上去。请就理论上谈谈性教育家之资格问题。

第一条资格是精神生活的健全。精神生活的健全与否,和性观念的正确与否,有极密切的关系。一个人要是性的教育不完全,或是性欲生活有欠缺,或是性经验中受过什么重大的打击,此人的精神生活一定是不健全的。唯其有以上各种缺憾或其中之一,这种人却极喜欢谈关于性的事实,或发表关于性的意见。他的意见与事实的可靠程度就和他性生活不健全的程度成正比例。社会容许这种人来谈性教育,结果可以使性的问题愈加复杂,愈加难以解决。不正确的性的刊物,虽不能直接目为淫秽,但是它引人入歧途的力量,和淫书差不多,前者在感情方面诱惑读者,后者在事理方面欺罔读者。

第二是教育的训练。最合于这一条资格的是生物学家与医生,生物学家尤相宜。普通的医生常有两个缺点。第一、他的性的知识虽多,但是偏在变态或病理方面的居大半;因为时时刻刻与病态的性生理或性心理接触,他的见解难免有偏狭的地方;他的力量可以对付病人而有余的,对付常人便觉不足。第二、医生是一种职业;在今日的中国社会里,要寻业医而兼有学问家资格的人,即是,能利用其职业而作医理或生理的研究的人,恐怕不容易。如此,便难免有利欲熏心的医生们借题发挥,而罔市利。至于他种的专家或是"马浪荡"式的博学家出来以提倡"性学"自居,真可以说是牛头不对马嘴了。

第三须有社会道德的动机。发表关于性的文字决不外两个动机,或目的。一是真欲提倡性教育,解决性问题。二是借此沽名谋利。要在性的题目上沽名钓誉,势不得不发为矜奇炫异的议论;这是精神生活不健全之表示,可以归纳在第一条资格之下。好名的动机虽不如好利的动机普遍,但是也很真实。好名与好利,出乎人性之自然,也是社会进步的一种动力,无待申说。但是所由得名所由得利的方法和工具,则大有选择的必要。性欲这个题目,为少数个人的利益计,真是再好没有的工具;但为社会的安全计,却万万用不得。从这方面看去,性的刊物,不论是淫书,是春画,是各种西洋来的许多译著品,是日常的"社会新闻",都是一邱之貉,健全的社会生活里,是没有他们的地位的。

有了这三个资格或条件,一个人不妨谈一些性的教育或性的问题了。然而同时还须兼顾社会的需要,社会消化力的强弱,才不至于殃祸贻患。今日中国侈言性教育的人,果有几个合乎上列的资格的?

今日谈性教育性研究的人动辄引英人霭理士(Havelock Ellis),奉霭理士为圭臬。霭氏是医学家,是文艺批评家,是性心理研究的集成家;美国批评家孟更(H. L. Mencken)称他为最开明的英国人,的确不错。奉霭氏为圭臬,当然是很好的事,霭氏的资格确是绝对没有问题的。不过但知标榜别人,于自己的资格并不因此提高分毫。霭氏也搜集过性史一类的材料,并且也曾发表过;他的六大册《性心理研究论丛》里,有好几本后面附有这种史料。可是要注意的:霭氏性研究的文字,是以学理之探讨为主体,中间穿插着这种史料,以示例证;至于征求到的个人自叙的历史,则择尤用小字在书尾附印,聊备参考。今日中国坊间流行的"性研究"的文字,则体例适与此相反。作者的居心,果在提倡性知识与否,观此,便可以推想而知了。

性教育实在是家庭教育的一部分。在生物学与心理学教育发达的社会里,父母是最相宜的性教育的导师。一个人性的发育的常态或变态,据精神分析派的理论,在襁褓时期与孩提时期内即已十九命定。近来以介绍性知识自命的人,开口性教育如何要紧,闭口性教育如何要紧;的确要紧,但是要等他们来提倡,已经是计之下了。

变态心理与社会治安

变态心理之极端而具形式者,我辈名之曰癫狂。然变态心理之倾向不一,故癫狂亦不止一种。早熟癫(dementia praecox),文武癫(manic-depressive psychosis),及夸大狂(paranoia)三种为我国社会中最较习见者,请讨论之。

早熟癫之性质极复杂,故其范围甚不易定,治变态心理学者每区分之为三式,曰无幻觉式,有幻觉式,及呆板式(catatonia)。三者精神方面之症候略有异同;其同者如下。思路初尚清楚无损,记忆力亦不弱,有经数年不变者;注意力则每大坏;联想作用转迂缓且片段支蔓,不复有系统与线索;情感则顿成冷酷,意志力且等于无有,置环境之节目于不闻不问;身非槁木,而心实死灰,可为此种癫症言之。上列种种症候,一经积重难返,乃成所谓精神腐败的现象(mental deterioration),患者至此,即不可收拾矣。

患早熟癫者大率为青年人,故曰早熟。据奥人克雷北林(Kraepelin)之统计,患者百分之六十为不及二十五岁之人;三十以后,则患之者绝鲜。早熟癫之因缘殊复杂,但精神病学者大率承认遗传为最重要之原因。至二十岁前后,何以患之者独多,则有数说。其一曰发育中止说;其二曰泌液毒醉说;其三曰顺应劣化说,倡之者为美人迈尔氏(A. Meyer)。此三说者,均有其是处,但第三说所可解释之事实最多。后霍煦氏(A. Hoch)发见患者百分之五十一至六十六有特殊之心理组织,谓其人本与世无缘,淡于进取,雅不欲与世人世事接触,霍氏名此种人格曰自锢性之人格(shut-in personality);取此种人而投之特殊之环境,则必穷于应付,行为上必生变化,是即早熟癫之症候也。自此,迈尔氏之说乃益见精当。

我国于变态心理之科学研究,尚未见萌芽;患之深者,社会统称之曰痴,曰疯癫,而不复为之分门别类;江南人所谓桃花痴者,大约十之六七为早熟癫,谓之桃花者,大约患者年少,其病源常涉及男女情爱,殊不知男女情爱决不能为患癫之因,特其机缘之一耳。中国留美学生患癫者,年必一二起,窃疑其大半属早熟癫之类。一九二三年夏,得就纽约御苑医院(Kings Park Hospital, New York)中患早熟癫之华侨一人,作比较详细之观察;其人王姓,粤之琼州人,年二十二岁;其症候与上文所述者甚相似。察其言动,固一自锢性之人格也。以中国人与欧洲普通人士较,中国人本较恬退,而此人较一般中国人为尤甚;以十分恬退之人格,习于中国乡村之清静生活,一旦投之于纽约市街,在常人已不免手足失措,而况神经脆弱者乎。且患者当时无相当之职业,又似与一素不相识之美国女子发生片面之恋爱,文物之环境既特殊,而男女饮食之两大问题上,又发生如许缪戾,则其精神生活之不能维持常态,殆完全为情理内事矣。观察所及,留学生之患癫者,情性恬退,体气脆弱,环境顿殊,三端之外,其中对于美国女子犯单相思者,不一而足,盖与王某之情状,大同小异也。王某之事,尝为文详细论之;日后有缘,当发表之,以示西人研究变态心理之一法。

文武癫较早熟癫为易于辨认。称之曰文武者,缘患之者之行为每有截然相反之二时期,彼此轮转,因转换之迟速次序,又可支分为数种,兹不细论。第一时期中,患者行为上最引人注意者为观念飞越,易受刺激,动作急迫,喜怒无常,及患者自以为身心万分舒泰等诸端。及至第二时期,则行为一变而为静止,感觉微弱,联想迂缓,反动迟滞,兴致索然,自外视之,若有无穷说不出之精神痛苦者。因患者有此种行为转变之现象,故名之曰文武癫。此与江湖医家所称之文武疯癫略有不同,彼所指之武痴与此处所论者大约相同,然彼之文痴实包含其他一切行为上不激烈不狂暴之精神病而言。

美国加入欧战时,尝就应募之兵士,与以心理之检查;据检查报告,患早熟癫者,十万人中平均有七十七人,患文武癫者亦有二十一人;诚不可谓不多矣。然此特就平日在外自由行动比较不易觉察者之局部而言耳。其他不投效者,或居留疯人医院中者,更不知尚有多少。我国尚无确当之人口统计,遑论人口中心理变态者之实数;然我国尚无疯人医院,社会对于患者,除行为暴烈,不得不加禁锢者外,余皆任其自然,甚或任其婚嫁生育;是则以理推之,为数当不在少。前者患癫者,由家庭自为拘束,故自由之中,不无限制。但近来家庭之制度日益崩坏,其维系力日趋薄弱,而社会一时又不能设法以弥其缺;则变态心理之为社会问题,将日即于难理也必矣。近来都市生活中犯罪行为之激增,谅决不尽为经济的或其他原因所致也。

　　早熟癫与文武癫,其心理与行为皆呈特殊之变态,一般社会易于辨认,故其危及社会治安者尚有限。至夸大狂,一作偏执狂(《医学字汇》),则不然。患之者行为上有二大特点焉:曰自夸,曰猜疑。自夸与猜疑固绝普通之心理状态也,唯其普通,故即趋极端,一般社会亦不易觉察其为变态。

　　患夸大狂者,思想与理路可以历久不坏,其议论凿凿,无不合于演绎之逻辑。使举一单简之例以明之。一商人自大甚,唯其自大,乃疑人之嫉己必甚;一日,入某肆,适有不相识之某甲自内出,交臂相过;商人归而告其妻曰:"某甲嫉我"。妻问故;曰,"我方入肆,彼即离肆唯恐不速,是非嫉我而何?"妻曰,"彼之出肆,容别有原因,彼与尔不相识,何遽相嫉?是必尔之多疑也。"于是商人咆哮不已,谓其妻必与某甲有私,否则何袒护为?此种理论,可以推广不已,最终商人必视全世界为其仇敌;与之为敌者愈众,则其伟大愈不可几及也。此其逻辑绝明显。其大前提为"我为伟大人物",小前提为"凡大人物必遭它人疑忌",其结论为"我为大人物,故遭人疑忌"。由"我为伟大人物"一端,又可生出许多前提,若"人物愈大,则妒嫉者愈众","大人物之思想言行必无错误"等等。我辈如承认其大前提,则其他均无问题,无奈我辈不能不先问大前提之合理否何。

　　普通患夸大狂者犹可,若患之者略有智慧与才干,又假之以教育,则其为社会之殃祸也甚大。其于一切社会行为尚无标准之社会中,则危险愈甚。此等人之在昔日,有以天才自命者,以真命天子自命者,近则有以专家自命者,著书立说,以欺罔一般社会。社会不察,或惑于"狂易近天才"之邪说,从而附和之,为之助长势力。近更有人以其名名其学说;此其自夸之程度,古今中外,直无伦比。据理驳斥之者,自不止一人,则彼又指为骂人者有团体,有组织,专与彼为难;又或疑一人而拟数名,作数稿,投登数种刊物,以示其势力之雄厚。塞格拉士(Seglas)有曰:偏执狂者,"二字可以尽之,曰夸大,曰猜疑";与今兹所叙之症候抑何相似也。呜呼,智识饥荒之中国社会人士,其慎之哉。

优生闲话

父母教育与优生

谈到父母教育，就无异谈到了优生；父母教育这个概念里就包含着优生的概念。父母教育的概念假定两点：一是凡属受过教育的人该做父母，二是该做父母的人更应受一种特殊的训练，或于一般的教育中，应注意到作父母的准备。这样的假定就等于告诉人说：民族是要有前途的，并且这个前途的休戚祸福是在我们自己的手里，是我们所应左右亦所能左右的。并且这里所谓前途，不比一般的教育，是离不了生物的立场的。要是"天地之大，肇端乎夫妇"，那末，民族之大，自必更肇端乎父母了。所以说谈到父母教育，就等于谈到了优生；"父母教育"与"优生"之间不仅仅有密切的关系，父母教育的最大目的就是优生，父母教育便是广义的优生教育。

我不相信父母教育是一派独立的教育，额外的加在一般教育之上的。父母教育应该寄寓在一般教育的里面。至少父母教育应该和一般教育随在呼应，不应该各不相顾，或竟彼此冲突，彼此抵消。说到这里，我们立刻就感觉到现代一般教育的大有问题了。严格一些说，我们很怕，在现行的一般教育之下，父母教育实在没有多大活动的余地。

现行的一般教育有几个特点，多少是和父母教育不相能的。

第一，我们现行的教育着重个人的成功与幸福。近代个人主义畸形发展的影响，很早就侵入了教育的范围。这种影响，在英美等国，尤其是深广，中国历年来的教育，既泰半得诸美国的模仿，自然也难免此种习气的沾染。受过新教育的阶级，所日以孜孜的大都是个人的功名乐利。许多所谓新式的小家庭真是小得可怜，不说老辈中人无插足的余地，连小孩子也拿不出一两个来。假定一家之中，只有男子出去为功名利禄奔走，也还罢了；但事实上女子也是一样的喜欢往外跑，赶她们所喜欢赶的"前程"。在这种形势之下，不用说，子女的来临是不会受欢迎的。即使有子女，那也不过是一种偶然碰巧——也可以说碰得不巧——的事，不在计画以内的。即使做父母的，于子女既生之后，很能表示一些爱护提撕的真诚。这种真诚又往往是事势所逼迫出来的,不是一种自然的发展。常见新式受高等教育的女子,在未嫁与未生产以前,是一位富有侵略性的女权论者,及到已嫁已生产之后,却一变而为一个很温良恭让的贤母良妻。这显然是她的女性和母性得所位育,得所安放的结果;但因为这种结果并不是预期的,而多少是"实逼处此"后的一种反应,所以迟早会感觉到事前毫无准备事后不能应付裕如的痛苦。但这些还都是侥幸的,他们不过是潮流中的比较被动者,使在前进的过程中有了相当的刺激,还可以把他们留住,还有那些潮流的前驱的,他们富有革命性,他们反对有后主义,高倡无后主义,十多年前胡适之先生也还做过"不要儿子"的诗。根本不要儿子,还谈什么父母教育!

第二,现行教育极讲究所谓社会化的道理。骤然看去,社会化的目标和个人成功的目标好像是相矛盾的,其实并不。社会组织里面,个人是小到无可再小的一个极端,社会自身是大到无可再大的一个极端。处惯极端的人,好比一只钟的摆,他要变动起来,一定从这个极端转到那个极端,其间没有停留延宕的余地。所以个人主义往往和社会主义并存共荣,而一个个人主义者也往往就是一个社会主义者。有一个竭力主张打倒家庭和儿童公育的女权论者于此,只就他或她这一点主张而论,试问她究属是一个个人主义者呢,还是社会主义者呢。实在是很难断定。极言个性发展的教育未始不可以注重社会化,而以个人功利为前提的人未始不可以用社会全般的福祉做幌子。德谟克拉西制度下的政客是最明白这一点诀窍的。

不过从我们目下的立场看去,教育社会化的目标已经产生两个流弊。第一个流弊是空间上的舍近求远;第二个是时间上的舍远求近。这怎样讲呢? 近来有许多受过教育的女子,不是结婚得很迟,便是偏向独身主义的途径;所以然的原因固然是很复杂,一部分显而易见是婚姻市场上供求原则行使的必然的结果,但一部是现代教育直接的成效。有一位标梅早届而犹在学校中执业的女子在此,假如你问她所以迟迟不嫁的缘故,很普通的一个答复是这样的:"中国女子教育不发达,受教育的女子很少,一个能够受到高等教育的女子,便是一个社会中享受特殊权利的分子;享受特殊权利的人对社会应尽特殊的责任,或从事教育,或从事他种作业,要以服务全社会为职志;最好是在教育方面多多的努力,因为中国今日的大病在教育不普及,民智不启发;假定这种享受过特殊权利的人,一旦加入了婚姻生活,受了家庭作业的牵制,岂不是就不能向社会再尽什么特殊的责任了么?"这一番话真是振振有词，没有受过新教育的女子决乎讲不出。但理由真充分么？不。这位女子所从事的是教育，其实假定她要出嫁的话，她的最大的任务，最有价值的贡献，也不过是教育，不过所教的不是许多比较不相干，比较不明白来历的别人家的子女，而是几个比较相干的，比较明白来历的自己的子女罢了。教自己的子女人数少，来历明白，所以事功专一而成效易著。教别人家的子女，因为人数多，来历不易明白，所以用力散漫而结果难期。再说一句笑话，在学校里实施教育，最多只能做到一个"教"字，在家庭实施教育，才是"教""育"兼施，并行不悖。以前的家庭，也许犯育而不教的弊病，今后的社会，充上文的那番议论，行见有教而不育的危险，甚或造成一种"可'教'者不'育'，'育'者不受'教'"的新奇局面。自己不"育"些可"教"的子女，而日惟教些别人所"育"而智力上未必可"教"的子女，这就叫做舍近求远，也可以叫做舍己耘人。在此种舍近求远舍己耘人的教育现状之下，我们只要有"教师"的教育，用不着"父母"的教育。

高谈教育社会化的第二个流弊叫做"空间上的舍远求近"。谈到这里，我们就踏着狭义的优生观念的地域了。上文不说照现在的趋势下去，前途也许会造出一种"可教者不育，育者不受教"的新奇局面么？美国的教育经验告诉我们，这并不是完全不可能的。美国的小学教师几乎悉数是女子，中学教师中女子也要占很大的部分。据美国优生学者的观察，美国女子一做教师之后，出嫁的机会就要比在别种职业里的女子为少，结果就有很大的一部分要独身终老，其他一部分，虽终于不免接受婚姻生活，但往往在蹉跎延误之后，已经不大宜于子女的生产了。从不了解优生原理的人看来，至多说，这种局面，为教师们自身着想，固然是牺牲很大，很可惜的，但为社会全般着想，春风化雨，年去年来，那贡献也正未有限量。但优生学者却说，文化固然重要，创造文化的能力更属基本；即退一步说，教育（education）固属大事，而"可教性"（educability）的存在，终究是一个先决条件。一个能够做教师的女子不但证明她后天受过多量的教育，更表示她先天有可以受多量教育的力量；有这种能力的人是人口中中上的优秀分子，为数决不会多。她要是不结婚不生育或迟结婚少生育的话，下一代人口中和她类似的分子岂不更要减少，而这种减少可以说是万劫不复的。死者不可复生，断者不可复续，斩了的血统也就无法补救。这样看来，一位为教育文化事业而独身的男子或女子，从近处说，固然创造了些文化，推广了些教育，但从远处说，岂不斩绝了些创造文化的才能,糟蹋了些可以受教的智力么?这种斩绝与糟蹋的罪名实在要比那种创造和推广的功绩还大。这便是站在优生学的立场的人所见到的。一般人所见的是一时的社会进步与文化繁荣,他所见的却是民族血统的健康与秀拔;民族性的健康秀拔是进步与繁荣的动力与保障,而一时的进步与繁荣,即使做到了,未必能维持民族于久远不替。父母教育是着眼在民族的前途的,而近代所谓社会化的教育所见则不出当代。大家喜欢讲一个"推"字或一个"充"字,社会化教育充与推的所及无非是当代的同是圆颅方趾之人,父母教育却更其注意未来的世代。前者是横的,平面的,后者是纵的,直线的;两者的不能并行不悖,显而易见。近来当局正在提倡所谓民族中心的教育,但是他们对于上文所叙的远近纵横之理,似乎还没有了解。

　　于个人功利主义和社会化的两个特点之外,现行教育还有一个极有趣的特点,就是几乎忘记了人是一个动物,而许多的弊病就从这健忘中产生出来。动物个体的品性是有变异的,而现行教育不大十分注意变异。动物的品性的表现,一半是靠遗传的,而现行教育不大管遗传。高等动物是有性的功能,而此种功能又有两种不同的分化的,而现行教育不问性功用的存在,更不参考性功用的分化。变异与遗传比较抽象,不去说它,只说男女的分化吧。教育的过程里没有性教育的一部分,是忘记了性的功能,自小学以至大学,男女学生所学习观摩的东西竟会完全一样,是忘记了性功能的分化。极端的男女平权论者更以为男女在社会上的作业,完全可以互易,而不至于减少效率,不至于紊乱秩序,不至于妨碍进步。近年来社会生活的趋势,也确乎向着这绝对平权的路走去。但只要有一度平心静气思索的机会,便可知此种局面和趋势,不但不合生物学的事实与原理,并且违反了千百年来的常识与经验。历来男女分工的局面,在生理方面,固然不容易否认,但社会方面的分工,大部分又无非是生理分工以后必然的结果,又何能轻易加以否认和抹杀呢?大体而论,女子固然和男子相似,未始不能创造一些文化,产生一些财富,但在生育期以内,她对于这两方面能兼筹并顾么?这答复显而易见是不能。即在不生育的时期,固为生理作用的不同,她也不能兼筹并顾到和男子同等的程度。既不能而强之,势必至于各方面都吃力不讨好:这壁生育的功能要受妨碍,而那壁文化与经济的贡献也自不会十分满意。所以社会的经验告诉我们说,男女还不如安于一种比较分工的局面吧:男的多做一些文化与经济的工作，女的多负一些生产与教养子女的责任。这种分工的局面，虽有许多亟应修正的地方，尤其是在对于工作价值的看法上，但大体是不错的。

现行教育虽没有公开否认此种分工的局面，它的种种设施却竭力的在那里帮同摧毁。分工的局面一经摧毁，分工的原则一经推翻，试问父母教育还有几分存在的依据。父母的名分，因为生殖功能的不同，自然还得保留，但就他们的社会作业和在家庭中的地位而论，他们在子女的眼光里就没有什么分别。不但父与母之间没有多大差异，就是父母和一般教师之间，也就很难划一道界线出来。简而言之，分工的局面混乱以后，家庭也就无法维持，最多只能具客栈与公寓的形式而已。客栈与公寓里用不着家庭教育，用不到家庭教育的社会，用得着父母教育么？

所以在今日而言父母教育，有一个极重要的先决条件，或至少是应当和父母教育并行共进的，就是一般教育中个人主义和社会化的限制与修正，与生物事实的尊重。说限制个人主义和社会化的流弊，就等于重新奠定家庭所以为社会中心，重心，与基体的地位。英国人本主义者席勒（F. C. S. Schiller）在他的《优生与政治》的论文集里说，社会主义和个人主义都不是出路，惟有合理的尊重家庭的地位，才是出路，惟有健全发展的家庭才能兼筹并顾到个人和社会的两个极端，庶几于社会秩序和社会进步两端，都可以取得充分的保障。这种见地，我们不用说是十分的赞同。

优生学者极重视家庭，不但因为像上文所说的一般的见地，更因为它是未来的民族所由孳生长养的地盘。美国优生学者普本拿氏的《家庭的保全》和拙作《中国之家庭问题》*都是拿这一点做出发点的。父母教育在这一方面的问题恰恰和优生学的相同，它的先决条件之一，也就是家庭的维持和重新奠定。两者之间不同之点，也许一则注重为父母者自身在婚前之选择，而一则着眼在子女生产以后的教养。但广义的父母教育何尝不应该包括自身以及将来子女辈的婚姻选择问题，而广义的优生学又何尝可以把子女的教育完全搁置不讲。英国政治学家拉斯基（Harold Laski）近在伦敦演讲，提到"假如我们对于父母的选择，能审慎的话，我们在大学毕业以后，就会比较容

---

* 见《潘光旦文集》第1卷。——编者注

易觅到安插"。所谓"父母的选择"当然是一种婉转的说法,父母要选择子女都不容易,何况倒过来。他的意思无非指假若婚姻选择审慎,则将来的子女比较要有能力,有能力便容易得所位育罢了。至于怎样才可以对于婚姻选择,谨慎将事,那就得靠广义的父母教育了,有了广义的父母教育才能教青年男女于未结婚未生产之前充分见到前途的责任。所以说,谈到父母教育,就无异谈到了优生。

(原载《儿童教育》第 5 卷第 1 期,1933 年 1 月)

性与养的问题
——优生学谈座之一

性与养这个问题初看似乎很不寻常，其实，性就是遗传，养就是环境。若说遗传与环境的问题，大家就一看便认识了。孔子说："性相近也，习相远也"；"惟上智与下愚不移"；不管他说得到底对不对，他所称的"性"显而易见就是现在所认识的遗传。孟子说："苟得其养，无物不长；苟失其养，无物不消"；也不管他说得到底对不对，他所称的"养"显而易见就是现在所认识的环境。在西洋也有同样的情形。莎士比亚在他的剧本里，曾把遗传与环境两种事物对待的提到过，而所用字眼也就是"性"、"养"两字，性，他叫做 nature，养，他叫做 nurture。后来优生学的祖师英国人戈尔登（Francis Galton）也就采用了它们，认为是最可以包括一切遗传与环境现象的两个字。我们现在在题目里取"性与养"，而不取"遗传与环境"，并没有别的意思，不过要表示这个问题是一个中外古今所共有而亟切不容易解决的问题就是了。

*　　　*　　　*　　　*

有了这么一段关于题目的解释，我们便可以开始谈话。

常识告诉我们，古往今来出生的婴孩虽多，但没有两个是完全相同的。常识又告诉我们，任何婴孩对它的父母，大概比对别人家的父母要多像几分。这两点常识虽然极其浅近，但是全部优生学的学问便建筑在它们上面。为什么呢？假若各式各样的父母可以产生各式各样的子女，而产生的数目又大有不齐，同时产生以后所施的教养，又往往有许多分别，那末，显而易见的，这一代人口的成分和下一代的成分比较起来，一定会发生许多变迁；代数一多，变迁尤大；不上几百年，一个民族的品性上，也许会起很显明的变化。这种变化也许越变越好，那就是优生的；越变越不好，那就是反优生的。

婴孩的不相同，不必等到出生以后才看得出来；事实上在出生以前，做母亲的便可以感觉到。一个生过好几个孩子的母亲往往会告诉别的母亲说,老三在肚子里便不老实,老五却打头就是很文雅的。这种不相同的地方,当然到出生以后,一天要比一天明显,到了后来,往往可以运用种种测验的方法,把它们测量一番。现在研究教育心理学的人,一部分的功夫就用在这种测验的方法上。

但对于普通做父母的人,最可以了解与激发深省的,还是他们自己的子女的不相同。同一父母的子女,虽然生长在同一的家庭以内,它们的环境和训育当然不会完全相同,子女之间一部分的不相同自然便是此种环境与训育不同的结果;但有时候子女之间在形貌、才力、成就各方面的不同的程度,往往比环境与训育不同的程度还要见得深刻;换言之就是环境与训育的力量,至此便不足以解释。这在普通的父母便但知其然而未必知其所以然了。

这所以然便是先天的气质。这先天气质四个字,似乎先得加以解释。以前中国医书上讲先天后天,总是拿生产之顷算一个关键,生产以前是先天,生产以后是后天。我们现在却要拿得胎受孕之顷算一个关键,成胎以前才是先天,成胎以后就已经是后天。至于气质,那就是遗传的本性,也是两个老字眼,以后我们时常要用到它们,作为可以与遗传互通的一个名词。遗传既然也就是上文解释题目时所说的"性",所以它也就和"性"可以互训。这是我们要向宋元以来的理学家道歉的一点。宋元以来的理学家,因为咬定了孟子"性善"之说,而同时对于人类不同的遗传,不能不加以相当的承认,所以便有"义理之性"与"气质之性"的分别;前者是人尽相同的,后者因人而异。我们现在不讲求形上之学,近代的生物学也劝我们在这一点上不必多费口舌,所以就不但不把"性"劈做两种,并且根本承认——性和气质是一件东西。

气质的表现,普通又可以分做两个方面,一是结构的,一是作用的,再用两个老字眼来说,一就是体,一就是用。在体的方面的表现,比较来得显明,因而比较容易受人承认。譬如,在欧美高加索种人中间,眼睛的颜色普通有不同的两种,一是棕的,一是青的;一对棕睛的父母可以生一个青睛的婴儿,但不出半年,这青睛会变做棕睛,和父母的一样。这在欧美人是毫不以为惊奇的,他们知道这是气质的逐渐表现。更没有人站在环境的立场,出来说这是环境良好的结果,是父母朝夕抱弄、定睛细看的感应。在中国,我们没有这样方便的例子可举,但一个小孩,发育到相当岁数,自然会抽牙,到了青年期以内,自然会长成相当的身材,是高个儿,是矮个儿,大家根据他的家世,并且还可猜得比较的准。这类气质的表现,都是不成问题的。

  但是气质在用的方面的表现就不这样显明了。惟其不显明,所以就得用比较细密的方法来加以探讨。我们在下一次或不止一次的谈话里,就准备介绍好几种西洋学者已经试用过的方法。其中尤其是值得注意的是双生子的比较研究。

  (原载《华年》第 4 卷第 1 期"优生副刊",1935 年 1 月 12 日)

谈谈双生子（一）
——优生学谈座之二

我们在上次谈话里说，性与养的问题的研究方法不止一种，而最重要也最有趣的总得推双生子的研究。优生学的祖师戈尔登，很早就发明了这个方法。他在六十年前（一八七五）就做了一种研究的尝试，题目就叫做：《双生子，性养比重的一个标准》，登在当时的杂志上，后来（一八八三），又把它收进《对于人类品性与其发展的探讨》的一种论文集里。现在我们想把这篇文章的大要连编带译的介绍给大家。

*　　　*　　　*　　　*

双生子往往十分相像，几于教人不能辨别。于是做小说或剧本的人就把他们用作题材，演出极有趣的情节来。但情节虽离奇，其间究有几分事实的依据，很多人觉得是很值得推敲的。对于我们呢，自然以为更有推敲的必要，因为在双生子的发育史里，我们比较的容易把先天和后天的影响分别出来。……我们可以这样下手。我们就把从小就很相像而一起受过教养的双生子归并在一起，然后向他们的父母或家人打听，这种相像的程度是不是后来因为各奔前程，就有减低的倾向，就是，是不是越变越不相像，并且要打听他们所以不相像的理由。其次，再把小时候很不相像的双生子也归在一边，然后打听这种很不相像的程度，是不是因为教养相同与后来境遇相同的缘故，也有减低的倾向，就是，越变越相像。

我先预备了一种征求的信件，信上印了许多问题，分成十三股，每股有几个问题。其次把这种信件寄给我所知的双生子或和双生子接近的人，请他们填答。十三股问题的最后一股是请接信的人再介绍些别的双生子。这样慢慢的把研究的资料增加了，后来凑齐到一个相当的成数，我就动手研究。

读者到此，应该知道双生子实在有不同的两种，一种是两个卵成功的，有几种高等动物每胎必生两个或两个以上，就是这种。一种却是一个卵分成的，他们合一个胞，他们才是真正的同胞，并且他们的性别也一定是相同，都是男，或都是女。因此，我所得的结果，用统计的眼光来看，就不成为一条有规则的曲线。双生子和普通的弟兄一般，既然是同一父母所生，本来多少总有几分相像。这种相像程度的分布，照事物分布的自然惯例，应当是五六分相像的特别多，二三分相像和八九分相像的特别少，画起来成为一条中间坟起两端坡下的曲线。但事实并不如此。凡属性别相同的双生子中间，很相像与很不相像的例子，和五六分相像的例子比较起来，在数量上几乎没有差别，各成三分之一的样子。（大概很相像的便是一卵所生的，很不相像的便是二卵所生的；其余有五六分相像的三分之一大概也都是一卵所生的，不过因为种种后天的因缘，相像的程度比较稍差罢了。又这里所说的一二分、五六分等，不过是就其比例言之，读者幸勿拘泥。）至于性别不同的双生子，那就从没有碰见过十分相像的；事实上，他们也决不会是一卵所生的。

十分相像的双生子，我一起搜罗了八十对，其中三十五对有详细的事实，可资查考。这三十五对中间，有好几对竟然是全无分别，真连一些儿不同之点也举不出来。其余则大率微有出入；最相像而几乎没有分别的是头发和眼睛的颜色；其次是身材、体重、和气力，但在这方面也有几个显著的例外。至于言动举措，这三十五对中间，大都是很相像，言动举措时的表情虽微有不同，但在家庭以外的人便看不出来。说话的声调也很相同，但唱歌起来，主音的高低也往往有些分别。相同的程度最浅薄的是书法，这是很奇怪的一点；书法是一种有遗传倾向的行为，何以在双生子中反而不很相同呢？这一点我不能解释，但确乎是事实。

十分相像的双生子，因为十分相像，往往被人误认。我在这方面收到的答复很多，但大都是大同小异的。大率在儿童时期里，父母为免除误认起见，往往用颜色不同的缎带，缚在手腕上或脏子上，但有时候在喂东西，喂药，或责罚的时候，还不免闹错……有一对例子最有趣。有一次父母替他们洗澡，把身上的标记摘了下来，后来再穿起的时候，一时糊涂，不知究竟换错了没有，所以原先的甲，是不是仍旧甲，或变了乙，乙是不是仍旧乙，或变了甲，到老便没有闹清楚。还有一例，在三四岁的时候，一个画师替他们造像，中途因事，停了三星期工作，后来再画的时候，就弄不清到底谁是谁的了。在做母亲的人，这一类错认的笑话自然较少，但也是很寻常的事。做家庭教师的也常闹笑话，我也有许多例子。有一对双生的女孩子学音乐，功课的时

间两人稍有先后,于是有时候一个便连上两课,好让另一个可以整天的玩。下面是关于另一例子的一些原文:

> 她俩一切都恰好一样,她们的教师始终没有能把她们分别出来;在跳舞会里她们时常人不知鬼不觉的把伴舞的人对换;她们这种酷肖的程度几乎全不受年龄加增的影响。

下面一例,在双生的学童中间,是比较可以代表的:

> 这一对双生子在学校里喜欢捉弄人,所以时常被同学向教师控告;但一经提问,在双生子方面既谁都不肯自招,而原告方面又说不明白究竟谁是罪人,所以案子虽多,而定谳则大不易。有一位教师本"与其杀不辜,宁失不经"之旨,往往把两个都放了;另一个却本与其失不经,宁杀不辜之旨,把两个都给打一顿。

双生子对镜的时候,往往把自己的影子误认为另一双生子迎面而来,便打召呼的。这样的例子,我收到了九个之多。

有时候双生子的年岁已经比较的大,但是错认的事件还是不少。下面是一个例子:

> 一个双生子在大学里读书,另一个时常来探望他;有一次探望之后出去,门房里的工友坚不肯放,理由是深怕放错了人,要向学校负责。

双生子做了父母以后,他们或她们的儿女普通总不容易误认;但我也收到了两个例外。有一个女双生子的女儿在答复里说:

> 她俩(母亲和姨母)的声音笑貌实在是相肖得诧异;我在小的时候往往弄得莫名其妙;我到现在还时常想起,要是姨母老在我们家里住的话,我当时一定会以为我实在有两个母亲。

在订婚期间闹笑话的也有四五例,姑举一例如下:

> 甲与乙是双生子。甲先结婚。但在结婚以前,甲和乙同时碰见这位女子,并且同时都有一见倾心之概。甲先登门求爱,甲去乙来,乙去甲来,最后的胜利虽归于甲,但在求爱的时期里,这位女子和她的父母始终没有能辨别谁是谁。

我最后再举一个错认的例子;这错认的发生已经是在双生子的中年时

代。我所有的例子中，大约要算这个为最奇特了。写寄这个例子的是双生子的一个弟兄：

> 老大与老二是双生弟兄。老大在印度做事，有一次请假回国，海船误了日子，好几天没有能到。老二在本国做事，早就赶到了停船的海口，准备接他。他们的母亲也来了，望眼将穿，正在十分心焦之际，甲回来了，赶到老母的寓处，喊着说："娘，你好？"。母亲却说："老二，你这玩笑开得太厉害了；你知道我多么的心焦呀！"后来费了不少的时候，老大才解释明白他实在是老大，不是老二。

上文种种都是说一部分同性别的双生子的酷肖。此种酷肖的程度，普通虽因年岁的增加而逐渐递减，但也有减得极少，而看不大出的。这种递减的现象，初看很像是环境或"养"的影响，其实也许是遗传性格的分别表见，在两人中稍有先后罢了。

（原载《华年》第 4 卷第 2 期"优生副刊"，1935 年 1 月 19 日）

谈谈双生子(二)

——优生学谈座之三

戈尔登的双生子研究里,还有一些有趣的材料值得介绍的。先说两点。一是双生子,可以易地以处,而越发见得惟妙惟肖,二是双生子的疾病的经验。

下面又是戈氏自己的话了。

在双生子的相像中间,又有很奇特的一事,有好几位应征的人都提到它。例如有一位双生子的母亲说:

> 在表情上,他俩似乎是有一种彼此可以对掉的相肖的情形;遇到这种表情的时候,教人起一种感想,以为这个双生子的像他的哥哥或弟弟,比像他自己还要像得深刻。

又有一对男的双生子自己写着说:

> 我俩有许多十分相肖之点,但有一个时候,当我们最初分手以后,一个进了大学,一个加入商业,我们的性格似乎是经过了一番对换的手续似的;在那时候我们彼此以为他侵占了我的性格,我侵占了他的性格。关于这一点的证据,可以在我们的回忆,来往的信件,以及对于事物的意见里看出来。

这种现象,我以为可以这样解释。我们第一要知没有一个人的性格是很单纯的。第二要知一对双生子的一言一动虽都相似,但同一言动,在甲也许比较表见得频数,在乙也许不大频数。平常这一类的双生子所以还能教人分别辨认的缘故,大约就是这种表见频数的不同了。大约遇到甲乙同时表见的时候,别人便会引起辨认不清之感;遇到不同时表见的时候,别人和双生子自己便有彼此对换了性格之感。第三要知一对双生子的发育的步骤未必完全相同;他们尽管同时达到一个同样的目的地,但进行的阶段未必完全一样。例如,甲初生时比较肥大,略后却被乙赶上并且追出,再后甲又恢复以前的速率，把乙赶上，到了成年，二人终于一样高大。这种抢前与落伍的发展情形也可以引起性格对换的感觉。发育步骤的不同固然由于养，而目的地的一致与同时到达却是性所命定。

这三十五对双生子中间，至少有七对提起他们有同样的体格上的特点或同时生过同样的疾病。有一对写着说，她俩却有一个特点，就是，下梯子的时候，不敢快跑，这特点并且是在二十岁的时候同时发觉的。……又有一对，同在二十三岁的时候开始牙痛，并且是同一只牙齿，后来只好同时把这牙齿拔掉。头发的脱落也有同样的情形。因同一种疾病而死的，也有两例；其中又一例特别可以动人。他们的历史大约如下，他俩本极相肖，彼此也极友好；彼此都在政府机关当下级职员，也住在一起；后来一个得了一种腰子病，不治而死，其他一个不久也得了这病，七个月后也就死了。

至于平日的小病，双生子也往往同时沾上。三十五对中间，有九对便有这种同病的倾向。不传染的病，他们既不先不后的得着，传染的病，他们也是同时沾上，而并不是彼此后先传授。这表示他们的气质确乎也是相同的，不只是形态而已。让我也举几个例在下面。有一对双生子的父亲说：

> 他俩一般的健康状况真是十分相像；遇到一个发生什么病痛，其他一个在一二日之内准发生同样的病痛；一个复原，其他一个也就跟着复原，复原和得病的次序正复相同。他俩都害过百日咳、水痘、和疹子，他俩也都害过轻的黄疸病，都是先后同时。最近，他俩还同时发过一次寒热咧。

又有一对双生子的父亲说：

> 一个有病，其他一个几没有一次不同时表见同样的症候；在最近两个月里，便发生过两次这种的情形。有一次在伦敦，一个忽然染上痢疾，来势极凶猛；不出二十四小时，其他一个也一模一样表见同样的症候。

一个医生认识一对双生子，常替他们诊病，他在应征的信里说：

> 我同他们相熟，约莫有两年光景，在这两年之内，他们在身心两方一些也没有歧异的倾向；身外的种种势力似乎全没有力量在他们身上产生丝毫的差别。

又有一对双生子的母亲也说在十五岁以前，他俩总是同时同病，并且说，他俩开始换牙齿，只差得几个钟头。

我在下文还要举三个例子，其中两个是关于疯癫的；不过不全是我征求得来的资料，而是得诸于旁人的临床经验的。达尔文在他的那部名著《家养动植物的变异》里引着法国某医书里的一例说：

> 我（法国医生，名杜卢梭自称）曾经替一对十分相像的双生子诊病，他俩真是形容毕肖，所以除非同时和我在一起，我们分辨不出，究竟谁是谁。他们不但在形貌上相像，在病理上更是相肖得奇特。有一次，老大在巴黎闹着风湿性的眼炎，我去替他诊，他说："老二这时候在维也纳一定也闹着同样的病"；我笑着不信，以为天下那有这种巧事；过了几天，他给我看老二刚寄到的一封信，信上说："我正害着我的眼炎，你一定也害着你的啰"。这个例子虽奇特，但是千真万确，是我自己亲见的，不是别人告诉我的。在我的临床经验里，所见的委实也不止这一例，不过是它是最奇罢了。这一对双生子同时也有哮喘病，并且很厉害。他俩是生在马赛的，但始终没有能在那儿住家，有时因商业关系，非去不可，这哮喘病便立刻会再发；但发后只要赶到并不很远的都朗地方，也就可告复原。因商业关系，他们也时常一起在各国旅行，所到之处，有的会引起哮喘，有的不会，不论会有不会，两人的经验总是相同。

下面的一例是关于一对疯子的，见法人茅饶（J. Moreau）所著的《病态心理学》：

> 在形态方面，因为他俩很相像的缘故，旁人很容易错认。在行为上面，也是一样，并且连小节目处，也都相同。他们在疯狂时所表现的固执的意念是完全一样的。他们在想象中，同样的受人欺侮逼迫，欺侮逼迫，所从出的仇人也都一样，所用的工具也无二致。他俩在听觉上都有幻觉；同样的心灰意懒，满面愁容；同样的从不向人说话，别人向他们说话，也同样的一概不理。彼此之间，也从不通一言半语。但在这种冷静枯涩的日常生活里，有时候按着一定的时期，也会起一些突然的变化，这种变化，不但管疯人院的执事们见到，我（茅饶自称）也曾经目击，就是，每隔两三个月以后，莫名其妙他俩会同时比较的清醒和活跃起来，会同时不约而同的抱怨这样、抱怨那样，会不先不后的跑到医生那边，请求把他放出疯人院。所谓同时，与所谓不先不后，往往是指一天以内而言。这种有时期性的变化，即使他俩不在一处，也照样会同时发生；

有一个时期里,他俩并不在一处养疗,老大在比西脱,老二在圣安娜,差了一二十里地,但这种变化还是按时来到。

再有一个法国的例子,也很值得在这里一引,原文见一八六三年法国的《医学心理年鉴》。原文太长,今摘其大要如后。佛兰与马丁是两个五十岁的双生子,他俩都是铁路上包工的人。以前马丁曾经发生疯病两次,但并不严重。那年正月十五,他俩放储蓄的箱子被人偷去。到正月二十三日晚上,他俩(一个在干巴,一个在圣劳勒,相差六英里)在半夜三点钟的时候,同时做了一个恶梦,同时惊醒,也同样的嚷着,"我把贼带住了!他们想害马丁(他一个说佛兰)!"从此二人疯病大发,跳、蹦、舞,乱闹了一阵。马丁有个孙子,他就把它当贼,几乎把它弄死;后来跑出门去,想在河里自尽,幸亏他的儿子跟着拉住,随后就由当地的宪兵押送到疯人院去,不到三点钟,就死了。至于佛兰,闹了一阵之后,在二十四早上就清醒了,他奔忙了半天,一心访查偷箱子的贼,在路上正好碰见宪兵扭着马丁走路;于是又发疯来,不停的乱动乱话(口气和马丁的相同)。他要求替他放血,放后略好了些,但不久又托故出去,投河而死,而投下去的地点也恰好是几点钟以前马丁投的地点。

(原载《华年》第 4 卷第 3 期"优生副刊",1935 年 1 月 26 日)

谈谈双生子(三)

——优生学谈座之四

戈尔登的双生子研究里，还有两三个部分也值得一并介绍一下。

其次我(戈氏自称)要说的是双生子的联想作用。联想作用可以说是比较不可捉摸的作用了，但是双生子间的相肖程度，一样的可以很高。在我的三十五对例子中间，可以做见证的倒有十一个例子。遇到同样的场合，他们总是说同样的话；心血来潮唱起歌来，往往同时开始，并且唱的是同一的歌曲；诸如此类不约而同的地方，不胜枚举。又有时候，说一句话，老大说了上半句，老二便信口接上，说下半句，而结果与出一人之口无异。有一位善于观察的朋友有一次碰见这样的一对双生子，她把她的印象有声有色的讲给我听，她说："她俩(或他俩，性别不详)的牙齿长得一般模样，她俩说话的腔调措辞也是一样，总是不先不后的一起说，并且所说的内容也是十分相像；总而言之，她俩就像一个人的分身。"我在这一点上接到的故事不一而足，但有一桩是再奇特没有的了。有一对双生子，我们依然叫他们老大老二吧，有一次老大在苏格兰的某镇上买了一套喝香槟酒的玻璃杯子，预备回英伦时送给老二，让老二临时惊喜一下；不知那时候老二在英伦也正做着同样的勾当，他也买了一套，预备送给老大，好教老大临时惊喜一下，并且连玻璃杯的牌子也是一般无二。这种故事，一部分当然是由于碰巧，一部分也未始不由于联想作用的循着大同小异的途径，联想的途径同，于是乎行为也就相同了，若在比较迷信的人，就不免以为这是鬼使神差的结果；否则天下怎会有此等巧事。关于这一对双生子，我还接到过别的同类的故事，现在不细说。

再有一点我要说的是双生子的性情脾气与对于事物的好恶。三十五对例子中间，有十六对——即差不多一半——是极相像的，其余十九对也很相像，但也有说得出参差之点。例如老大比较健旺、胆大、有劲，老二比较温柔、胆怯、依人不舍；再如老大比较热心，老二比较冷静；再如老大比较富有独立性、能自出心裁、能孤高自赏，老二比较慷慨、草率、活泼。一言以蔽之，所有的不同也止是程度上的深浅,而不是性质上的两歧。也许起先也是很活泼的,大病一场以后,便变做比较的沉静;起先沉静的,大病初复,健康特增,便会变做比较的活泼。好比音乐,不同处在一曲的声音,不在全曲的格调。(光旦按:戈氏这一段话尚须斟酌;这十九对双生子,戈氏本不能断定为同胞的,而非异胞的,既不能断定,则性情上的不同,便是应有的现象,不必强作解释,以为只是一些程度上的不齐,而非性质上的各别。)

....

到此我们便可以下一些结论了。我们在上文口口声声讲起双生子的十分相肖,到此可知"十分"二字并不是过甚之辞。这三十五对双生子,自呱呱堕地以至成童或成年,在身心上始终维持着十分相肖的程度;但在成童或成年以后,此种相肖的程度也有略微减低的。这究竟又是什么原因?成童或成年以后,俩人的生活境遇,即生活的"养"的方面,自亦不免日就分歧,在这分歧的境遇中间,最足以引起身心上的差别的究竟又是什么势力?这是我们要寻一个答复的。

我在三十五对例子中间搜索又许久,才发见了一个比较间接的答案。这答案虽然间接,却很清楚,并且是很出我的意料之外。在有些例子中间,明明是境遇虽变,而相像的程度却数十年如一日,到老不变;但在别的例子中间,境遇变而相像的程度随之而变,而这种境遇一定不是别的,而是一场大病。有四例是猩红热;一例是瘟热症;一例据说是神经发热;一例是印度湿热的气候的影响;一例是九个月的大病,病名不详;一例是静脉肿大;一例是腿骨折断,使不能再有相当的运动;又有三例也是推源到疾病或身体衰弱,但不详。试举一例以概其余,一位父亲来信说:

> 初生时,她俩真是神态毕肖,唯一的例外是一个生而有静脉肿大的缺陷。结果是使她从小便不能有剧烈运动,例如赛跑与跳舞之类;后来年事稍长,她也就比较的沉静,思虑多而动作少。假若不因为这一点缺陷,我以为她俩身心两方的相像程度,真是无以复加的了;即就目前的情形而论,还是有人把她们看错。

也有人把相肖程度的减少推原到别的事故上去的,但只有很少的几个例子。更没有人提到这种减少是因为双生子中一人比较善用其自由意志。"我欲仁,斯仁至矣";一个意志坚强的双生子也可以说:"我要和老二不同,斯不同矣";但事实并不能如此。也足征意志纵强,未必能胜过自然的倾向,使改辙而行。三十五对例中间,有很可观的一部分是牧师,牧师总是劝人为善,在在鼓励人家立志自强,对于自然命定的见解,当然是不赞成的,这在他们的来信里很可以看出来;但说也奇怪,关于相肖的程度能不能因个人的决心与奋斗而减少,却未赞一词。

有人说起双生子的越大越不相像是根本因为天生成的不同的本质;不同的本质在发育期内逐渐推演而出,于是性格上也就不同了。这是对的(双生子原可以有不同的两种,其中一种的本质打头就不一样),但根据我所搜集的资料,我以为这种说法还不完全,也可以说只说得一半。有的双生子不是始终维持他们的毕肖的程度而到老不变么?可知世间确有在本质上似乎是完全相同的两个人,惟其完全相同,所以普通的不同的境遇如地域与社会阶级上的区别等等,不能引起什么性格上的歧异来。这一类正面的事实是极有力量的,无论反面的事实怎样多,也不能把它抵销。因此,双生子中间,凡是双方越长大越不相像,而同时此种分道扬镳的现象又不能推源到什么外来特殊的影响上去,那我们就不妨认为他俩的"性",原是不全一样的。事实上,有的分道扬镳的发育状态,竟非用"性"的不同来解释不可,除了"性"以外,竟别无解释。所以我们到此便不妨下一个结论说,在普通的境遇或大同小异的情况之下,唯一可以使品性上发生变化的事物是严重的疾病或创伤。除此以外,凡是少年时境遇与性格相像的双生子,不是因为本性的原来不同,越变越差异,便是因为本性的原来相同,而始终不因境遇的变迁而发生显著的区别。这后一种的双生子,好比两只机器相同的表,同时开着,一样快慢的走着,除非有什么障碍物掉进里面去,他们总是并行共进,至发条走完为止。所以我们说,在相当限度以内,"性"比"养"的力量要大许多。

(原载《华年》第 4 卷第 4 期"优生副刊",1935 年 2 月 2 日)

谈谈双生子（四）
——优生学谈座之五

前面三次谈话里所说的双生子，都是假定为本"性"十分相同的双生子，就是一卵所分化的那一种。至于那本"性"不相同的——即两个不同的卵所产生的呢，我们还没有加以讨论。戈尔登氏在他的研究的末尾，就讲到他们，我们不妨继续的介绍如后。

* * * *

我们现在要考虑到我们的题目的反面了。依我的见地，这反面实际上比正面更是要紧。前此我们所观察的一些例子，都是起初很相像，而后来比较差异的；现在我们要把起初很不相像的例子检阅一下，看他们后来在儿童与少年期内，是不是因为"养"的相同，而越长越相像。在上文已经提过，一对双生子之间，也往往有许多身心上悬殊之点，望去无论如何不会相混。这样的双生子我也有二十对，每对都有不少的事实，可供参考之用。……兹引若干例如下。

例一——"他俩从小的'养'是完全一样的，都很强健；但是在体格的别的方面以及心理上及性情上，可以说是再两样没有的了。"

例二——"我可以决绝的答复说，这两位双生子虽由一个保姆管领，虽进同一个学堂，从出生到十五岁，虽始终没有分离过；但我可以决绝的回答，在品格上、习惯上、与相貌上，他俩真是完全两样。"

例三——"他俩从没有分离过，在营养、服装、教育上，也从未有过丝毫不同的待遇；他俩是同时出牙齿的，也都生过疹子、百日咳、和猩红热等病症。两人身体都极好，也都很能干，但是在别的方面，他俩的不相同和家中任何其他两人一样。"

例四——"他俩身心两方面都很不相同：老大是沉静、恬退、动作迟缓而有把握，很和气，但稍有拂逆，即面有愠色；老二却是敏捷、活泼、少顾忌，进锐、而退亦速，躁急易怒，但亦事过即忘，不念旧恶。他俩的教育是一块儿受的,始终没有分离过。"

例五——"在身心两方,他俩向不相像,年事渐长,此种不相像的程度便有与日俱进之势。他俩所接受的外来势力可以说完全一样,从没有分开过。"

例六——"在能力与性情上,这两位双生的姊妹是很不一样的。一个是恬退,但极有决心,别人动摇不得;对于音乐图画,没有什么兴趣。另一个却是活泼躁急,敏捷多才;对于音乐图画,更有极大的爱好。从小就没有分开过,在学校里也难得暂时分手,到亲友家去拜访,也总是一同去的。"

例七——"他俩从小所受的待遇是完全一样的,都是用牛乳喂大;他俩的乳媪与保姆是同样的两个人,很友爱。所以他们的发育的分道扬镳,便不能不推源到自然性质的不同上去,在待遇方面实在寻不出什么解释来。"

例八——"他俩的不相像,真是无以复加了。(接着是一大篇关于他俩差别的分析,原是极值得一读的,但对于双生子中的一位,或不免开罪,故割爱不录。)他俩都是用牛乳喂大的,并且一切都是由一个保姆经管。"

例九——"他俩的家庭训练以及其它影响全都一样,所以我以为他俩的性格各别差不多全都得用先天的质地来解释。"

例十——"这一例是很特别的,他俩在体格上既不相同,在品格上尤各树一帜。一言以蔽之,身心上始终是很不一样。但他俩都是在乡间生长的,并且在同一学校读书,到十六岁才分开。"

例十一——"从婴儿时期,他俩的形态、性情、与嗜好、以及身心的其它方面上,都很是不一样。我以为这种差别是先天的,年事渐长,自然表见,初不系乎什么特殊的境遇。"

例十二——"我俩一点儿也不相像。我不妨说姊姊和我的性格是完全相反的,并且从呱呱堕地之顷起便已如此。我俩虽十分友爱,而性格的两歧总是一大事实。"

例十三——他俩的父亲说:"从小他们在身心上便不同,并且不同得很奇特。"现两人之中一人已死,生存的一人自己也说:"我们的同学都特别注意到我俩的性格,以为在能力与脾气上,不但是不同,并且可以彼此补充。老二很沉静、多思虑、富有诗意,极有文才;我自己却是很讲求实际,爱好数学和方言。我俩合拢起来,确乎可以成一个很像样的人。"

我(戈氏)还可以举一些同样的例,其中也有提到彼此性格可以补充的一点的。但此数已经很够了。总之，各例的内容虽不无出入，但绝对没有一个提到各别的"性"曾经因相同的"养"而渐归于相像的一途的。各例中所说的种种差异的程度，也许有过火之处，见同见异，往往因成见而有伸缩，同则越见其同，异则越见其异，原是人情之常，不足为怪。……但把过火的话折销以后，我们读后依然不免引起一种感想，就是，除了普通的教育与职业训练的效能以外，好像"养"真没有多大力量似的。这样一个感想，和上文关于十分相肖的双生子的结论，很能呼应，并且使它更见得颠扑不破。在十分相像的双生子，不同的境遇的影响一直要到成年以后（即两人分手以后）才开始活动，在那时候他们的性格当然已趋固定，不容易再唤起什么很大的变化；这在平日看重"养"的人，也未尝不能引为口实，以示早年境遇的重要。但不相像的双生子所供给的事实，他们便不能依为口实了。何以呢？这种双生子和相像的双生子一样，至少在成年以前的境遇是一样的，在重视"养"的人看来，同样的境遇固然产生了一批十分相像的双生子，但对于这另一批很不相像的双生子，何以独独没有发生微些效力，也同样的使他们归于十分相肖的一途？这在平日注重"养"的人便难以解释了。我们的解释便比较容易，就是，"性"比"养"要有力量得多，相像的双生子的所以相像，大半固然由于"性"，不相像的双生子的所以不相像，大半也未尝不由于"性"了。我们在这里所称的"养"，不用说，自然是有限制的，大凡两个人的地域和社会地位大致相同，而行为、性格、功业、造诣竟大相悬殊，这种悬殊的程度，便不能不归诸于"性"。我这一番事实的推敲与结论，读者也许以为未免过火，以为难道"养"或境遇的贡献，真是怎样的微薄么。这也许是，但我不妨举一个比喻，来做这篇双生子研究的煞尾。常有人站在溪涧旁边看流水，信手掷些残枝败叶下去，看它们在顺流而下之际，半途受些什么障碍，或受些什么帮衬。他很可以把那些障碍或帮衬的事物看做十分重要，甚至于以为残枝败叶的行止迟速，全部受它们的支配。但事实上呢，无论零星的障碍物怎样多，所有的枝叶终于逐流而去，且通扯了说，它们的速率也正复大同小异。"逝者如斯，不舍昼夜"，我们的生活也就如此。我们的"养"好比那些溪涧里的障碍物和帮衬物，我们的"性"好比流水，而枝叶便是我们自己；所不同的流水只是流水，而我们的"性"，除了一部分的双生子以外，没有两个人十分相同罢了。

(原载《华年》第 4 卷第 5 期"优生副刊"，1935 年 2 月 4 日)

风起云涌的双生子研究(一)
——优生学谈座之六

戈尔登氏以后，西洋研究双生子的人，便一天多似一天，截至前年为止，据我个人所见到或听到的，起码有七十家上下。我们对于这些，自然不便一一介绍，因为材料实在太多；也不必一一介绍，因为它们的结论，全都和戈尔登在一八八三年以前所得的大同小异，就是，"性"比"养"要来得关系重大，所不同的是，有的说得更肯定些，有的说得多留些余地罢了。但是他们这种种努力，是值得综合的叙述一下的。

这七十家研究双生子的人中间，推美国人为最多，要占到一小半，依我所知，实得二十六家；其次是德国人，至少也有二十家；英国、加拿大、荷兰、丹麦等国也都有贡献，但去美、德两国甚远，所可异的是英国，戈尔登虽然是一个英国人，但是本国人中间传他这一部分衣钵的人却反而不如外国人之多。中国也有一家，是现在在浙江大学担任心理学教席的沈有乾先生。

就时代而论，我们也可以看出一些显著的进步。戈氏那篇研究出来以后，一直到十九世纪末年，二十多年之间，似乎根本没有第二个人注意到这个题目。到了这个世纪，最初十年里，便有两家。到第二个十年里，便有四五家。到第三个十年里，便多至三十几家。从一九三一到一九三三，三年中间，便至少已经有了六七家。西洋人研究一个题目，那种日积月累、锲而不舍的功夫与精神，也真是教人可惊。

我们再可以就他们研究中特别注意到的对象看一看。有的自然以双生子的整个人格作对象，有的只注意到他们的局部的品性。这种局部的品性大约可以分做四大部分，一是体格的结构与形态，二是心理的品性，如智力、兴趣、性情等，三是病态生理与疾病经历，四是精神病态。那些以整个人格做观察对象的自然对于这各部分都得看到，否则就只限于一部分，或一部分的某一个特性。姑就刚才所说的四个部分，把各家的注意归纳一下，则得：

结构形态——至少二十三家

心理品性——至少三十四家

　　生理病态——至少十六家

　　精神病态——至少十一家

　　在这四种品性方面,我们又可以作进一步的端详。结构形态方面所包括的有:手足掌心的印纹、指纹、脑的结构、各色的痣、头顶的旋螺、血轮的数量、耳朵的形态、发牙的时期、与牙根安放的格式、眼球中的角膜与虹膜……至于身材、体重、头颅的形状、皮肤的颜色、发育的速率等,比较普通的品性,注意的人自然更多。心理品性项下包括的是:一般的智力、各种的性情脾气,以及零星的才能特性如认字、书法、绘画、左手比右手灵动等等。在生理的病态方面,除了一般的疾病经历以外,又注意到种种特殊的身体上的缺陷或疾病的倾向,如水膨头、近视、远视、中耳炎、耳鸣、牙蛀、缺嘴、裂腭、甲状腺肿、雀斑、痤疮、玫瑰疹、毛根四围角质化、骈指、左足残阙、结核病、糖尿症、髋骨脱臼、内脏翻置、尿道上裂、阴阳不分、腹股沟疝气、对于颠茄毒之易感性等等。在精神病态一方面则有:低能、羊痫、犯罪倾向,以及各式癫狂如文武癫及花癫(早熟癫)之类。我们不怕琐碎的写下这一大类品性或特点,并不是说它们本身对我们有什么趣味,有趣味的是:在双生子——同胞的双生子——中间,这种特点大都是成双成对而来,要是老大有它,老二大概也免不了;老大善用右手,老二便善用左手,左右虽然不同,而两人并立或一人对镜的时候,却恰好成对;最有趣的是"腹股沟疝气"的一例,老大老二都有,老大的偏在左面,老二的偏在右面,最近出版的一位挪威医学家做的一本《遗传与疾病》里,还有他们的照相咧。

　　这七十家研究双生子的人中间,有几家是至少应当特别提一提的。最早的一位是美人韦尔德(Wilder),他接受了戈尔登的一句话的暗示,于一九○四年开始研究人身上最微细的一种品性,就是手足掌心的印纹。他发现在同胞双生子中间,这种印纹的格式不但有密切的相肖程度,并且有左右配称的巧合。原来这种双生子既由一个受精的卵分裂而成,那末同样一个特点,在老大左边的,到了老二身上,自然应该在右边。好比剖一个西瓜,在边上切着了一粒瓜子,在西瓜的两半里,那两个半粒的瓜子,自然是成左右平分之势。所以他们说,一对双生子的相肖程度,就差不多等于你和你镜子里的尊容的相肖程度一样;你的左手,到了镜子里不便在右边么?

　　戈氏以后,第一个研究双生子的智力的是哥伦比亚大学师范学院的老教授桑达克（E. L. Thorndike）。他在三十年前便在纽约公立小学里挑了五十对双生子，给它们以种种简单的测验，他发现三种事实，足以证明"性"的力量要比"养"为重大。一、年纪较大的双生子并不比年纪较小的双生子更来得相像，足见那些较大的双生子虽大上几年，而这几年里的环境影响，至少在相像的程度一端上，并不曾有什么转移的力量。二、双生子和普通同性别同年龄的儿童相比，他们的相像程度要大到两倍至三倍以上。三、品性有比较现存而无须多大训练的，也有特别需要训练而后成熟的，要是环境的力量很大的话，双生子之间，在后一种品性上所表见的相肖程度，应该较前一种更为显著，但事实并不如此。桑氏这种结论和戈氏的可以说是全无分别，不过因为他运用了测验的方法，所以要比戈氏更来得直接，更见得确准一些。从他起，双生子的研究才成为一种数量的学问。

第三个我们要提到的是美国芝加哥大学动物学教授牛门（Newman）。他本来是专研究所谓双生子的生物学与生理学的，而所用的研究对象是一种低级的哺乳动物，中文很勉强的叫做犰狳。但近年以来，他也时常用人做对象，他的贡献是和韦尔德的在一条路上的。他也研究过好几对从小就彼此分离的同胞双生子（一九二九——一九三〇）。这种研究往往最有意味，因为这种双生子，"性"固然相同，而"养"则一出娘胎便相歧异。

他们的结论是大体上很一致的，"性"所决定在前的，"养"所能转移变化于后的，实在有限得很。

（原载《华年》第 4 卷第 6 期"优生副刊"，1935 年 2 月 16 日）

风起云涌的双生子研究(二)
——优生学谈座之七

我们已经谈过五次双生子和"性""养"比重问题的关系了。读者也许多少觉得有些不耐烦了吧。好，今天的是最后的一次了，过此我们便要换过题目。

上次我们说二三十年来西洋的学术界出现了不少的研究双生子的文字，临了我们还提了比较得风气之先的三位学者。如今我们要继续的介绍几位和他们的工作的梗概。桑达克做了那篇研究文字以后，约莫二十年之间，欧美的心理学界增添了一部分很新鲜的工作，在美国尤其是热闹，那就是智力测验和其他心理测验的方法，尤其是智力测验。戈尔登也注意到双生子的聪明，但只是观察，并且此种观察并不是直接的，而是间接的用通信的方法搜集而来的。桑达克的观察是直接的，也用了些测验的方法，但只是一些零星学习能力的测验，而不是一般的标准化的智力测验；那时候离开此种测验方法的成立至少还有五六年，自然是不能利用。到了一九二四年，梅立曼氏（Merriman）才开始用比较严格的智力测验法与比较细密的统计方法来研究，研究的结果是一篇专题报告，叫做《双生子智力的相肖》。这番的研究有两个目的：一是要看环境的影响，那"养"的影响，对于双生子智力相肖的程度究有多大；二是要从心理方面来坐实生物学者已经承认的一个结论，就是双生子实在有来历不同的两种；这后一个目的尤其是不能没有，因为桑达克当初做双生子研究的时候，对于这种双生子的分法，曾经加以怀疑，而在他自己的研究里，是把所有的双生子当作一种看的。梅氏利用了三种不同的测验方法，所测验的双生子多至一百四十三对，少亦有七十六对。他得到了三个结论：一是双生子的智力的相肖程度，并不因环境关系而发生有意义的增损；二是双生子确有很分明的两种；第三个结论是所以纠正一个通俗的误解的，就是，双生子在智力上，比起单生子来，并不吃什么亏。他这三个结论，虽大体上都可以成立，但是他所以达到这些结论的方法，尤其是第一个,细密中还嫌有罅漏,上次我们提到的那位沈有乾先生,后来就在《学校与社会》杂志上,发表了一篇补苴这种罅漏的文字。梅氏后一年,又有一位心理学家劳特拔喝(Lauterbach),也做了一个研究,在规模上与性质上和梅氏的很相像,所研究的双生子凡二百十二对,他的方法和结论,和梅氏也正复相类,无须再重复的说。

　　梅氏和劳氏以后,在双生子的智力方面下功夫研究的,还有好多家,但全都是大同小异,在方法和结论上并没有什么新的创获。到了一九二九年,耶鲁大学儿童心理学教授格塞尔(Gesell)和他的帮手们想出了一个新的研究双生子和"性""养"比重的方法,因此也就得到了一些比较新鲜的结论。他们这种研究是专以同卵双生子为对象的,一对双生子的究否为同卵,当然是事先早经设法断定了的。他们的方法是这样的。有一对同卵双生子甲乙二婴孩在此。他们暂时把它们分开,从初生后第四十六星期起,到第五十二星期止,六星期之间,先使甲孩受种种严密的动作的训练,例如爬梯级、搭木块之类;而乙孩则暂时搁置一边,不许其有同样的经验,一直要到第五十三至第五十五星期之间才同样给它一些训练,而同时并不把甲孩另行隔开。后来到了第八十四星期,又开始语言的训练,照上面一样的办法,先把甲孩训练了五个星期,而乙孩则暂时搁置一边,丝毫不给它练习语言的机会,甚至于普通的语言的环境,亦不让它加入;到了第八十九至第九十二星期之间,才给它同样的训练,而彼时的甲孩却始终得在普通的语言环境内活动,并不另外安插。这样一种试验的结果,就我们向来的成见而论,一定以为甲孩比乙孩要占不少的便宜,它的动作和语言成绩,在第五十五个星期与第九十二个星期之后,一定要比乙孩好得多,因为它不但受训练受得早,并且也始终没有经历过一个隔离的时期。但事实却并不如此,甲孩的最后成绩并不比乙孩好,乙孩的训练虽迟,虽有一个时期不能与普通的环境接触;而一经训练,它的造诣便很容易的赶上甲孩。因此,格塞尔教授和他的合作的人便得到一个比较新鲜的结论,就是,一个婴孩在行为上的发育,是和训练的关系小,而和成熟程度的关系大;假若发育的成熟尚未达相当程度,则训练虽早、虽严,也是无用,发育成熟而已达相当程度,则训练虽较迟、虽较疏,也可收同样的效果。训练是属于"养"的部分,发育成熟的步骤,就其主动的原因而论,却是属于"性"的部分。甲孩与乙孩的"性"原是一样的,唯其一样,所以发育成熟的步骤同,而最后在行为上的造诣亦同,初不因训练的迟早疏密而分轩轾。"性"比"养"的地位要来得更为基本,意义更为严重,这是个很可以发人深省的证据了。格氏的研究发表以后,便有人主张多用一些同卵双生的婴孩,来大规模把他这种结论坐实一下。

关于双生子智力相肖的研究,这几个例也足够代表了。我们如今再提几个关于双生子的病理的研究。大凡对于遗传的作用怀疑的人,对于常态的体格上的遗传,大率还能承认,至于心理的品性与病态的生理,就异常的怀疑,至于病态的心理,大约是最不轻易置信的了。如今我们即就这些异常可疑与最不轻易置信的方面,举一些最近几年来德国学者研究的结果。我们姑且不管各家的姓名,但把结果的数字胪列如下:

		结核症	又癫	花武癫	文癫	低能	羊痫	犯罪倾向
同卵双生	双方	26	5	52	31	11	16	10
	一方	11	1	11	2	2	7	3
异卵双生	双方	17	2	3	1	4	2	2
	一方	52	8	47	13	46	15	15

同卵双生的"性"相同,所以双方都感受一种病态的例子较多,而一方的例子较少;异卵双生的"性"很有些分别,所以双方都感受一种病态的例子较少,而一方的例子较多。结核症一项,因为有细菌传染的关系,还可以从"养"的方面来解释一部分。犯罪倾向一项,因为有行为模仿的关系,也可以从"养"的方面来解释一部分。但是其他花癫、文武癫、低能、羊痫等四项,显而易见既不由于传染,更不由于模仿,要从"养"的方面求觅相当的解释,就困难得多了。许多结核症的例子里,有一个特别有趣,同卵双生子某甲与某乙,本来都没有结核的症候,后来在四年之间,两人先后害起结核症来,而害的部分恰好都是那块小小的脚跟骨!

关于双生子与"性"、"养"关系的谈话,到此可以告一结束了。我们在上文引的种种资料全都是外国来的,这并不是说中国并没有同样的资料;我们相信中国尽有,并且也不会比外国少。在我们汗牛充栋的笔记体裁的笔墨里,就可以找到不少。自从我们这番谈话开始以来,就有不少的朋友向我们讲起他自己家里或朋友家里的经验。报上也不时有关于双生、以至于三生、四生子的新闻。但可惜没有人平日能够化些功夫,把它们集合在一起,做一些综合的观察。记得十年前的《时报》画报上登着一张照片,题目是《粤东两代孪生男女之巧耦》,片中凡八人,合成四对夫妇,最靠左右两边的是一对双生的弟兄,叫做梁拱端、梁行端,其次左右排列的是一对双生姊妹李畅和、李聘之,也就是二梁的配偶;最中间的四位,两位是梁氏第二代的双生弟兄,叫做效通、效达,是新郎打扮,他俩究属是行端的儿子还是拱端的儿子,图上就没有讲明白了;两位新娘叫做叶爱和、叶爱平。所以这一幅照相实包括两代、三姓、四对双生子,而且每对看去是绝对的相同,大约全都是同卵双生无疑;也真要算是双生史里的一段佳话了。中国双生子的资料,目下所供调遣的虽尚不多,但有此一例,也就多少可以代表。最后我们对读者还有一个请求,假使你是一个双生子,或有双生子的朋友或亲戚可以介绍,务请和我们通信,让我们有机会征集一些道地的中国材料。

(原载《华年》第 4 卷第 7 期"优生副刊",1935 年 2 月 23 日)

寄养儿童与家庭环境

我们谈了好几次话,虽然把双生子的题目给打发开了,但是我们还没有能够把"性与养的问题"的大范围通盘的检阅一过。

"性"和"养"这人生二大因素,究属那一个更来得基本,更来得有先入为主的势力,我们还可以从好几方面来测验。其中有一方面便是寄养儿童的测验。

中国以前有身份的人家,往往很看不起抱养子女的办法,有子的固然用不着抱养,无子的又十九采用立嗣的方法,就是,一样立一个后辈,一定要向同族近支中觅取,而不向不相干的异姓中抱领。在以前修家谱的凡例中间所以往往有"异姓抱养不书"的一条明文。西洋的情形和我们不很一样,中产以上的人家,不论自己有无子女,因为慈善的动机,有时候也喜欢抱养别人家的子女,让他们和自己亲生的子女一同生长。因为这种风气比较盛行,所以社会上便有一种特别的慈善机关,专做这种介绍的工作。

研究"性与养的问题"的人,始终认为在比较"性"与"养"的力量的时候,我们总得把二因素中之一,按住不动,即选择一种资料,其二因素中的一因素是显的固定的或划一的,然后看其它一个因素对于这种资料的品性,有多大转移变化的影响;要是影响很少,那末,可知命定此种品性的更基本的力量,必然的是出自那比较固定与划一的一个因素;要不然,那结论便正好相反。以前讨论双生子的时候,我们发见研究的人早就采用这个方法。对于同卵双生子,他们按住不动的是他们的"性",而所发见的是"养"的变化虽大,而所引起的品性上的转移却并不大。对于异卵双生子,他们按住不动的是"养",即选择了些在"养"的方面情形很划一很固定的资料。但是"养"虽划一,而品性之转移变化,并不因此减少;于是乎得到了一个一致的结论,就是,前之品性的变化少,是由于"性"的相同,后之品性的变化多,乃由于"性"之相异。换言之,即无不以"性"为更基本的一种动力。如今养子的研究,在性质上便和异卵双生子的研究很有几分相像,因为它所选择的一种局面，在"养"的方面是划一的，而在"性"的方面，则并不划一。换言之，养子与亲生子女的家庭环境是相同的，但是他和他们的"性"，却因来历不同，便有许多差别；除非是在抱养的时候，做义父母的人就下过一番挑剔的功夫。

大约七八年以前，美国有一位女士，勃克斯博士(Barbara S. Burks)就做过这样的一个研究，题目很长，叫做《性与养对于心理发育的相对的影响：抱养亲子的相肖程度与本生亲子的相肖程度的一个比较的研究》，登载在一九二八年美国全国教育研究会的年报里。勃克斯博士的资料是二百十四个养子（与养女）。他们开始被抱养的时候都还不到一周岁，实际上的平均年龄只是三个月。在研究的时候，他们最大的不过十四足岁，最小的也有五足岁。同时勃克斯博士又挑了一百对夫妇双全、并且自己有儿女的家庭，来做一个对照。挑这一百个家庭的标准，是它们的社会地位、经济身份、与其各部分的环境要和二百多个养子所加入的家庭很是相等；至于子女的年岁，自然也要相等；惟其相等，才来对照。她的理论是这样的。假若一个人的聪明（智力），是生活训练、父亲榜样、与物质境遇三种事物的产果，那末，那二百多个义子女和他们义父母的相像程度，在研究中所选择的局势之下，应该和亲生父子母女之间的相像程度没有分别。假若有分别的话，那分别便一定是由于义子义女所带来的遗传了。她详细分析与比较的结果，确乎发现是有分别的，并且有得很多。

勃克斯博士发现在智力方面，真亲子的相关系数[①]是〇•五三，而义养亲子的相关系数只得〇•二〇，相差有〇•三二之多，这〇•三二的不同便不能不推到遗传身上。又亲生子女的平均智商[②]是一一五•四，而义子义女的平均智商只有一〇七•四；相差有八点之多，这八点的差别又不能不说是遗传上的差别，因为双方的家庭环境是一样的。

和勃克斯博士差不多是同时举行的，还有一个很著名的养子研究。芝加哥大学，心理学系教授福瑞曼氏(Freeman)等的研究，在性质上是和勃克斯的大同小异的。但结论却很有不同。他们发现义养子女的智力，因为加入较好的家庭环境，便有逐渐进步、和义父母的智力越来越相像的趋势，加入的时期越长久，此种进步便越来得显著；因此他们便认为智力并不是一种固定的东西，是可因环境而有进退的，并进而肯定环境势力的伟大。但是福瑞曼教授等的研究，和勃克斯博士的比较起来，有两个显然的缺点，一是他们的那批养子养女，在被抱养的时候，是多少经过一番挑剔，就是，做义父母的人对于他们的来历，不免有过一番查考，对于他们的聪明程度，也不免有过一番比较与选择。这一点福氏自己也至少承认一部分。第二个缺点是在被抱养的时候，养子或养女的年龄已经比较的大，平均是四年又八个月，较之勃克斯的资料要大四年又五个月。年龄一大，便有两种不利：一是这四年多的抱养以前的环境影响，一定和抱养以后的环境影响分不清楚，因而牵动研究的结果与此种结果的价值；二是义父母在抱养时要挑剔的话，便多了许多可以凭借的地方。譬如聪明这一点，一个三个月的婴孩，究竟聪明不聪明，怕不容易辨别，但是一个四五岁的小孩子的聪明程度，就很容易辨别，而被引为挑选的根据。因为这两个缺点，福氏等的研究虽有它的价值，究不及勃氏的无懈可击。很多人公认勃氏的研究是一种不刊之作。

勃氏的研究又尝明白的计算出来，家庭环境与遗传的比较是百分之十七对百分七十五到八十，其余是其它环境重要得多。这种数字的比较，假若我们不知道她所由达到它们的统计的步骤，也许没有多大意义，但遗传与家庭环境的轻重异势，是可以无疑的。

但百分之十七的数字，也未可等闲相视；谁不希望可以在一个良好的家庭环境里生长？不过若说家庭环境一好以后，便可以转变遗传的气质，那就不免希望太奢了。

注释：

①"相关系数"是量断事物品性间相像程度或相关程度的一种系数。完全相像或完全相关，即等于1；全不相关或全不相像，即等于○。如人的左右大腿骨当然是十分相像，它们的相关系数是○•九六。同卵双生子是极相像的，他们各种品性的相关系数都在○•九○以外。嫡亲父子间各种品性的相关系数则为○•六○左右，即恰好在完全相关与全不相关的半路。

②"智商"是"智力商数"的缩写，心理测验家说人有两个年龄，一是普通纪年的年龄，一是智力的年龄，以普通年龄除智力年龄，所得商数（乘一○○）就是智力商数。中材的人，总是智力年龄与普通年龄相当，所以他的智商便是一○○，过此便是中材以上，以达于上智的地步，由此以降便是中材以下，以达于下愚的地步。心理测验家相信一个人的智力是遗传的，不因年龄长大而增加，所以他的智商也是不变的。

（原载《华年》第4卷第8期"优生副刊"，1935年3月2日）

生育节制的几个标准

生育节制是一种利器。唯其是利器,所以运用得法,固然可以产生社会福利,运用不得法,可以产生危害。换言之,在运用之间,它自身也得受相当节制。这种节制又有什么标准呢?我以为至少有下列的六个:

一、母亲体格
二、子女教养
三、遗传好坏
四、家庭经济
五、个人方便
六、社会道德

这六个标准的价值并不一样。依我的见地,最关紧要的是母亲体格,其次是子女教养,又其次是遗传好坏,又其次是家庭经济。最不必看重的是个人方便和社会道德。上面一至六的次序就是这样排的,紧要的在前,不紧要的在后。

母亲体格之关系重大,是最显而易见的。一个体格健全的女子,每生产一次,至少应当有两足年的休息,这两年以内,最好不要怀孕。至于体格不很健全的女子,这休息的期限就得更延长,愈不健全,就愈得延长。充其极,也许一次生产都经不起。所以凡是已婚的女子,谁都用得着节制的方法,不过用的程度应当和她的健康程度成一种反比例,即愈健康愈不妨少用,愈不健康应当多用。有的女子,似乎自己有调剂的力量,第一次受孕和第二次受孕之间,总有两三年的距离,所以便无须节制的方法;但这种女子是不多的。

母体的健康和家庭生活的安全有多方面的关系。她是一个治家的主妇,家政的整饬不整饬自然和她的健康拆不开的。她是一个妻子,婚姻生活的美满与否至少一半是建筑在她的健康之上。她也是一个母亲,对大的子女她有教导的责任,对小的子女她有哺乳的责任;这种责任又是和她的健康程度有联系的关系。最要紧的是她自己也是一个人,一个人有享受生活、发展才能、满足兴趣等等的需要,而此种需要的能否如愿以偿,很大的一部分要看她的健康程度能不能容许。一个始终在怀孕、生产、哺乳等工作中转圈儿而弄得精疲力尽的母亲,自然是谈不到这些对家、对丈夫、对子女、对自己的种种责任。

子女的教养是第二个重要的标准。所谓教养,又可以分做三种方式来说。最基本的方式是胎期以内的营养,或简称曰胎养。以前胎教之说虽早经遗传学者推翻,但是胎教中的营养的部分,终究是不能看轻的。胎养虽不能转移一个婴儿的遗传品性,但是它的足不足,和婴儿的发育有极大的关系。以前中国医生有先天后天之分,所谓先天,其实就是指胎养;他们认为病之所由起,不是先天不足,便是后天失调,实在很有几分真理。胎养的好坏自然要看母体自己的营养。女子因为有此种胎养的责任,她的新陈代谢作用本来和男子不同,在她是代的作用多于谢的作用,长的作用多于消的作用。凡属健全的女子,不论已婚未婚,总有这种准备,但若婚后生产次数过多过密,使谢的作用多于代的作用,或代的作用赶不上弥补谢的作用,结果,她自己和胎儿必交受其弊。在胎儿一方,轻者是先天不足,出生疾病恐多,不易保养,重者也许引起流产或哑产。

教养的第二方式,或第二阶段,是哺乳。最圆满的哺乳方法自然是自乳,不假手乳媪,也不利用种种的代乳物品。代乳物品的危害是生理的,雇用乳媪的危害是心理的、教育的、社会的。自乳又得满足相当的期限,至少也应当满十个月或一年。要自乳,要自乳到十月或一年之久,又得让母亲在每一次生产以后,得充分恢复她的健康。谁都知道女子在哺乳期内本比较不易受孕,但若受孕,那乳汁的滋补力量就要大减。所以为哺乳的婴儿计,生产的频数,非有节制不可。

教养的第三方式或阶段是幼儿的家庭教育。近顷小学教育日就普及,幼稚园也逐渐发达,大都市如上海、南京、广州、北平等处又有托儿所的设立;——合并了看,好像从今以后,家庭教育是无足重轻的了。其实这是一个很大的错误。这一类教育的设施,只会有相当社会化的效用,至若体贴入微的个别的爱护与指导,则非母亲不办。托儿所一类的办法,作为权宜之计来帮助一部分在特别情形下的母亲则可,作为经常之计来替代家教或母教则万万不可。在托儿所最发达的俄国,我们不还听见"世界上没有东西可以替代母爱和母乳"一类的口号么?但是要实施这种母爱的教育,于智识的准备以外，尤不能没有健康的准备。假若生产太频数，健康一受磨折，这种教育也就谈不上了。

第三个生育节制的标准是男女双方遗传的好坏。提倡生育节制的人，往往把节育的优生的效用看得极高，甚至于有把优生和节育混为一谈的。其实这不过是一个虔诚的愿望，而并没有多大事实的根据。人口中遗传品性极坏而根本不配生育的人，大约占到十分之一，而这十分之一既无采用节育方法的眼光，更无运用节育方法的能力。责成他们采用节育方法，便无异向和尚推销篦子和梳子。反过来，其余百分之九十遗传比较良好的人也就是有利用节育方法的眼光和能力的人，其运用之迟早和疏密和他们遗传的良好程度往往成正比例。即愈聪明愈有能力的人，便得风气越早，运用后所收的效率也愈大。所以有人说，在节育运用的初期，轩轾生殖率的现象在逻辑上是无可避免的。换言之，节育不但不优生，并且是反优生。但是在过渡时期以内，这是一种必然的结果，优生学者并不希望幸免，他希望的是，节育智识比较普及以后，这种轩轾的局面可以逐渐扯平就是了。

不过，话虽如此说，那百分之九十的人口里，如若有人在既婚以后，发见双方或一方有特殊恶劣的遗传品性时，如疯狂、羊痫、或低能之类，也尽可利用节育的方法，少生几个子女。这种制裁的行为，对于社会与种族多少总有一些好处。

第四个节制的标准是经济的能力。许多提倡节育的人喜欢把这个标准看作最关重要。在贫穷状况很普遍深刻的中国，这种见地似乎是很有理由的。但我们也可以说，唯其无人不穷，无人不很穷，我们便不宜把这个标准的地位提得太高。在一个生活比较富足的国家，穷一些的人也许往往是能力欠缺的人，在这种情形之下把经济能力看得重要一些，也还说得过去。但我们知道，穷人未必就是坏人，未必就是智能薄弱的人，一定要请穷人节育，而让阔人多生子女，不但对本人不公平，对未来种族的品质，也未必有利无弊。这种说法，对于无人不穷、无人不很穷、甚至于以"君子固穷"为理想的中国民族，自然是尤其适用。一定要把经济能力做最高的节育标准的话，前途恐怕除了贪赃的官吏、鱼肉乡民的土豪劣绅、发洋财的买办、中航空奖券、黄灾奖券、跑马票、跑狗票……的侥幸儿以外，谁都不配多生子女，而洁身自好、有志气、有聪明、有操守的寒士便得坐视他们血统的淘汰而不救。试问这又成什么话？

读者中间，一定有不少是寒苦出身的人。你们出身虽然清寒，但一半因为父母的茹苦含辛，一半也因为自己的力图上进，现在在社会里已经有相当的地位，能做相当的贡献。可见穷苦未必是人生发展的障碍，有时候不但不是障碍，并且是一种教人奋发的刺戟。一个人的意志的薄弱与智能的低下，才是进展的真正的障碍。假若我们这一辈子能够从清苦中奋斗出来，何以见得我们的子女便不能从同样的情形中同样的辟出一个前程？要晓得，假若生育节制运动早发轫一辈子，而经济的能力也竟成为最重要的标准的话，我们自己，连执笔草为此文的我在内，怕早就成为节制掉的生殖细胞，绝不会有今日作此讨论的闲情逸致了。

社会改革的路径很多，人口的改革不过是一条，人口改革的着手处也有好几端，不限于节育一端。我们一面应当相当的节育，一面也应当逐渐改良社会经济的生产与分配，使清寒而有志气的社会分子能够有出头的机会。这才是合情合理的办法。一味教穷人不要生孩子，或少生到一个不到维持他的血统的地步，我们怕不但未必能解决人口与经济的失调问题，并且连能够帮同增加经济生产与调整经济分配的基本人才都给从根斩绝了。这又何苦呢？

至于生育节制的第五与第六两个标准，我们以为可以不必多说。个人方便之所以不能成为妥当的标准，是很显明的。生男育女的事，原不止是一个男子或一个女子的私事，近之它是社会大家的事，因为生或不生，生而或好或坏，迟早会影响到社会的治安；远之更是种族永久的事，因为此种好坏是可因生物遗传与文化遗业而影响及于后代的，遗传良好的人是有聪明智慧能教养子女的人，对于社会与种族就有多生一些子女的责任，其唯一重要的限制，应为每二次生产之间，应有相当的距离，务使母体的健康与子女的发展，不致受什么折磨。反之，遗传不良好的人，亦即才智不足以教养子女的人，应该少生子女，其智力薄弱不能自己取决的少数人，社会也许得采用绝育一类比较严厉的干涉。总之，无论生或不生，多生或少生，个人的好恶应当裁抑到最低的限度。我们相信，将来人口政策成为计划经济的一部分的时候，这一点是一定要被包括进去的。就现状而论，我们都知道一切节制的标准中，个人方便实在是最大的一个，实行生育节制的人，又有几个对于上文所说的几个标准有过充分的考虑，而考虑得轻重恰如其分的呢？

反对生育节制的人最喜欢提出社会道德这一点。讲起道德，他们中间又有两种不同的说法。一是节育方法根本违反天地好生之德,天主教徒拥护这一点最力,也是最无可理喻。教徒采用节育方法,是违反了天地生生的大德,试问神父不结婚又如何呢?所以这一种说法,我们大可撇开不论。第二种说法是节育方法可以导人入于放纵的行为。他们以为以前不在婚姻关系中的男女不敢放纵,唯一的牵制是"一度春风,珠胎暗结"后所引起的社会的指摘。节制方法流行后,这种危险就减少到最低的限度,于是青年男女便不免肆无忌惮起来。这种道德的见地,真可以说是狭窄得可笑。俄国是节育方法最公开的一国,不但公开,并且由政府来提倡推行,但是俄国目下的性道德,并不比别国低;美国的法律到现在还不许节育智识的传播,但是性道德的程度并不比别国高,至少少年法庭的法官林霁氏所叙述给我们听的,是并不见得高妙。其实呢,节育方法,在俄美两国是几乎同样的流行,但在前者是公开的,社会可以指导;在后者是秘密的,社会无从监护。由此可知,节育的道德不道德,初不系乎节育方法的本身,而系乎公开不公开,系乎社会能不能加以监督指导。一种利器,除非不发明,发明了,便不由人不采用,社会要收利器之利,而不蒙其害,唯一可行的方法是因势利导,使用得其当。水可以载舟,亦可以覆舟,从古未闻有禁水的政治。火可以煮物,亦可以燎原,从古亦未闻有禁火的政治。生育节制也不过如此,用道德的眼光来看它的,也应当作如是观。

(原载《北平晨报·人口副刊》,1935年6月2日;同时刊登《华年》第4卷第22期"优生副刊",6月8日)

儿童年与儿童的第一种权利

八月一日全国儿童年开幕的时候，京，沪，平，津，各地的报纸多有长篇大论讨论到儿童的权利和儿童年的意义。他们几乎全都联想到了当代西洋妇女思想家爱伦·凯（一九二六年卒）的一本名著，叫做《儿童的世纪》。他们的意思是：这廿世纪是属于儿童的，属于民族的未来的主人翁的，儿童的种种权利与幸福，在在需要长期与深切的注意，决不是一朝一夕所能做到；所谓儿童年，不过是聊示提倡之意罢了，办得好，且不足以把儿童问题的重要性，完全发挥出来，办得不好，更有把这种运动弄成一个粉饰太平的勾当。这一类的话是一些不错的。

不过大家尽管引爱伦·凯的著作和"儿童世纪"的说法，大家尽管高谈阔论儿童的权利，似乎谁都没有完全了解他们所引与所谈论的是些什么。他们至少没有把儿童权利的全部看一个清楚，他们甚至于把开宗明义的第一种权利给完全忘了，正好比他们把爱伦·凯那本书的开宗明义第一章给忘了一样。原来爱氏一书的第一章便叫做：《儿童对于父母的选择》。儿童权利固多，但最基本的权利是要挑择它们的父母，决不能让不三不四、不伦不类的人，因为一时冲动的关系，来取得父母的资格，俨然以父母自居而恬不知耻；决不能容许他们把自己那种不三不四、不伦不类的遗传品格递给它们。

看遍了这几天来关于儿童年的国府命令，要人演讲，报纸文章，试问果真有一两句话提到这一项权利的没有。我们的答复是：没有。然而提出"儿童世纪"这警句的爱伦·凯是说得再清楚没有的。她那本书一起只有八章，第一章以外，第二章到第八章是：《未生的种族与妇女工作》，《教育》，《无家可归》，《学校与儿童灵性的戕贼》，《未来的学校》，《宗教教育》，《童工与儿童的犯罪行为》。第二章也是和儿童的第一种权利有密切关系的。爱氏讲的是"未来的种族"，我们这几天高谈阔论的是"现存的儿童"，惟其"未来"，所以它们对于那一种人做父母，还有机会挑选；若是"现存"，则生米已成熟饭，已经是来不及了。总之,全书八章三百一十六页中间,竟有两章一百多页是专论儿童的第一种权利的。这两章一百多页,儿童年运动中的人都没有看见,大家只检了爱氏的书名,爱氏的警句,来做一个口号。说得不好听一些,大家只拾了人家的一些牙慧,一些唾余。

爱氏这个"儿童世纪"的说法也有它的渊源,我们也不妨谈一谈,以示所谓第一种的权利究竟是怎样的。爱氏引一种剧本叫做《小狮子》里的话说:

> 老人——下一个世纪将成为一个儿童的世纪,正好比这第十九世纪是一个妇女的世纪一样。儿童有一天也能够取得它的权利的时候,人类的道德才算完成。到那时候,人人会明白,他们对于所产生的新生命是再也脱不了干系的,而所以脱不了干系的理由不单是在法律的拘束与舆论的制裁。你该知道,一个人尽管可以浪迹到天涯,躲避到海角,但是他若产生过生命,他的父亲的责任是再也摆脱不了的;你可以不做皇帝,你可以把国家送给别人,或让别人抢去,但父亲的身份是不能的。
>
> 少年——这些我明白。
>
> 老人——但就照刚才的话做,而完全做到了,人类的正义还是不能全部发挥出来。光是保全一个人已经产出的生命是不够的。他实在还有一个先决的问题,就是,他根本有没有产生新生命的权利,要有的话,以什么时候产生为宜。这问题到现在还没有人想到,或待得想到,已经是太迟了。

如今过了三四十年,这问题依然还没有人想到,至少我们中国提倡儿童福利的人还没有。他们根本没有了解,所谓儿童的祸福利害,一半固然由于环境的好坏,一半也未始不由于遗传的良窳。遗传好了,环境不好,固然是生命的糟蹋埋没,但是遗传不好,无论什么上好的环境,也是徒然。上好的教育方法,不能化低能为聪明。上好的医药与卫生设备不能教先天虚弱的儿童不病不死。研究这问题的人,发见就在医学卫生十分发达的今日的西洋,婴儿死亡还是天演淘汰的一种强有力的手段。他们以为全部婴儿死亡数的三分之二,是依然有淘汰作用的。一处地方一岁以内的婴儿死亡率高,五岁以下的死亡率便低,一岁以内的若低,五岁以下的便会高起来。换言之,环境的良好,最多只能教"阎王"所命定的"三更死"展迟到"五更"罢了,此外也是无能为力。一般的健康既如是其受遗传的限制,其它身心两方的种种品性,自然不是例外。

所以儿童的最大的幸福是取得健全与良好的遗传。因为要取得良好的遗传,它就不得不选择它的父母,不得不选择遗传良好的人做父母。父母的遗传良好,就是儿童身心健康的最大的保障。至于成胎以后的养,和出生以后的养和教,都是大前提以后的第二步第三步文章,大前提不弄清楚,那文章是高明不到那儿去的。

所谓选择父母,当然是尊重儿童的一种说法。事实上这选择之权还是操诸预备做父母的人。换一句说,选择的"权"和"利",是分得开的,利固属诸子女,而选择的义务则在做父母的肩膀上。我不久以前在酒席上听见一位朋友说,他以前读遗传学的课程,到了最后一天,先生有一段圆场的话,说:我们各人的祖父母和父母,我们自己没有能选择,那是没有法子的,但为我们为自己的子女和孙儿孙女着想,我们至少可以替它们挑上一个祖父,父亲,或祖母,母亲。这一段圆场的话恰好做我们所谓"选择父母的权利"的注解。替儿孙选择好的祖父母和父母,就是等于替我们自己找一个遗传健全的配偶;或者稍微变一些口气说,我们在选择配偶的时候,我们第一要参考到的是,这结合所能产生的儿女,有不有身心健全的保障,有则进行,无则宁阙毋滥。

这并不是一个高不可攀的理想,而是凡属受过相当教育的人都可做到的。我认识一位大学毕业的中国朋友,他学过遗传学一门课程;他所认识的一位女友也学过;后来他俩订了婚,感情非常之好,不久也就要结婚了;不过在订婚期间,他们忽然发见一方的血液不大好,似乎有先天传染的梅毒的嫌疑,于是双方就开诚布公的商量了一下,把婚约解了。从此以后,朋友的感情,仍然维持,而做夫妇的希望,自甘放弃。这是我在某次讲演以后,当面听那位朋友对我说的。先天传染的梅毒虽与寻常遗传不同,而一样可以递给儿女。易卜生《群鬼》的惨剧归根就从此种先天的传染扮演出来。那两位朋友深明前途可能的危险,所以毅然决然的把婚约解了。这在今日,固然是难能可贵,但一旦优生的民族教育比较发达以后,我相信凡有中人以上的脑筋的人都能够领悟而履行。

或者说得更积极一点,凡是遗传良好的男女,都应当负起婚姻与生育的责任来。社会与国家,假若真为儿童幸福设想的话,也应当使这种人有可以负起这两种责任的便利。只是为已经出生的儿童造一些方便是有限的,是不够的。

　　婚姻在今日是一种个人主义的行为；婚姻的选择也在在以当事人个人的福利为前提。这种见地虽不能说错，至少是太过偏窄。婚姻的行为，影响所及，又何止两个当事人？家庭，邻里，社会，国家，民族，那一方面不和它发生密切的利害关系？其和民族所由发生关系的枢纽，自然就是子女。我前几年在《中国之家庭问题》*里，把"良善子女的产生"，当做婚姻的第一目的；把家世清白，遗传良好，当做第一种选择标准，当时许多朋友都不大以为然。但七八年来，风气逐渐转变：在理论方面，大家既明白民族复兴的必要，在具体的工作方面，也有儿童幸福一类事业的提倡。最近的儿童年的规定，自然是更进了一步。所以敢借这个机会把这种观察点再提一下。

　　目前的缺憾是，大家只讲民族复兴，而不了解民族复兴的生物基础，大家但知儿童福利的重要，而不推究此种福利的根源。儿童福利的根源就等于民族复兴的生物基础。不但等于，简直就是。能够让儿童有选择父母的权利，不要说儿童自身的幸福，有了保障，民族前途的繁荣，也就种下了根苗。

（原载《北平晨报·人口副刊》，1935 年 8 月 4 日；同时刊登《华年》第 4 卷第 31 期"优生副刊"，8 月 10 日）

---

*　见《潘光旦文集》第 1 卷。——编者注

不齐的人品

（上）

人品的齐不齐,历来有好几种看法。第一是常识的看法或经验的看法。张三和李四的人品不一样,是一望而知、不言而喻的。就是同一父母所生的亲兄弟,在人品上大有参差,也是常人所公认的事;俗语说:"一爷娘出九种",便是这种认识的一个左证。在有些学问的人看来,这种分别自然是更见得真切。在古人的著作里,关于人品不齐的议论,随处可以遇见。孔子的性近习远说,便充分承认不齐的存在;所谓近,指的是不齐的程度尚浅,所谓远,便指此种程度,因习染的影响,而有愈趋愈深刻愈显明的倾向。凡是读过生物学——尤其是比较胚胎学——的人都知道这句话真给孔子说对了。大凡一种动物,在胚胎发育的初期里,看上去总和别种也在发育初期里的动物,没有很大的分别;时期愈早,分别便愈少,有时候几乎看不出来。但愈到后来,差别便越来得分明;最初两个差不多大小的卵,最后,一个会变做一匹马,另一个会变做一条鱼。这种性近习远的道理,自然不但见诸于物,并且也见诸于人;不但见诸于物种之间,也见诸于同一物种之中的各个个体;不但见诸于体质形态,也见诸于生理的功能与行为的倾向。所以说这话给孔子说对了。此外在一部《论语》里,我们还可以找到不少关于人品不齐的说法,例如:"上智"、"下愚"、"中人"、"生知"、"学知"、"困知"、"安行"、"利行"、"勉强行"等等。

第二种看法可以说是超越事实的或玄学的。这种看法,中外古今都有,不过以近代的西洋为比较流行。在中国有老、庄一班自然主义者的齐物论,在西洋有卢梭一类政治哲学家的平等论。所谓平等也有许多种,但大致可以分为二派,其一就是正义论或公道论,我们不谈;又其一却承认人是生而平等的,后来因为环境中种种势力的影响,才变做不平等,才有优劣高下之分;所以只要改变此种影响,那原有的平等状态就可以恢复。这种看法在近代的西洋有过很大的势力,美国与法国的革命局部便建筑在此种看法之上。即在今日,一班竞选的政客,要取得民众的拥护,还是依样的利用平等论的口头禅语。在这种国家的民众呢,自然也乐于听这种他们认为是天经地义的话。他们起初未尝没有关于人品不齐的常识和经验,但到此便会搁过一边。

上面说的两种看法是很相反的,以常理论之,假如你接受了第一个,便不能再接受第二个,或适得其反。但在有一部分的思想家的见解里这两种看法是夹杂在一起的。这是因为他们当日做人,便有两个身份,一是学者或老师宿儒的身份,一是社会改革家的身份。学者是尊重常识和经验的,所以对于人品的不齐总有相当的认识;社会改革家却切心于当代社会的改造,唯恐道不行于天下,于是乎不能不创立一些比较新鲜的关于人性的看法,说得好听些,是为的要鼓励大众,使他们都觉得努力向上是一件容易做的事,说得不好听些,是为的要使他自己所见的道,所怀抱的社会理想可以实现得快些;这就不能不说是一种很私心的举动了。我们说他们私心,当然并不是因为他们怀抱着社会理想,社会理想是谁都有的,也是谁也应当有的,我们责备的,乃是他们不应当自信太过,不应当操之过切,为了要施行一种较大的学说,不惜违反了常识与经验,更造出一些零星的较小的学说,来做些左推右挽、前呼后拥的功夫。一种也许本来比较健全的学说,经此一番推挽呼拥,也许会在社会上造成很大的恶果;若在根本不健全的学说,为祸之烈,自然更不堪设想。

我们说了一大堆理论的话,似乎应该举个把例。我们举孟子吧。孟子传的是孔门的衣钵,他自有他的老师宿儒的身份。但他是一个心肠特别热的人,越是目击战国时代那种纷乱的局面,便越觉得推行儒道的亟不容缓。于是乎便不得不于常识经验与原有的儒道以外,加上一些零星的学说,而这种学说是不是切合事理和能不能和原有的儒道发生辅车相依的关系,他却不暇计及了。所以在一部《孟子》里,在这人品齐不齐的问题上,我们可以发见不少的矛盾的话。"物之不齐,物之情也,或相倍蓰,或相什百,或相千万……","有大人之事,有小人之事,或劳心,或劳力……"一类的话,是近乎常识与经验的。人性本善之说,人皆可以为尧舜的议论,"苟得其养,无物不长……","君子所过者化,所存者神"一类的话,便都近乎玄学的平等论了。所谓性善,自然是无人不善,所谓化,所谓神,也自然是无人不能化、不能神。

在玄学的人品齐不齐的看法方面还有一点应当提出的,就是,自由意志的地位。自由意志原是哲学的一大悬案,它的性质,它的存在,都成问题,但这些都和我们无干,和我们有干的是它往往成为齐物论与平等论者的最后的一道防线。一个人有许多的品性,在体格方面,此种品性的因人而异,平等论者大率把责任都推在物质的环境方面;在智力与操行方面的人品不齐,他们于物质环境以外(例如,"沃土之民多淫,瘠土之民莫不向义"一类的说法),所引为第一种应负责的对象是文化的环境,例如文风的盛衰,师资的勤惰,家教的好坏之类;至于第二种——也是最后的一种——对象,便是自由意志了。他们遇到环境所不能解释的例子,便把所以不齐的责任推到这例子的自由意志身上。一个不成材的青年,一般人的眼光里,是"不学好",不"巴图上进",不肯"立志",不下"决心";是"不为也,非不能也",是"不思焉而已,思则得之",总而言之,是"自甘暴弃,无可救药"。教人立志,原是不错,教人应当训练他的意志的力量,来努力向上,来制裁自己,驾驭自己,也是很对的;但若一味责成一个人的意志,就失诸不恕了。要知意志力的强弱,又何尝不是品格不齐的一部分呢?

第三种人品齐不齐的看法是科学的。它和第一种的看法很有相同之处,但比较的更精确、更公道。它和第二种的看法,不用说是很冲突的。这第三种的看法才是优生学者所最注意的,不但注意,并且认为是优生一门学术所由建立的一大柱石。

世界上没有两个绝对相同的个体。举目四顾,最普遍的一种现象是生物学者所谓变异的现象。西方有一句话说得好:世界最不变异的一种现象是变异。一棵树上的两片叶子,一只母鸡所生的两个蛋,其大小形态色泽等,多少总有一些差别。人品的不齐,也就是此种变异现象的一部分。就是我们以前讲过的同胞双生子,细辨别起来,还是多少有些不同。

物类的变异虽多,但毕竟是一种有规则的现象。即如上文所提的叶子,假若我们把一支树枝的叶子都摘取下来,选定了长度做比较的特点,然后把凡是同一长度的或同一限度以内的长度的叶子归并在一起,我们就可以发见各叶之间虽不尽相同,但不长不短的叶子总是最多,特别长的和特别短的便较少,越长,越短,便越少;结果我们可以在一条纵线(注明叶数)和一条横线(注明分寸)以内,画出一条中间隆起、两端坡下的曲线来,统计学家叫做"正常曲线"。大率所量的个体越多,这曲线便曲得越有规则,即越正常。叶子的长度如此,叶子上的其它特点也莫不如此,以至于鸡蛋的种种特点,人身上的种种特点,即所谓品性,也就无往而不如此。体格方面的身材,心理方面的智力、情绪、意志,只要有法子来量断,来决定一个高低强弱的程度,便无往而不可以画成一条正常的曲线。换言之,即身材总以不长不短的人为最多,长人和矮子都是比较难得遇见的,越长、越短,便越难碰见;智力以中等或中材的人为最多,上智的"天才"和下愚的低能儿都是不可多得的。情绪的稳健与否,意志的强毅与否,也是一样。

从有规则的变异现象,我们又可以进一步而发见变异性的现象。观察变异的时候,我们只须有一个团体的个体,但若比较变异性,至少就得有两个团体。即就身材而论,甲乙两团体各有长短不齐的人数千人,甲团体中,最长的个体不出六英尺,最短的却也不在五英尺以下,乙团体中,最长的可以长到七英尺,最矮的可以矮到四英尺;我们就说乙团体的变异性大,而甲团体的变异性小;假若画成曲线,甲线中间隆起得特别高,而两坡所被的距离却要比较狭窄,乙线中间隆起得虽低,两坡所占的距离却要特别宽大。

优生学对于这变异的现象和变异性的现象,都有相当的兴趣。在变异方面,它希望品质的名色要多,并且每一个名色对于人群生活要有相当的价值。在变异性方面,它希望每一名色的价值能向高明、博大、精深的一端推进,换言之,即曲线的一坡可以更向外展开。

(中)

人品的变异或不齐,不但见诸于成人,并且也见诸于婴儿,以至于未入世的胎儿。再就身材大小而论,此种大小最后大约可推溯到受精的卵的大小,至少总可以推溯到胚胎发育的初期,只要胚胎发育到可以看得出的地步,就可以有大小的比较。

当然,一个后来高至六英尺的人,当初的卵,大约不会比后来高五英尺的人的卵,大到多少;也许骤然看去,根本没有什么差别;正合着上文所引性近习远的老话。同时每一个卵所分裂出来的许多细胞也一样的不会有什么显著的区别,换言之,就是即使把那长成后的长子和矮子的细胞比较一下,也不见得有很大的不同。但是,长子的细胞一定比矮子的多。一样一个婴儿,胖大些的细胞分裂得比瘦小些的要快。这就等于说,当初的卵,所包含的可能性要大;好比一部小马达,当初就准备着跑得快些的,多用几匹马力来跑。换言之,分裂的快是打头就有的一种情状,是遗传的一种情状。

但这也并不是说凡是同父母所生的子女,便一定有同样的身材;谁都知道那是不会的。但就大体说,高的祖先所生的子女大率要比普通人为高,矮的便反是。在一家以内,我们当然照样可以发见变异性的存在;若是一对父母可以像低等动物一样,产生多量的子女,这些子女也可排列起来,而形成一条正常的曲线;至于曲线中隆起的部分所代表的平均高度——统计家叫做中数(mean)——究属在普通人口的中数以上,或以下,那就得看父母双方所代表的身材遗传是高是矮了。

在不明了遗传的方法的人,以为高大的父母一定会产生高大的子女,矮小的父母一定会产生矮小的子女;要是不然,他们便以为这是遗传无足重轻一种证据。但在明白遗传方法的人看来,这种变异是极寻常的事,假若没有此种变异,事情才可怪咧。讲到这里,我们便不能不把遗传的细胞学上的机制约略提一提。

人和其它较高的动物一样,是由一个精细胞和一个卵细胞结合而成的。没有成熟的精细胞或卵细胞,和普通的身体细胞一样,都有二十四对*染色体。一到成熟,经过一次所谓折半分裂,于是每一生殖细胞中便只有二十四条染色体。等到男女结合,发生所谓受精作用以后,两性的生殖细胞合而为一,于是再恢复二十四对的原数。不过原数虽然恢复,其内容却和当初父体或母体的二十四对并不相同;它是父体一半与母体一半之和,不过究属父体和母体的那一半——即二十四对染色体中每对的那一条——就完全出于机遇,不得而知了。若再进一步,就染色体所包含的遗传因子——叫做基因(gene)——而论,我们可以说,受精以后的卵所包含的基因,自然也是父母体所有的基因的各一半,至于究属那一半,自然也在不可知之数。总之,下一代所得的基因的集合,虽得诸于上一代,实与上一代的基因的集合很有参差,这集合也许比上代的要好,也许不及上代,自然也是出诸机遇,非人力所可左右的了。这种集合的好坏,即遇合的巧不巧,我们最好用一个比喻来再加以说明。比如玩麻雀牌,甲乙两手都很好,也许都可以做清一色;但若把这两手故意对换六七只牌,对换的结果,大约会都比原来的两手要坏,至少

---

* 当时大多数研究者认为人类染色体数为 48 条;在 1956 年及以后的研究中已确定为 46 条(参见《人类遗传学原理》,C.斯特恩著,吴旻译,科学出版社,1979 年 1 月)。——编者注

使双方做清一色的可能性要减少很多。反之，假若甲乙两手起手都很不好，照样的对换一下以后，也许两手都会有很显著的进步。如今假若在对换的时候，把眼睛用手巾蒙了，所得的结果在原则上也还是差不多。如今上一代与下一代之间的基因的遇合，也正好如此。

亲子之间，既可以基因遇合的不同，而有人品上的变异，同一父母所生的兄弟或姊妹自然也是如此了。因为有折半分裂一类的关系，弟或妹所得的父体遗传或母体遗传的一半，决不会恰好是以前兄或姊所得的那一半。这几句话，对于我们以前讨论的同胞双生子，当然不适用，不过要知道，从遗传的立场说，他们实在不是两个人，而是一个人的左右两半。

但亲子之间虽有变异，其变异的数量究不若两个不相干的人那般大。换言之，他们中间有很大的相肖的倾向，统计学者叫做相关的倾向；而这种倾向的大小，就种种品性的大要而言，可以用〇·五〇来代表。若就单个品性而言，因为遗传隐显之理以及环境的影响关系，这〇·五〇之数还可以有伸缩。兄弟之间的相关倾向，也是如此。所以亲子之间和昆弟之间的相肖的程度，理论上我们总说是〇·五〇。关于品性遗传的详细情状，将来我们另有谈论的机会。

遗传的品性，自然得靠相当的环境，才能够发展；否则，不但谈不上发展，连品性一个名词就不能成立，所能说的不过是品性的因素而已，因为品性是一种形于外的东西，形于外的东西一定得靠四围的种种影响，才能呈露。这就回到我们以前谈过的性与养的问题了。一个单个的品性和许多品性之和的人一样，总得靠性与养的合作，才能成为事实。

不过合作虽属必需，而合作的程度却往往因品性而异，有的比较密切，有的比较松懈。有的品性，因两种势力合作得早，而成立得早，一经成立，后来的环境影响就轻易不能再变动它们；这是所谓比较松懈的说法。反之，有的品性，因两种势力合作得迟，成立比较的晚，因为晚，环境影响就随时多少可以在它们身上发生修正的影响；这是比较密切或息息相关的说法。换言之，人类的品性全都是可塑的，但可塑性却很有不齐。有的在发育的时候，只走一条很狭的路，毫无变动的余地，或无论环境怎样的一般的不利，它还是挣扎着向前发展，以至于呈露出来为止；这便是可塑性小些的品性。否则，发展的途径也许不止一条，而发展之间，环境上一有挫折，便不免停顿，或走歧路；这便是可塑性大些的品性。根据可塑性的大小，我们不妨把一个普通人的品性，择要观察比较一下。

眼睛的颜色是可塑性最小的一个品性，它发展时所循的途径是比较很短，很单纯而直接的。谁都知道它是轻易不起变化的。中国人的比较清一色的"乌珠"，可以不说；就是西洋人的"棕珠"与"碧珠"之分，一经生成，也是变化不来的。牙齿也是如此，在入世以前，它们是早就在牙床里安排下了的；任你吃多少新鲜的菠菜或上等的牛乳，即任你吃取多少的维他命，也不能在它们的部位、式样、或是从牙床里顶出来的先后上，引起什么变化。只有全身中毒，例如胎期内传染着的花柳病的毒，可以引起一些发育上的不完全。

神经系统，和睛色及牙齿一样，也是在胚胎期内早就安排定当了的；在胎儿入世以前，所有的基本部分早就有了圆满的准备。入世以后，系统里的细胞就不再分裂，换言之，就不添什么新的细胞；入世后脑的体积增加乃是由于各个神经细胞的长大，细胞之间联络的取得，以及神经四围髓磷脂的增长；有一根神经，必有一条髓磷脂的鞘把它围起，好教神经的电流不至于走漏——这样，脑的体积便会增加好几倍。所以一个婴儿入世的时候，假若神经细胞的数量与品质有欠缺，那是无法可以弥补的，任你有多少"补脑"的药剂也是枉然。

但是生殖系统，和神经系统不一样，是发展得很迟的。男女的分化虽在胚胎初期便已确立，但即在出生的时候离分化完成的境界还远；出生以后十二三年以内，生殖系统的全部是在比较休止状态之中，一直要待春机发动期来到，才像春花一般的怒放起来，不但体积上要增加很多，在性的分化上也格外来得分明显豁。其在女子，此种分化的过程一直要到结婚生子以后，才算十足的完成。若和神经系统相较，一个是成胎后六七个月事实上便已完成的，一个却非到二三十岁不能完成，其久暂真不可以同日而语了。

一种品性或一个整个的系统，既须要二三十年的长时期，才能完成，在这二三十年以内，多少自不免受环境势力的支配。所以推论起来，似乎生殖系统要比神经系统容易受损伤起变化，因而发育不全或发育中止；事实上也确乎是如此。

最后，有一类品性是比较最容易受环境势力所支配的。同一有遗传基础的品性，而其完成却有赖于教育、文化风尚、以及心理学家所谓交替反射作用的合作，这些便是最富有上文所谓可塑性的品性了。智力是和神经细胞有密切的因果关系的品性,所以虽亦有赖于教育与文化的设施与努力,而可塑性究属不很大。一个人在智力方面的"可教性"是很受神经系统的限制的。不过道德行为的可塑性要大得多,教育可以用利害来晓谕,师长可以用人格来感化,其效力要比在智力方面为大。但就在这里,遗传的限制,即可塑性的限制,也并不是没有或不显著。在一种情势之下,一个人的行为究属合不合道德,一则要看他反应的快慢,再则要看他情绪的表示究属稳称不稳称,三则要看他聪明的程度如何,究属能不能于事前熟权是非利害;而这三种心理品性的可塑性便都有很大的遗传上的限制。这些既有限制,道德行为本身自然也不能任情左右了。

(下)

关于人品齐不齐的问题,上文说过可以有两三个不同的看法。以前根据了玄学的看法,我们以为人品本来是齐的,其不齐是由于不齐的环境,假若环境也齐的话,人品便可以始终保持它齐的或近乎齐的程度。如今我们根据科学的看法,便知道造成人品的遗传因素本来是不齐的,假若环境真可以齐,即人人有可以充分发展的机会,结果人品的不齐便不免更要来得明显,因为机会越大,因素上的不齐便越能够和盘托出。这在醉心于浮面的平等主义的人看来,当然会大失所望,但在优生学者和有进步思想的淑世主义者看来,却是极欢迎的。

这种环境越齐(当然是向大处多处的齐说)人品便越见得不齐的说法是有些事实做根据的。教育心理学者在他们的教学经验里便发见过这种事实。美国桑戴克教授在他的《教育心理学》里说:

"我们叙述到此,不妨再添叙几种很有意义的测验,以示同等的练习功夫,在某一种功能的效率的不齐上,会发生什么影响。普通的理论是这样的:一群人在某一功能上的造诣的不齐,是因为练习功夫在质的方面和量的方面都有不齐的缘故;既然如此,可知我们只要设法使练习功夫整齐划一,那造诣的不齐也就可以相当的减少。譬如说吧,十一个打字的人,每分钟能打十、十一、十二、十三、十四、十五、十六、十七、十八、十九、二十个字不等。再譬如说,这些'不等'是完全因为各人所花的练习时间不同,即其所费的钟点和所已达到的速率恰好成正比例,说,五、六、七、八、九、十、十一、十二、十

三、十四、十五点钟不等。那末,假若我们再给每人以十小时的练习功夫,使最后的练习功夫的'不等'变为从十五小时(最少)到二十五小时(最多)。经此练习以后,那位速率最低的人到此便每分钟也可以打二十个字,而最高的那一位大概也不会超出三十个字。以前,最快者和最慢者的比例是二对一(二十个字对十个字),现在是三对二(三十个字对二十个字)。"一样是个比例,后者比前者来得小,即,经加工练习以后,不齐的程度可以从二对一降至三对二。

但这是理论,不是事实。桑氏说:"我们发见的事实是很出乎意料之外的。把练习功夫整齐划一的结果似乎反而增加了人品的不齐。一个优越的人之所以优越,与其说是因缘于以往的种种环境上的便宜,无宁说是由于他的本性高人一等,因为,在划一的便宜状态之下,他的领袖的地位不但不减,反而增加。"

桑氏接着便引了七八家测验的实例。引完之后,他说:"这些测验(乘法、加法、在一纸大写的字母里钩出 A 字等等)在范围上和所用的练习功夫上,都是很有限制,我们自然不便把它们的结论适用到一般的情形上去。在别的心理功能上面,一人的造诣,和别人比较起来,也许是由于环境的便利者多,而由于本性的优强者少。但若只就这许多测验的结果而论,那末,通常以为人品的不齐是大半由于环境的不齐的那种假定,是得不到佐证的,尤其要是这种人是属于同一种族和有大致同等的社会身份的话。"(上引桑氏语散见《教育心理学》第三册,页三〇四—三〇七。)

上文所引教育心理学家所发见的事实,我们在社会生活里也未尝完全见不到,不过没有他们的精细罢了。例如,一样是一群黑种人,在非洲的大概要比在美国的见得整齐一些,因为非洲的环境没有美洲的环境那般有变化、多刺激。再如中古时代欧洲的犹太人比今日美国的犹太人也要见得少变化,因为前者是到处受压迫箝制的,后者是可以自由活动的。再如欧战以前的波兰人好像是生气索然,而欧战前后却人才辈出,连音乐家也可以当政治家外交家,因为以前他们是亡国之民,到处受人作践,而战事以后,他们便恢复了自由和独立的地位。中国民族的经验里又何尝没有同样的事实。元人入主中国的八十多年里,中国人才见得特别少,一到明初,环境好转以后,情形便大不相同,许多在元代不能出来以至于不愿意出来的人才便都出来了。今日中国的农民,因为经济环境的逼窄,看去都像是千篇一律的私、愚、贫、病，不能有什么建树似的，但若一旦环境好转，安知其中便没有许多能突然崭露头角的人。优生学家和普通的改造家一样，何尝不希望环境的改善？但他的目的是要人人把他的遗传的品性全盘发展出来，使人与人天赋的不齐全都呈露出来，而不是要人人变做像模子里出来的货物，一般大小高矮，一般聪明伶俐，因为那是做不到的，也是要不得的。

我们在社会生活里所见的不齐的事实没有教育心理学者在教学经验里所见的那般真切，乃是因为我们到现在还没有顶好的观察和记载此种不齐现象的方法。我们不但没有这种方法，并且因为种种成见（玄学的平等主义，便是一例）的关系，我们往往不愿意坦白的承认此种不齐现象的存在。别人有好的品性，我们既不肯轻于承认，自己有坏的品性，自然更讳莫如深。结果是，谁都不肯把它的真面目，和盘托出的给人家看；社会顾全到这种个人的心理，也就帮同着装聋作哑，轻则隐讳，重则文饰。据说美国的小学校里往往把学生智力测验的结果，当做秘密文件似的收藏起来，连家长都不让知道他们子女的智力商数。欧战以后，有的学校特别为高才儿童开班上课，免得受普通儿童的牵制，但为避免俗人反对起见，就把这种特别班叫做"机会班"。至于家谱上的隐恶扬善，挂一漏万，尤其是古今中外共有的一种现象。美国人讲谱学，有一个很传诵一时的笑话：某姓有一伯父，因杀人罪，被处死刑，在省立监狱的电椅上执行；但谱上却写着："某某，曾在省立某大教育机关，充任应用电气学讲座，以某年、月、日，卒于座次！"这虽然是笑话，却不能说是全无心理的依据。有几种疾病，似乎特别的需要隐讳，例如美国人之于结核症，日本人之于麻风症；精神病尤其是"不可说"，你若当面说时，可以引起极大的恶感。

要改变这种心理，使大家都能以真面目相见，一时自然是办不到的。但未来的伦理教育里，我们总应该把这种不齐现象的认识，逐渐的灌输进去。第一，要一个人明白自己的长处和短处，胜人之处和不如人之处；第二，要他肯把这些公开出来，而不发生强烈的情绪反应。以前希腊人说的"认识你自己"，和中国人讲究的"明明德"，其实就是这种自知与自胜的功夫。这是讲求优生学的很重要的一个先决条件，要是做不到，客观的婚姻选择与合理的生育制裁便都谈不上了。事实上这也并不是极难做到的。一个人品性的高下强弱，既有其遗传的根据，便非本人自己所能完全负责，甚至于他的父母祖宗也不能完全负责，所以，胜人一筹，固不必引以自炫，逊人一筹，也不必引为羞耻。并且,一个人的人格原是多方面的,甲方面不如人,乙方面也许高人一等;做一个学者不够,做一个事业人才也许有余;对于自然的爱好很薄弱,对于人事的兴趣也许很浓厚;只要各人能就其长处发展,就其短处略加补缀的功夫,而同时又安排着一种社会,使可以把各种不同的人才,兼收并蓄,教各种不齐的品性,都有一个着落,这问题便不难解决了。

至于如何实地解决这问题,我们以为还应从学校教育入手;学生的功课成绩,智力等级,以及体格分数等等,应当完全公布出来,让大家有一个观摩比较的机会。考试的重要,我们也得充分的承认,而使它日趋于客观化、标准化。在以前科举时代,中国人是极看重考试的方法和考试的结果的;用黄榜把名次的先后露布出来,是一件极郑重的事故。学校教育代兴以后,承科举制度的余绪,最初在这方面也还注意,但近年以来,考试的方法既日就废弛,而学生成绩高下的分别也有越来越含糊、越来越不公开的趋势。从本文的立场看,这种趋势无疑的是一个退步,是姑息而不肯应付事实的一种表示,是沾染上玄学的平等主义后的一个症候。

量断人品不齐的方法目前既然很缺乏,而人与人之间又有种种情绪上的障碍,使此种方法不易规定,于是品藻人伦的人便不能不借重一些间接的尺度,例如社会地位、经济能力、与教育造诣等等。社会地位往往和家世或门第有关,所以家世或门第也就成为一种间接的尺度。这种尺度的用途大小,又大率视不同的社会与时代而定。例如重商的美国就很注意经济的能力。中国一向以家庭为社会生活的重心所寄,所以便很注意家世;在三国到六朝的好几百年里,国家为用人方便起见,曾经根据了门第的不同,把当时的所谓上流社会分做九品;以门第为论人的尺度,无论古今中外,当以此为最具体的例子了。我们又一向最看得起读书人,所以对于"教育造诣"一端也十分留意。在以前科举时代,人品的高下,一部分就用"功名"的大小来定。家世和教育造诣又往往并在一起,成为一种综合的尺度,于是便有"书香门第"一类的观念;一个书香人家出来的子弟,大家总以为要比普通人高出一筹。

这种间接的尺度固然也有它们的价值,也未尝不能把人品的高下量一个大概,用统计的术语来说,它们和人品的高下,未尝没有正面的相联关系,但它们终究是一种间接的尺度,所以能表现的相联关系毕竟是很不完全,用它们来估量人品的时候,一定有许多量错的例外。

不过例外虽多，我们却也不能说这种间接的尺度便完全无用。关于这一点，近年来很有人加以争论；一部分社会学者站在正面，承认它们有相当价值，另一部分站在反面，以为全无价值。优生学者也是站在正面的，在此似乎应当加以解释。

优生学者对于人品的高下，暂时还没有方法直接收集一些统计，所以他也不能不借重间接的尺度；这原是无可讳言的。他一面用这种尺度，一面却也充分的承认，他用这种尺度所得来的第一流人物，不一定恰好就是在遗传上真属于第一流的人物。但同时他也不由得不问，难道经济地位、教育造诣、智力测验的分数等，和人品的高下全无正面的相关么？世间既没有完全相关的两种事物，难道此种相关的程度便全无意义，不足为立论与行事的根据么？对于这两个问题，他的答复是正面的。但批评的人不能谅察这一点，总说优生学者把内在的优生价值和经济地位、教育造诣等等"混为一谈"。

在这方面批评优生学的人先得了解，社会生活中不能没有选择，此种选择不能没有根据，而此种根据十有九个是一些看得见的特点。我们明知此种"形于外"的"品"，无论如何圆满，决不能十足代表一个人所具的"诚于中"的"性"，即，内外之间决不能有完全的相联关系。例如，一个女子选择一个男子做丈夫。她要一个真正的"良人"，在以前为的是可以"仰望终身"，在今日为的是要终身有个伴侣。这个男子究属能不能做"良人"，她没有方法直接来量断，她只好凭一些形于外的品行来推定他诚于内的性格，她可以问，这人做朋友如何，这人在求爱时的言动如何，大方不大方，小气不小气，他的家世与家庭状况如何，他的职业的活动成功到什么程度等等。再如，一个大学要找一个好校长，最方便的办法自然是选聘一位已经当过大学校长而有过很好的成绩的人。但这种方便是难得的，于是大学董事会便商量请一位有经验的院长或系主任出来担任，此人能不能胜任愉快，固然事前不能完全断定，但是料想起来，他既能把一院一系办得很好，大概也不至于把一校的事弄糟吧。这当然又是由外推而至内，由已知推而至未知的一例。人事方面的选择，其实全都是如此。

如今优生学者讲选择，也不是例外。社会根据消极的优生政策，主张有一部分的社会分子不应当生殖，因为生殖的结果，虽不至于全部是低劣的子女，至少一大部分是低劣的。虽然只有一大部分而非全部，我们以为这种主张还是对的；事实上，除此以外，暂时也别无更圆满的办法。好比卫生局的员司检验猪肉,把凡是有囊虫的猪剔出,不许发售;他明知这猪肉是不预备生吃的,即使生吃,也不是每部分都有囊虫的存在,但还是不能不这样办。他这样办了,也没有人责备他把有囊虫的肉和真正吃不得的肉"混为一谈"。就作者所知,优生学界里事实上也从未有过一人把优生价值和经济价值"混为一谈",把这两种价值认做一而二二而一的事物。不过优生学者确乎相信,在一个人的优生价值与经济成功之间,多少有些相联的关系,正好比这种价值和聪明、康健、以及良好的操行有相当相联的关系一样。大部分优生学的主张即建筑在此种相联关系之上。

在人品的不齐的研究里,我们发见一个极有优生意义的综合的见解,就是,优良的品性有彼此联系而共存共荣的倾向,不优良的品性也是如此。这是很自然的,也是不可避免的,因为这些品性所根据的因素,彼此便有一种联系的关系,或者,此种因素是这些品性的共同负责者,也未可知。换一种更简单的说法,所谓优良的品性无非是健康的遗传的多方面的表现;不优良的品性,反是。又因为婚姻是有物以类聚的性质的,即大率遗传相似的血统,品性相肖的人物容易彼此结合,于是此种联系的倾向便有变本加厉之势。所以一个在某方面成功的人,转换到另一方面时,也往往可以成功,其成就的大虽不及第一方面,但比起一般人来,也还要稍胜一筹。

所谓品性的联系,我们不妨更具体的说一说。智力的优越是和体力的优越有联带关系的。成绩优越而在毕业时特别受褒奖的大学生,不但智力比普通学生高,寿命也比普通学生长;他们智力之高是他们所以受褒奖的理由,是大家早就知道的,但是寿命之长却是数十年之后才发见的,可见二者之间的联带关系早就存在的,而并不是学校当局有心或无心的选择的结果。(说详美国大都市寿险公司的《统计时报》,一九三二年八月。)智力和体力既相联系,各种心理品性自身中间的联系也就可想而知了。

小学校儿童所表见的成绩也是这样,特别聪明的儿童,平均起来,也是特别的高、特别的重;握力和它种测验也证明他们的体力特别的大。他们唯一不如普通学生的地方是,在玩横杠的时候,要把身躯吊起,使下颏搁在杠上,高与手齐,却没有普通学生的灵活;这大概是因为身体较重的缘故。(说详摩纳汉与霍林华士夫人合著的《智商在一三五以上的儿童的神经肌肉能力》,美国《教育心理学杂志》,第十八卷,一九二七。又霍夫人的《高才的儿童》一书的第四章里,也有不少同样的资料。)

反过来，体力的薄弱和智能的薄弱也是相联系的。成绩低劣的学童在身材与体重上，也大率不如别人；等而下之，一班低能的分子便往往成为种种缺陷的集中的对象，固不只智力一端而已。（这方面的参考资料很多，较大的一例是戴顿氏《三五五三个迟钝的学童的身高、体重和智力的关系》，原文见《新英伦医学杂志》，第一九九卷，第十九期，一九二八年十一月。）

　　不明白此种原理的人时常发怀疑的议论，以为优生学虽以产生优秀的人才为目的，但今时此地所谓的优秀也许和未来的社会所谓的优秀根本不同，优生学者又何必故作聪明而越俎代谋呢？我们看了上文，便知道这种怀疑论是没有依据的了。我们已经知道要是一个人在某一方面优秀，他在别的方面大概也比较优秀；不同的时代所需要的优秀的品性容有不同，而健全的遗传自能供给此种品性则一。反是，要是一个民族置遗传品性于不闻不问之列，任其于体力方面或智力方面，日就退化，则民族全部的品质亦必日归于低劣卑污，终于不能和其它民族竞存而后已。

　　　　（原载《华年》第 4 卷第 40、41、50 期"优生副刊"，1935 年
　　　10 月 12 日、19 日，12 月 21 日，署名：坎侯）

一个意国学者的战争之优生观(译文)

奇尼著

光旦译

美国著名生物学者乔登氏(D. S. Jordan)和凯洛格氏(V. Kellogg)认为战争是反优生的,并且著了好几本书来发挥他们的意见。据我看来,这些意见与事实并不完全符合。下文一番话就是准备向他们挑战的。他们说,征兵的制度使许多健全的青年不得不展缓婚姻,这是不优生的。殊不知这些青年人,一旦瓜代,便比一般没有当过兵役的人要容易缔结婚姻,容易找到更健全的女子做配偶,容易多生一些健全的子女。

他们说在兵士中间,花柳病传播得比较广。这也未必确,如果确,兵士家族中应该发生更多的"不孕""不育"或"育而不举"的事实,但统计的数字并没有表现这一点。

他们说战争期中出生的婴儿要比较脆弱。关于这一层,统计方面也没有证据。

以理推之,我以为是适得其反。战争期间,经济方面的痛苦与压迫是不言而喻的,平常人家,因此种压迫而节制生育,减少家庭负担,也是情理内应有的事。其中比较不肯受压迫的人一定是性欲比较强而活力比较大的少数分子。这是有利的。同时,兵士服役在外,不能与家人长期团聚,固然也可以减少人口的增加,但比较起来,兵士中间体魄特别强健的也总要多占一点便宜。并且,兵士与妻子久别以后,对于妻子的活力也有帮助,因而间接对于所生的子女,也有良好的影响。

临阵战死或战后因伤而死,固然都是损失。但疾病所引起的死亡,无论在军队中或寻常人口中,都有良好的选择的影响。这一次的欧洲大战,兵士因伤而死的比因病而死的要多;以前的战争则反是。所以,前后比较起来,这一次的反优生影响,也许略见得大些。不过要知道,这一次战争的范围大得多,所需要的兵士也多得多,数量既多,事前的挑选自不能过于严密,换言之,即应征入伍者,良莠亦颇不齐,所以,伤亡虽多,而横遭淘汰者未必尽属健全之辈。这自然又是不幸中之幸事了。

健全的体格的遗传固然要紧,究不若智力与道德遗传的尤为重要。就实用的优生学而言,我们殊不宜固执一种好高骛远的优生的理想,而宜确立若干标准,使我们对于当前的事物因素,能辨别其优生或反优生的价值。供求的原理,不但在商业场合中为然,在优生学里也是一样的讲得通。所以,一个才智特别高的天才,虽或体弱多病,说不上健康二字,或行为放浪,说不上道德二字,但终究是一个有贡献的分子,不便一笔抹煞的。所以,估价的标准也不宜规定的太死板,而宜审情度势而随时加以修正,前一时代和后一时代的标准可以不同,战争时代和太平时代的标准,自然也不能一样。(译者按此段文义极晦,不知作者的用意究属何在。)

在战期以内因战争而死亡的人(不论军人或平民),假若不受战争的影响而不死的话,是不是比那些幸免于死亡的人,在任何一种的业务上(例如自由职业、艺术等等),会有更大的建树,更多的成绩,也还是一个疑问。有一个研究证明这种建树或成绩并不一定更大。有许多小学教员,在大战时投笔从戎,终于以一死报国,这个研究的结果,发见假若他们不加入战争而继续从事于小学教育的话,他们的成绩和前途建树的期望(以薪金作根据)并不比许多未死的同事来得高,换言之,他们的社会价值并不在未死的同事之上。

战争过后,因为疾病的传播和生计的压迫,死亡率之高总要维持一时,不会立刻平复下去。这也是有好的选择的影响的。

并且这种高的死亡率是有补偿的,即同时的生育率亦高;这种高生育率并且大都发生在兵士的家庭里,就是体格上最健全的人口分子中间。这也是战后所必有的一种现象。

战后出生的子女,大体上也比较的强壮,因为父亲于役在外,使母亲可以多得一些休养的时间,一旦有生育的任务,自然更容易应付裕如。所谓休养,指的是节欲。

战后,流产和不足月的生产比平时加多。这也许是一种坏的影响,但理由还说不大明白。

战后,孪生或一产数胎的频数,也比平时为大。这是好的。法国和意国的人口统计都可以证明这一点。

我们对于目前流行的一部分的优生学说，应该根据新的事实，加以修正；上文所叙种种，虽或不足以纠正乔氏、凯氏等的见解，至少也可以教我们不必过于信任他们的种种结论，而认为战争的结果，从优生的立场看来，一定是悲观的了。

意大利的征兵制度，对于应征的人的生育能力，似乎只有好的影响，没有坏的影响。可见不但战争不是反优生的，并且所以为战争的准备的常备兵制，也不是反优生的。

  *   *   *   *

译者按：上文作者奇尼教授（Corrado Gini）是意国数一数二的人口学者与统计学者。他在人口问题方面，时常有些新的见解发表。他的所谓"民族自然兴替论"，译者在四年前曾经介绍过和批评过，见《人文月刊》第二卷第五期*。上文译的这篇短稿，内容也是很别开生面，至少和大多数优生学者的见解，很不相同。它是一九二一年间，第二次国际优生会议席上的一篇讲稿，去今已有十四年之久，比墨索里尼宣布他的独裁政治还要早一年，所以好像是已经很旧。但我们若把这篇稿子和法西斯蒂主义的人口政策以及目前意大利在东非的军事运动合并了看，可知它也还是十分新鲜和很能应时景的一篇作品。

译者以前在评论奇氏"民族兴替论"的时候，说过这样的几句话："近代爱国主义异常膨胀，即在学者亦往往深受其支配于不自知，奇尼教授恐亦不能外此。〔其议论之一部分〕显然专为意大利而设……"如今想来，这几句话对于他的战争的优生学观，也似乎很适用。意大利是近年来人口增加最快的一国，人口一多，迟早总要向外找出路，一找出路，便难免不和别人家发生冲突，甚至于以兵戎相见；这种兵戎相见的行为自然是需要一种理论上的拥护与自圆的。"民族自然兴替论"和"优生的战争论"，局部便都是一种自圆的尝试，明眼人自能窥见。或说奇氏这篇短稿，既成于墨索里尼和法西斯蒂派上台以前，上文的批评恐怕不很适用。这也许是，但要知意大利人爱国思想以至于帝国思想的发达，并不始于墨氏的登台。

奇氏的见解的不健全和多少有些牵强，是很容易指出来的。战争的优生影响，可以分三个部分来说，一是战前和平时的常备兵制，二是战时的伤

---

* 指《意国奇尼教授之民族自然兴替观》一文，见《潘光旦文集》第 2 卷，《人文史观》。——编者注

亡，三是战后的影响。常备兵制影响的好坏视三种事实而定，一是兵士的数目，二是选择的精粗，三是服役的年限。数目越大，选择越精，年限越长，反优生的影响便越大。欧战以还，各国的常备军都有扩大的倾向，即英美亦已较战前为大，意国更不必论，而选择之严与服役期限之长，也是有增无减，所以这种反优生的影响是很显然的。战争期间的损失，奇氏自己也承认很大。欧战四五年间，兵士死亡至少有一千一百万人，其中因伤死亡的八百万人，因病死亡的三百万人；而将官的死亡率要比兵士的高出不少，也是有统计可以证明的。至于战后的情形，幸存的军人是否比死亡的品质要好，娶妻的机会要比寻常为大，选择妻子的范围要比平常为广，结婚后生育的子女要更多更健旺，尚都有待于切实的研究，一时还不能有什么肯定的结论。大体言之，我们至今还以为达尔文在《人类的由来》里的一段话是对的。达氏说："凡有巨大的常备军的国家，人口中比较最健全的青年总是被征去当兵役。因此，若遇战争，他们不免死得比别人早些；即在平时，亦不免因不能及时结婚而走上淫邪的路。同时，在另一方面，一班身材矮小、志力薄弱、遗传不如他们的人却在家里守着，因此多得娶妻与生子的机会。"

战争的优生影响究属如何，我们将来预备再作一些比较详细的讨论，目前姑止于此。

(原载《华年》第 4 卷第 45 期"优生副刊"，1935 年 11 月 16 日；同时刊登《自由评论》第 1 期，11 月 22 日)

论本性难移

　　一般人的见识里有两个很矛盾的观念。第一个是所谓"江山易改,本性难移"。第二个是环境有无限制的影响,可以转换一个人的气质;宋代理学家的教育哲学里,变化气质之说要占很重要的位置。这两个矛盾的观念又都有两个适用的对象。一是及身而止的个人;二是牵涉到后代的血统。持第一个观念的人既以个人的本性为难移,则即或偶有浮面上的变动,此种变动也不过是及身而止,未必能传诸子孙。持第二观念的人所见恰好相反。他这种见地,用生物学的术语来说,就叫做"后天获得性遗传论"。下文所要讨论的,就是后天获得性究属遗传与否,或,人的本性,在世代嬗递之际,毕竟移了或难移到什么程度。

　　后天获得性可以遗传的生物学说,中国在以前虽没有,但不成学说的通俗信仰却是有的。全部所谓"胎教",便建筑在这种信仰之上。一个患癫狂而时发时愈的父亲,生了好几个孩子,后来有癫狂的,也有不癫狂的;一般的解释是,癫狂的是发病的时期里成孕的,不癫狂的是无病的时期里成孕的;究竟是不是这样,他们当然也不会去逐一推究;这种解释,无疑的也是建筑在此种信仰之上。有一个人,因病把右足截去,后来他和人家说亲的时候,有人替他着急,说这段缘虽好,只怕将来的子女要受残废的影响,这种恐惧也是建筑在此种信仰之上。上文云云,都算是一些很具体的例子,至若一般的信仰,则以为一个人在某一时期里所表见的健康状态,所到达的教育造诣,所经历的一切顺境或逆境,对于子女的遗传上多少总会发生一些影响。至于这些影响是什么,怎样发生,他们却不往下推究了。但是在研究优生学的人,这种推究是一部分最基本的功夫。

　　假若后天获得性可以遗传,即假若一个人的本性,在相当限度以内,可以加以变换,那末,优生学者讲求种族改良的方法,表面上便见得容易得多;他但须和目前从事于教育、经济改造、慈善事业以及其他完全在环境方面努力的人,通力合作,便可以有成就。甚至于他也不必树"优生"或"种族卫生"

一类的旗帜,因为,在这种情形之下,"优境"即所以"优生",讲求"个人卫生"即无异讲求"种族卫生",又何必标新立异呢?

不明白优生学的原理的人也确乎时常要问,你们又何必标新立异呢?一个人的身体不是整个的么?既然是整个的,则凡属可以影响到身体全部的东西,势必至于影响到身体的任何局部;遗传是生殖细胞的一种任务,生殖细胞便是此种局部之一,影响到全部的东西,为什么到此局部便戛然而止,不再继续发生影响?这些质问是提出得很对的,理论上我们也承认外界的影响,如气候、营养、疾病、毒品如酒精吗啡之类,一经和身体发生关系,也许会影响到生殖细胞所代表的那部分。但这种影响,如何会在生殖细胞内引起一种品质上的变化,而此种性质的变化如何会在下一代的子孙身上表见为一种具体的品性,并且恰好和上一代所获得的相肖,我们却无法了解,发出质问的人也没有能告诉我们。我们举个实例吧。近视眼的遗传,有人说是后天获得的;一个人喜欢看小说,一副眼睛整天和石印的小字接触,结果就成为近视,这近视后来就传给他的儿子。这话说时容易,解释时却难。即使我们承认多看小说可以教眼睛发累,眼睛时常发累,就要受伤,眼睛受了伤,最后不免影响到全身的健康;全身包括生殖细胞在内,所以后者也不免受伤;即使我们全都承认这些,试问生殖细胞受伤之后,如何会产生一种内部的变化,到了下代子女身上,恰好表见为视力的衰弱。生殖细胞受伤,既然是全身受伤后的结果,可知此种损伤的性质,也是一般的,而非某一特殊部分的,既为一般的,更试问何以在下一代不表现为肺弱、为心虚、为肾亏,而非表见为近视不可。

不过假若我们不坚持获得性可以遗传的说数,而承认本性是比较不易移动的,我们便没有这许多困难。我们所以不持前者而承认后者的理由有两种,一是遗传学的,一是细胞学的。前者根据生活经验,证明获得性确乎是未尝遗传;后者根据生物学理,证明获得性实在是无法遗传。

先说遗传的经验或试验所得的结果。这又可以分为四部分说:

(一)后天的残废;

(二)疾病的影响;

(三)用进废退的结果;

(四)环境中物理、化学的刺激所引起的变化。

（一）后天残废的不遗传是无须多说的。上文引过一位因病把右腿截去的人，这人现在已经成婚十年，生有子女四个，没有一个不是四肢很健全的。

有人提出疑问说，此种残缺之所以不遗传，是因为只有一代；假若接连上好几代或几十代都有后天残废的事实，那就一定会遗传而成为一种血统中固定的特性了。但这也是想当然的议论，事实上并不如此。生活经验和生物试验都没有能加以证明。有许多民族喜欢把耳朵、嘴唇、或鼻孔的夹层钻一个孔，中间塞上各式各样的装饰品；这样做了不知多少千年，新生的子女还得重新钻孔，并且得费同样的功夫来钻。犹太人行所谓割礼，把男婴的包皮割去，割了几千年，到如今此礼并没有能废除。以前中国女子有两种极普遍的以损伤肢体而取得美观的方法，一是穿耳，二是缠足；两者都有很悠久的历史，以缠足一端而论，自五代南唐以来，至少也有一千年，但是每代的女子，有耳便得重穿，有足便得重缠；"三寸金莲"，全都得从头缠起，丝毫不能假借。

至于生物试验，五十年来也有不少的生物学者做过，结果也正和经验所诏示的相同。最早和最著名的一例便是德人韦思曼（A. Weismann）的鼠尾试验。韦氏蕃殖了许多小鼠，每一代的小鼠出世以后，他就把它们的尾巴完全割去，先后割了二十二代，但是到了最后一代，新生的小鼠还是一样的拖着尾巴，并且并不加短。这二十二代的小耗子，一起共一千五百九十二只，现在全部都陈列在德国费莱堡（Freiburg）的动物学院里，对凡是相信获得性可以遗传的人，作一种反证，一种尸谏！

但相信获得性可以遗传的人似乎还有一道最后的防线。那就是乞灵于自由意志了。这本是一切极端环境论者的惯技，我们以前在性与养的讨论里已经早就提过。对于韦氏的鼠尾试验，提出过反对论的人，以我所知，只有一个人，就是两三年前到过中国来的英国文学家萧伯纳。大家知道萧氏是一位戏剧家，也是一位社会主义者，却未必知道他也是获得性遗传论的一位辩护者。他说，韦氏的试验所以不验的缘故，乃是因为耗子们自己并没有愿意牺牲它们的尾巴，要是愿意的话，那无尾的状态稳可以遗传下去！（萧氏此说，记得是在 Back to Methuselah 剧本中的一篇长序里，读者如有兴味，可以查阅。）

有时候上一代的获得性，真像是遗传给了下一代。但这种偶然的奇遇大都可以用"事有凑巧"四个字来解释。例如在美国，五十年来便流传着一段故事。有一只猫，尾巴被人在关门的时候给压断了，成为一只曲尾巴的猫。后来生产的小猫，居然有几只是曲尾巴的。骤然看去，这很像是一个获得性可以遗传的例证了。但一经查考，便知猫的遗传里，本来有一个曲尾巴的因子，换言之，猫种里本来有突变的曲尾巴的一个支派，时常可以碰见，在以专出奇种狸奴的暹罗，尤其是数见不鲜；据说有的暹罗家庭里所畜的猫，曲尾巴是常例，不曲的反而是例外。由此可知这只猫的遗传里，便包含着此种曲尾的因子。同时恰好又发生了被压的事，两相凑巧，于是便造成了一个貌似后天获得性遗传的例证。清代黄汉（鹤楼）在《猫苑》里说："潮阳县文照堂自莲师，有小猫一只，尾梢屈如麒麟尾"；记得以前徐志摩先生家里有一只曲尾的猫；可见这种猫并不是极希罕的。

关于后天残废究属遗传不遗传的问题，美国有一位生物学的老前辈，普林斯顿大学教授康克林氏（E. G. Conklin）说过一句很干脆的话，我们不妨引来作一个结论。他说："木腿是不遗传的，木头才是遗传的咧"。〔作者按：木腿（wooden legs），即假腿。〕

（二）疾病遗传的问题，比残废的问题多些曲折，更有仔细推究的必要。后天残废的不遗传，是一经指点，便可以明白看见的，疾病却不这样。

以前胡适之先生讲中国人的五个大仇敌时，说过这样一段话："我们在中国内地眼见整个的村庄渐渐被疟疾毁为荆棘地，眼见害疟疾的人家一两代之后人丁灭绝，眼见有些地方竟认疟疾为与生俱来不可避免的病痛（我们徽州人叫它做'胎疟'，说人人都得害一次的），我们不得不承认疟疾的可怕甚于肺结核，甚于花柳，甚于鸦片。在别的国家，疟疾是可以致死的，故人人知道它可怕。中国人受疟疾的侵害太久了，养成了一点抵抗力，可以苟延生命，不致于立死，故人都不觉其可怕。其实正因为它杀人不见血，灭族不留痕，故格外可怕"（《我们走那条路？》《中国问题》）。胡先生说这番话，原所以示民族的体弱多病，是教人很可以抱悲观的，不过我们引这段话的用意却不在此，我们的用意是，要表示我们对于这种疟虫大杀胜会的状态，可以有两种不同的看法，一即是根据后天获得性遗传论的，一是根据自然淘汰论的。

说"整个村庄被毁"，说"害疟的人家人丁绝灭"，是表示疟虫初来临时的来势凶猛，几乎无法抵挡。这是第一步。说"认疟疾为胎里带来、不可避免"，是表示疟虫传播的普遍，用医学的术语来说，疟疾到此便已成为一种"地方病"（endemic）；但也不必每个村庄都化为荆棘地，或每家人家都闹到人丁灭绝。这是第二步。说"中国人受疟疾的侵害太久，养成了一点抵抗力，可以苟延生命，不致立死，故人都不觉其可怕"，是表示病者虽多，死者却少，荆棘地化的村庄和人丁灭绝的人家也一天少似一天，甚至于不再找到。这是第三步。我们更不妨添一个第四步，就是大多数在疟疾环境中浸淫了很久的人口，最后就根本不怕疟虫的肆虐，他们每人虽都不免害一次两次，但谁都只把它和寻常的伤风咳嗽一样看待，不以为奇了。在这三四个阶段之间，一种渐进的过程是显而易见的：初则来势猛，后则来势轻，初则死者多，后则死者少。

这种进步可以有两个很不同的解释：一就是获得性遗传论的。第一代的人生了疟疾以后，便养成了相当的抵抗力，这种抵抗力便往下遗传，所以到了第二代，第三代……抵抗力逐渐累积的结果，便终于使大家对于疟虫的环境能安之若素。养成的抵抗力就是后天获得的抵抗力，抵抗力也是一种品性，所以后天获得性是可以遗传的了。第二个解释便是自然淘汰论的。一个初和疟虫接触的人口，品质原很不一致，对于疟虫的反应，也自大有不齐。即抵抗力的强弱，开头就不一样；特别弱的很早就遭了淘汰，一村的人特别弱，阖村便毁为荆棘地；一家的人特别弱，全家的人便靡有孑遗；其次抵抗力比较强的，被淘汰的机会便比较小些，此种机会的大小和抵抗力强度的大小成一种反比例；其中也有比较特别强的，那也许打头就不受袭击，或受了袭击也能应付裕如。这样一代复一代，抵抗力弱的人便逐渐因淘汰而减少，强的人便逐渐因选择而加多，终于也使大家对于疟虫的环境能安之若素。两种解释虽同一讲抵抗力，前者以为它是在每一个侥幸在生殖时期以前不死的人身上养成的；后者却以为它在人口的遗传因素里早就存在，经死亡的魔手不断的挑剔拣选以来，才逐渐显露、固定、和强化起来。目前的生物学界大率承认后者比前者要说得合理些。

（三）凡属器官，用则进，废则退，此种进退的结果，换言之，即习惯与训练的成效，究属遗传不遗传，也是一百多年来生物学界一个争论的大问题。

一八〇九年（清嘉庆十四年），法国动物学家和演化论家拉马克（J. B. Lamarck）出了一本书，叫做《动物哲学》。所谓动物哲学，指的就是物种所以演成的理论，就是他的演化论。拉氏的演化论大要不外两点：第一点，就是器官用则进，不用则退；第二点，此种进或退的成绩可以遗传下去而成为固定的品性，因而把一部分的个体从原有的物种中间分化出来，渐渐的演为一个新的物种。这两点也就是拉氏的两大法则。用他的自己的话来说:"第一法则,凡属一个没有逾越发育限度的动物的器官,用得越多而越不间断,便渐渐的会更有力量、更加发展、和更加扩大;其所增力量的大小和运用的时间的长短成正比例;反之,凡属不用的器官不知不觉的会衰弱、退化,会渐进的减少它的功能的力量,而终归于消灭。第二法则,自然界,假手于一个物种(即此个体所属之物种)所已长久相处的环境的影响,亦即假手于任何器官的常用或不用,多用或少用,而在个体身上所产生的一切增益或损失,是会因生殖的方法,而保留到下一代而在新的个体身上表见的……"(见《动物哲学》,英译本,页一一三)。

  拉氏申说这两条法则的时候,举了不少的证据。我们不妨引两个例子:一是关于长颈鹿的,很多人都已经知道;一是关于人的,知道的人怕不多。长颈鹿的颈本来是不长的,但因为它生长在比较不毛之地,吃不到野草,只能吃树叶,要吃树叶,非延颈企踵不可,吃到后来,非更竭力延竭力企不可,于是乎脖子和前肢便越拉越长,前肢之长并且在后肢之上;颈和前肢合算,可以高到六公尺(《动物哲学》,页一二二)。这是"用则进"的例子。讲起人,他说有一位生理学家德农发见酒徒的肠子要比普通人短许多。拉氏以为这是因为少吃固体食物的缘故;酒徒以酒代饭,肠胃工作时间少,闲散时间多,于是乎便渐渐的缩短了。这种缩短的成绩,究属传下去与否,拉氏并没有说,也没有向酒徒的子孙身上去调查。但其为可以遗传,他是假定了的。(《动物哲学》,引论页四一,正文页一一八——一一九。)这是"不用则退"的例子。

  上文所说,便是生物学界所称狭义的"后天获得性遗传论"(按,广义的包括残废、疾病等在内),或简称为"拉马克主义"。拉氏创说之初,生物界的一般的思潮还离不了创造论的传统观念,以为物种一经上帝创造,是一成不变的,所以他的学说便没有多少人注意。略后渐渐有人接受,但接受的人也全都不加深究,以为就常识而论,大概应当如此这般罢了。《动物哲学》一书问世后五十年,达尔文的《物种起源》出,才开始对于物种的演变,另外给一个很不相同的解释,就是所谓自然选择论,或简称为天择论。但当时达尔文自己也未尝不兼采获得性遗传的学说;凡属选择论不很能圆满解释,他就往往借重获得性遗传论。

  达氏在这问题上的立场,似乎有比较详细加以说明的价值。我们不妨把他自己的结论引一些在下面。

从第一章里所引的事实看来,我确实以为在我们的家畜中间,习用的结果使身体的某若干部分加强或放大了,或废而不用的结果使它们衰退或萎缩了;而此种变化是遗传的。在自由的自然状态之下,我们没有比较的标准,来断定长期的用或废的影响,因为我们不知道它们的祖先究属是怎样的;不过,有许多动物的器官,除了不用则退四个字以外,别无更好的解释。(《物种起源》,第六版,一八九八年全集本,上册,页一六七)

在《物种起源》的末尾,达氏归结着说,物种演变所循行的路径不止一个,最主要的是自然选择;其次居赞助地位而不乏相当重要性的是用进废退的遗传的影响;其三比较不重要的是环境的直接的影响,例如疾病残废之类;其四是一些动物自身所发生的变异,在今日知识不足的我们看去,好像是无端发生似的。(同上,下册,页二九三)

损伤和残缺的影响有时候是遗传的;在下文的另一章里,我们并且可以看见,器官的用或废,历久以后,也产生遗传的影响。(《家养动植物的变异》,第二版,一八九八年全集本,上册,页四七二—四七三)

我们很有一些资料,来证明残缺和跌打损伤的影响,有时候是遗传的,尤其是要是伤残之后,又继之以疾病,或者可以说,一定得继之以疾病,此种伤残的影响才会遗传。父母在可以引起伤害的环境中,历久所得的恶劣影响,无疑的有时候也会传给子女。器官用废的影响,以及心理的习惯,也是如此;下文当另有讨论。有时期性的习惯也一样的会传下去的,不过就一般而论,并不显著罢了。(同上,下册,页五七)

在许多例子中间,我们可以相信,上一代器官的废而不用或用而不常,在下一代,在同一器官上,会发生相当的影响。不过若说接连两代之间便发生此种影响,我们却并没有良好的证据。一种习惯上的变动,要在下代发生可以捉摸的影响,一定得接连上好几代才行。(同上,下册,页二八八)

"在上文讲遗传的几章里,我们看见一大堆的新获得的品性,不论有害的或有利的,也不论对于生活有无紧要关系,往往是很忠实的遗传下去的——甚至于只须父或母一方面有此新特点,也时常照样的遗传;我们不妨总括一句,凡此种种,遗传是常例,不遗传是例外"(同上,下册,页三六七—三六八)。按达氏的遗传学说,所谓"泛传说"(pangenesis)者,局部即所以解释此种获得性之遗传;此段文字,即载在专论此说的一章中。

达氏在《人类的由来》一书里,引了许多后天获得性以后,说:"这种种形态或功能上的变动,经过许多世代之后,究属遗传不遗传,我们不知道,但也许是会遗传的。"(《人类的由来》,第二版,一八九八年全集本,页三二—三三)

讨论到语言的起源时,他又说:"我们的声音用得一天多似一天,我们发为声音的各器官,便假手于习用遗传的原则,而一天比一天有力,一天比一天圆满……一个人的笔迹,一半靠手的形式,一半靠心理的趋向,无疑的是遗传的;如今理智与声音器官的运用,历久以后,势必逐渐在它们的结构上,引起遗传的变迁;此中的盖然性,正和笔迹的遗传相同。"(同上,页八九—九〇)

从上面所引的七八段议论看来,我们可知达氏,于选择论者的资格以外,不但是一个获得性遗传论者,并且是一个广义的获得性遗传论者;他相信损伤与残缺的影响有时候也会遗传。至于用进废退的影响,他再三的说,只要世代一多,似乎是总会遗传的。七八段话里,最富有结论性的是我酌译的第二段。达氏认为物种变迁之原因有四,其第一的选择论,与第四的无端变异论,将来另须讨论,姑且不说;其二、三两个原因便都没有离开获得性遗传论的范围,二是用进废退的遗传,即拉马克主义,三是外界直接影响的遗传,也就是我们在上文一、二两节里所已经讨论的后天残废与疾病之类的遗传。拉马克承认的只是二(《动物哲学》,序文,页三八,三九),而达氏居然承认二与三,由此可知达氏对于获得性遗传论的态度,实在比拉马克还要来得拉马克的(Lamarckian)!

达氏的选择论,原可以用作摧毁获得性遗传论的武器,但达氏但造此武器,而及身未尝利用。真正利用它的是德国动物学者韦思曼(见前)。他的鼠尾试验,我们已经引过了。韦氏以为达氏的选择论实在足够解释物种的演变,而不必乞助于习用遗传的旧说。他曾经做过一本专书,叫做《自然选择足够论》(一八九三)。长颈鹿的长颈,自然选择便一样可以解释,并且解释得更要合理。天生鹿类的动物,脖子的长短本属大有不齐,在水草丰茂的地方,此种不齐固属无关宏旨,但在土地硗瘠、只有树叶可吃的地方,天生长脖子的鹿当然要比短脖子的占便宜,到了后来,脖子越生得长便越占便宜,再三淘汰的结果,终于造成一个新的鹿种,叫做长颈鹿。

韦氏一面根据自然选择论,认为习用遗传在理论上为不必要;一面又根据他的遗传学说(详后),认为习用遗传在事实上便行不通。他有一节结论,我们不妨引在下面:

> 器官用废的影响,所影响的只不过是器官的本部,而不能在生殖细胞的相当部分引起相当的变化,因此,也就不能引起遗传上的变动。例如我们常用某一块肌肉,那肌肉便充实扩大;但此种充实与扩大只限于肌肉的自身而止,并不散播出去;生殖细胞里的遗传本质以及此种本质中专管这块肌肉的因素,实在是风马牛不相及。总之,一切功能上的畸形发达或萎缩退化对于遗传的因素是不相干的,相干的只是管理这些功能而且早就已经长成了的器官……(《精质论》,英译本,页四〇六,四〇七)

韦氏这种议论,其实也未尝越出常识的范围。拉马克的两条法则,谁都明白第一是尽人而有的经验,无可否认的。至于第二条,我们稍加考虑,也明知其不确;不过人是一种富有情感与愿望的动物,他总觉得一个人的成就,一个人一生孜孜矻矻的所得,不免与草木同腐,委实是有点不甘心;所以总希望它可以传递下去,一代一代的累积起来。灵魂不灭、轮回、长生一类的信仰其实都从这一点不甘心的情意产生出来。习用遗传的所由发生与不易捐弃,也正坐这种原因。这种精神分析派学者所谓的"虔诚的愿望(pious wish)原是极容易了解,并且是很容易得人同情的;不过我们不妨为怀抱此种愿望的人进一解。要是训练与习惯的结果真可以遗传的话,则他们也决不会如愿以偿。何以呢?好习惯既可以遗传,坏习惯又何尝不可以遗传,两相抵消的结果,试问真正盈余的好处又在那里?照我们不相信习用遗传的立场来说,好习惯不传下去,固然可惜,坏习惯不传下去,却也可喜,要不然,奸盗邪淫的人,经多少世代累积的结果,在今日一般人口中将不知充斥到什么地步咧!好在事实并不如此;事实是,好事得从头学起,坏事也得从头学起。

自从遗传学发达以后,我们对于习用遗传问题,并且已经得到不少实验的反证,不必再仰仗经验所给我们的常识。我们姑且举几个例子于后。

第一个试验是俄国心理学家巴夫洛夫的。巴氏是近代动物心理学界的泰斗,以发见所谓交替反应著名的。他以老鼠为试验的资料,在每次喂食之先,总先拉一次铃,练习若干次以后,老鼠便会把铃与食的两种刺激连系在一起，经过三百次练习以后，它们一听见铃声，便会赶到笼子边上，接受食物。食物是刺激，赶到笼边是反应；二者原是分不开的。但如今铃的刺激居然也引起了赶到笼边的反应，一样一个反应，而后来的却是一个替代的刺激所引起的，所以叫做交替反应(conditioned reflex)。据巴氏先头的报告说，这样的试验继续做了好几代，第一代须要三百次练习，才能娴熟；到了第二代，不过一百次就够了；第三代，只要三十次；第四代只要五次。要不是为了巴氏一向在科学界的令闻与地位，这种结果是谁也不会注意的，因为实在是太离奇了。不过此事既出诸巴氏，也自不由生物学界不注意；于是便有好几位别的研究家出来做同样的试验，看能不能坐实他的结论。例如，美国卡纳奇遗传学研究院的麦克道威尔(E. C. MacDowell)便一样用老鼠，费卡瑞女士(E. M. Vicari)用小鼠，勃拉格(H. J. Bragg)用小白鼠，但结果是完全失望。不久以后，巴氏又忽然告诉访问他的实验室的人说，他以前弄错了，说全部试验是一个错误，这其间究竟是什么一回事，到如今我们还莫名其妙，不过从此以后，便不再有人把他这番试验引为获得性遗传说的证据了。

第二个是英产而美籍的心理学家麦克图格尔(W. McDougall)的试验。他也用老鼠做资料。他做了一只水箱，水边有两个码头，一个是黑暗的，但寻着了可以从此上岸；又其一是有灯光的，但踏着的不但不能登岸，并且还要触一下电。他把老鼠放在水里，让它们游泳，看它们要经过多少次的瞎碰，才脱离苦海，诞登彼岸。经过几个月的训练以后，比较狡黠的几只老鼠居然会一进水便径向黑暗的码头前进，而由此上岸。这种训练，一起做了一二十代。麦氏相信训练的结果是遗传的，所以越到下一代，所需的训练时间便越少，即直趋码头的成功到达得越早。麦氏这种结果，虽若颇可以为习用遗传说作证，但一种科学的结论要发人共信而站立得住，一定得经第二人用同样的资料、方法、以及同样的环境里复试一番。后来苏格兰动物学家克罗(F. A. E. Crew)便照样做过一个试验，但并没有得到麦氏所得的结果。(麦氏试验报告见英国《心理学杂志》，普通部分，第二十卷，第三期。)

这一类所谓拉马克的试验，近年来在西洋已数见不鲜，但不是本身做得不精密，不能教人相信，就是别人复试后，得不到同样的结果。所以一直到现在，我们敢说没有一个试验是真正可以成立而教我们信服的；也所以自韦思曼氏以来，生物学家中间十之八九是不以拉马克主义为然的。

（四）后天获得性遗传不遗传的争论里所时常提到的第四种事物，是环境中一切物理与化学的影响。例如强烈的太阳光把皮肤晒黑了,那就是物理的影响;酗酒的人在生理上引起的种种变化,那就是化学的影响。

雪白的皮肤被太阳晒黑,是常有的事;太阳光为皮肤所以变黑的一种因缘,是谁也承认的。但是黑种人的黑皮肤也完全是太阳晒出来的么,那答复便可以有两个。习性遗传论者的答复是正面的;假定原人的皮肤是白的,或至少是浅色的,后来有一代移到了热带,在强烈的日光下生活,晒一代,黑一代,传一代,越晒越黑,也就是越传越黑。这样一个答复,在真正拉马克的生物学者也许倒未必提出,因为人种学发达至今日,黑皮肤的由来是一个已经寻到确实答复的问题,可以不用他们再操心;但是在不懂生物学的普通人看来,这总还是一个最近情的答复。

第二个答复是变异论与选择论者的。原人的皮色本非一律;就黑的色素的成分而论,本各有大小,此种色素的作用在防御日光中的所谓光化作用(actinism);所以成分越多,便越不怕强烈的日光,越少,便越怕。天生最怕日光,欧洲西北部的白种人,晒久了就要起大水泡,甚至于晒死(sun stroke),中国人中间皮肤白些的人晒了要起雀斑——都因为这个道理。惟有皮肤漆黑的人最不怕晒。人是一种自己会寻觅环境的动物,也是时常不免受环境淘汰的动物,里因外缘,两相活动,于是便造成了一种在肤色上逐渐分化的局面;就北半球而论,大率色素成分多者宜乎南,成分少者宜乎北。这便是选择论者的答复了。

不过这还是一番理论方面的说法。在实验方面事实又怎样呢？近年以来,在这一方面的实验工作也正复不少,但十之八九的结论,都以为理化的影响是不遗传的;其余一二,最初以为是遗传的,但后来终于被人否定,或认为至少是一个悬案,尚待切实证明。我们现在姑且举若干著例于后。

一九二四年,作者在美国优生学馆里研习,在学馆附近,并且和学馆属于同一组织的,又有一个实验遗传的机关,即卡纳奇实验演化学院;学院中人组织有一个读书会,专门评述新出的关于遗传的刊物。记得有一晚上,作者第一次被邀参加他们的集会时,便有人评述一本新书,著者是一位奥国的动物学家,叫卡默瑞尔(Paul Kammerer),书名是《后天获得性的遗传》。

卡默瑞尔做过十多年的实验,实验的对象是蛙一类的动物,所运用与控制的是温度、湿度一类人造的刺激。他的结论是:动物在甲种环境里所养成的特点,在移入乙种环境之后,居然遗传给了下一代。他的最脍炙人口的一个实验,用的是一种蟾蜍,西洋俗话叫做"稳婆蟾蜍";因为雌的产卵的时候,雄的会在旁边帮忙,所以有此雅号。这种蟾蜍原是陆居的,自有其陆居的生活习惯。卡氏为实验计,把它们禁锢在水里,不许登岸。蟾蜍原是一种两栖动物,自然入水不死,但生活习惯却不免有所变动,以求适应。此种变动之一,是前肢的足掌上添了一重褥状皮,叫做合欢褥状皮。大凡在水中久住的两栖动物,到了生殖时期,雄的前肢的掌皮必然会特别发展,好在交尾时可以紧握雌的躯体,轻易不致因水的动荡而彼此离散。这发展就叫做褥状皮,因与交尾有关,所以又叫做合欢褥状皮。如今一向陆居的蟾蜍居然也长上这层厚皮,可见生活习惯确乎是因入水而产生了变化。但实验的要点并不在此,要点是,此种新获得的褥状皮,竟然在第二代的蟾蜍身上发现,并且还发现在迁回陆地居住之后!

不过说也奇怪,卡氏这种发现的证明,自始至终,只有几张照片;带着褥状皮的蟾蜍谁也没有能亲眼看见。过了几年以后,有一位美国学者到维也纳,顺便参观卡氏的实验室,坚持要看那重新奠定"获得性遗传论"的几只蟾蜍。恰巧卡氏外出,一番搜索的结果,发现所谓合欢褥状皮乃是用蓝墨水在掌皮里注射而成的一种把戏!黑幕一经揭穿,不久我们就在报纸上读到卡氏在维也纳城外一座小山上自杀的惨剧。据说在那时候俄国苏维埃政府已经约他到莫斯科去担任一种研究职务,要仰仗他来证明永久的种族改良总得由经济改造入手,可惜已经是来不及了。

在惨剧发生以前,卡氏也到过美国,记得那时候的美国报纸,都用极大号的字,替他鼓吹,说他是达尔文以后第一人,说达氏的演化论,从此便完全推翻,但不到二年,作者回中国不久,有一位在纽约的同行朋友便把卡氏自杀的消息,从《纽约时报》上剪下寄来。

第二个我们要举的例是很真实的,完全不能和卡氏的相提并论。美国威斯康新大学生物学教授迦埃尔(M. F. Guyer)和斯密士(E. A. Smith)合作了一种研究。他们把兔子眼球里的晶状体磨成了浆,把这浆注射到鸡的体内;鸡体接受以后,便产生一种"抗体"(antibody),作用是在把此种外来的浆分解,使不能为害。这种抗体是包含在血清之内的。迦氏等后来又把这种血清注射到怀孕的母兔体内;这些母兔本身虽不生问题,但是所产生的六十一只小兔里,倒有九只的眼球是不完全的。这九只小兔后来又传了好几代,每代之中必有若干眼球不完全的后辈。注射包含抗体的血清只得一代,而所引起的眼球不完全竟拖延了好几代，可见后天获得的抗体分解晶状体的作用，是遗传的了。若问从第二代起，既不重新注射血清，那抗体又从何而来的呢，迦氏等的答复是：不完全的眼球本身也会产生此种抗体，直接影响自身的生殖细胞，间接便引起了下一代的眼球的不完全。这实验始于十多年前，似乎至今还没有完全结束。自有此类实验以来，无疑这是最聪明最有力的例子了。可惜接着完全用同样方法、同样资料来实验的人，例如芬雷（G. F. Finlay）、赫胥黎（J. S. Huxley）和卡尔-桑德斯（A. M. Carr-Saunders）等，都没有得到同样的结果。兔眼在遗传上的缺陷本来常有，所以有人以为迦氏等最初所用的兔子原属于缺陷特多的一派，此种缺陷，即使没有抗体的作用，也不免在下代陆续表见，迦氏等的试验恰好凑上罢了。（迦氏等原文，见美国《实验动物学杂志》，一九二〇年，八月号。）

其次要举的例子是关于酒精的。酒精是一种有机化学的混合物。它究属能不能引起遗传本质的变化，近年来经过很多人的实验以后，我们已经可以作比较明白的答复。优生的学说未发达以前，大家总以为酒精是种族退化的一个原因；酗酒的人往往产生不健全的子女，便是一个证据。优生学说初兴的时候，也还有一部的慈善家，在优生的旗帜之下，认定酒精是一种"种族的毒物"，应在扫除涤荡之列。不过退化究属是酗酒之因，还是酗酒之果，却始终是一个争论的题目。实验的结果似乎证明酗酒是因，不是果。

最早做这种实验而也是最著名的一位，是美国考奈尔大学医学院的司徒卡德教授（C. R. Stockard）。他用豚鼠做试验品，每天把它们用酒精的蒸气来熏，到熏醉为止。这些豚鼠自身并不表见什么缺陷，但到了第二代，在它们所产生的子女里，确乎发见各式各样的弱点。后来英国的德仑姆女士（F. M. Durham）等又把这试验翻做一过，一星期之中，受试验的豚鼠总要醉倒六天。这六天中每一头豚鼠所吸入的酒量，比起一个酒徒所能喝的，相对的要不知高出多少倍；司氏的试验里也是如此。但德仑姆女士等的结果和司氏的很不相同，即第二代的豚鼠并没有退化或不健全的表示。折中两家以后，遗传学者的结论是，司氏的豚鼠在遗传上本来是不大健全的，德仑姆女士的却是健全的；酒精对于遗传的健全与否，根本没有什么前因后果的关系；我们最多只能说，凡属不大健全的血系，经酒精的洗伐以后，也许更容易呈露出来罢了。换言之，酒精容或有淘汰不健全的血统的能力。（司氏的报告不止一篇，散见一九一二年至一九一八年间的《美国自然学者》及《实验动物学杂志》等专门刊物中。德仑姆女士等的研究经过，详《酒精与遗传：一个实验的研究》一书，一九三二年在伦敦出版。）

这种结论，后来又续有证明。美国汉生氏（F. B. Hanson）与海斯女士（F. Heyes）曾经用白鼠做试验品，也是每星期教它们醉倒六整天，一起做了十代；总共一千六百八十八只后辈中间，也确乎有些退化的表现，尤以眼部为多。但是这些白鼠（自身有缺陷，但并未受酒熏）交配以后所生的后辈却并没有什么不健全的表示。只有一只白鼠眼部微有缺陷，但后经证明这种缺陷是不遗传的。同时，放在旁边做比较用的那批完全未用酒精熏过的白鼠，在同一辈分以内，倒产生了两只眼部有缺陷的白鼠。（原文名《酒精与眼部缺陷》，见美国《遗传杂志》第十八卷第八期，一九二七年八月。）

饮酒过度，自然有它的生理上的害处，但所谓度，也往往因人而殊，未可一概而论；甲乙两人之间，一个半杯酒后便会目眩神迷，一个也许好几斤后，还是神志不乱。但无论一人饮酒多少，酒力所及，事实上决不会引起遗传品质上的变动，即，使遗传的基因上发生什么突变。这是上文所引的三个实验很可以证明的。要不然，自从"仪狄造酒"以至今日，数千年之间，人类的遗传品质怕早就变成不知什么样子。

酒徒的后辈，往往不健全，是一个事实。这不健全又是从何而来呢？这不健全就从酒徒之所以为酒徒而来。一个人遗传上不健全，才会染上酗酒的习惯，才会变成一个酒徒；在健全而稍有自制力的人是不会的。换言之，酗酒是一个不健全的症候，是许多不健全的症候中的一个，而不是不健全的造因。哥伦比亚大学师范学院的霍林华士教授（H. L. Hollingworth）曾经做过一个试验，证明凡是神经系统特别软弱的人才最容易受酒的诱惑。足见心理学的见地和遗传学是很一致的。（霍氏原文名《酒精的影响》，载在美国《变态心理学与社会心理学杂志》，第十八卷，一至三期，一九二四年。）

酒精有淘汰的力量，上文已经提过，但目前我们不预备细说，留待将来述自然淘汰时再论。

酒精而外，理化的刺激的值得考虑的还有两种。一是铅毒，一是高度的镭锭和 X 光线。关于铅毒一端，目前的证据还不充分，但铅毒之足以影响生殖细胞，因而引起内部的变化，是完全可能的事。它对于普通的身体细胞有恶劣的影响，是早经近代工业证明了的。好在用铅的工业不多，即使它对于生殖细胞亦有不利，它的影响所及毕竟是有限的。

至于镭锭和 X 光线一端，我们的证据就要充分得多了。在植物与下等动物中间，镭锭与 X 光的放射都能引起遗传基因的突变，是早经证明的。一般的动植物既如此，大概人也不是例外。孕妇的生殖器官受镭锭放射以后，所生的子女往往表见很严重的心理和神经的缺陷。但不在娠孕中的妇女，似乎无此危险，即先期的放射和后期的生育无干。说见麦尔菲氏（D. P. Murphy）所做的研究（《卵巢的放射对于后生子女健康的影响》，美国《外科、妇科、产科》杂志第四十七卷，一九二八年）。但就动植物的研究推论起来，麦氏此说尚有待于坐实；这种放射，也许会暗中引起有害的基因突变，于不知不觉之中传递下去，经过好几代的累积以后，才呈露出来，亦未可知。所以一个健全而将来准备做母亲的女子，总以避免高度的镭锭放射为是；有时为治病起见，不能不用镭锭，生殖部分亦应妥为保护，以免波及。但诊察时常用的 X 光照相，则为力甚微，并无此种危险。

最后我们要提一提病菌的毒素。毒素也是一种化学的刺激，不过是由生物产生的罢了。病菌的毒素究属能不能伤害生殖细胞，我们如今还不能作明白的答复；至少正面的证据还不充分。至于它不能引起遗传品性的变化，自然是更说不上了。梅毒的"遗传"，一向被认为一种很显著的事实；但夷考其实，这实在不是遗传，而是传染，和普通传染病的传染并没有分别，不过授受的两造不是两个人，而是一个人的身体细胞和生殖细胞而已。生殖细胞一经传染，由此种生殖细胞所产生的个体，在发育的过程里，迟早不免经历一度梅毒的惨痛，终于流产、哑产、或早死。这种情形固然严重，但生殖细胞所经历的，终究只是一些损伤、一些疾病，而不是遗传品质的转变。上文说过酒精的侵蚀也会引起生殖细胞的损伤。这两种损伤的性质虽有不同，而其仅为损伤而不足以转变遗传的因素则一。

讨论到此，我们可以暂告一个结束。本文开始时，我们说过习性遗传之论不能成立，而本性难移之论比较确切，原有两方面的论证，一是遗传学的，一是细胞学的。如今遗传学的论证算是叙述了一个大要。下次再谈细胞学的论证。

（原载《自由评论》第 7、8、9、10 期，1936 年 1 月 3、10、17 日，2 月 7 日；同时刊登《华年》第 5 卷第 1、2、5 期"优生副刊"，1 月 11、18 日，2 月 8 日）

本性难移的又一论证

本性难移的论证不出两类，一是遗传学的，我们已经讨论过；二是细胞学的，便是本篇的资料。

一八九六年，德国动物学家韦思曼（August Weismann）在他的《精质论》的绪论里说："一八八三那年，我在《关于遗传》的一篇论文里，对于习得性的遗传，不但否认它的存在，并且以为理论上实在有所不可能……在同一论文里，我又替生殖细胞，假定下一种生殖的素质，叫做精质（germ-plasm）；又假定这种精质并不是无端造成的，而是从这一代的生殖细胞递给下一代的生殖细胞的一个直接的绵续不断的系统，而同时这些生殖细胞也就是产生每一代个体的源泉。狭义的身体（soma）和此种生殖细胞的区别，我在这篇论文里也曾经加以申说。同时，又主张维独生殖细胞才有把精质传递到下代的任务；所谓狭义的身体不过是生殖细胞的保抱者与营养者而已；不但如此，它实在是此种细胞之一所分化而成的一种东西。"

所谓本性难移论的细胞学的论证，上文介绍的一段话便是最早的一些根据了。从此以后，生物学者承认，凡属有性生殖的生物，它的生命的质素总分做两部分，一是体或体质，二是精或精质，体质包括全身的体素（tissues）例如肌肉、骨骼等，不断的在那里推陈出新，到了相当年限，便不免萎缩枯槁以死。以人身而论，这便是迟早要和"草木同腐"的那一部分。至于精质，占的地位虽不大，却可以永传不朽，这一代的体死亡了，下一代的体可以从它再造；所以只要生殖的机会不间断，它便可以永远的传下去，并且传一代，便多生一代的个体。

精质是一种富有潜力的东西，它可以产生更多的精质，也可以产生体质；但是体质却没有这种潜力，它最多只能于损伤时自己修补，虚耗时自己充实，而不足以产生什么新的个体，精质不是每一代重新制造的，也不是在一个体到达性的成年后突然呈现的，乃是一种绵续不断的东西，它的功能虽因世代的时期性而有间歇，它的存在却是始终一贯，毫无中断。

有许多原生动物,因为只有一个细胞,个体的全部可以说是由精质造成的。但是在多细胞动物中间,在发育的时期里,总有一小部分的精质留在一边,虽有分裂,却不分化,其余的便分化成合用的体素,终于成为一个个体。好比一个有钱财的人,把一部分的钱存在银行里拨些子母,以备不时之需,一部分却拿来买田造屋,和经营其它的勾当。精质和体质的如此分道扬镳,并不是一个假定而是有事实证明的。德国生物学者波维里(Theodor Boveri)研究一种蛔虫的发育,证明这种分化很早就发生,受精的细胞分裂到十六个细胞时,其中十五个进而分化为体质的部分,其中一个则保留作精质的部分。

　　精质好比一条河,一个个体到达性的成年而有配偶的时候,这一派精质便和别处来的一派合流。合流的结果,便陆续产生若干体质的集体,例如一棵树、一只狗、或一个人;这些或个体原是精质所产生,但经过体素的分化与夫功能的专化以后,便尔失去了它的"重生"或"再造"的能力,过了相当时限,终不免于死亡;但一小部分保留着的精质,不分化,不专化,便有留传给下一代而不死的希望。

　　以前西洋有句俗话,说爹娘好比一块木头,儿子便是这木头上削下来的一片。如今我们明白了精质与体质之分,就得说,父亲和儿子实在是一块木头的两片,不过削下来的时光有先后罢了,他俩的体质,分化的时代虽有前后,其所由分化的精质却是一个。这样说来,从精质的立场说,父子可以说是等于兄弟。说得更确切些,因为子之出生,是由于另一股精质——母系方面的精质——的合流,好比父的出生是由于父系的精质和祖母带来的精质合流一样,父子的关系实在是等于异母兄弟!同时,以体质论,儿子的年龄固然是少于父母,以精质论,儿子却比父亲要老成,孙子比祖父更老,要老到两代。

　　从遗传学的观点,体质的真正功用,无论我们学基督徒,把它当作一所圣殿看,或学佛教徒,把它当作一只臭皮囊看,始终只不过是一个"逆旅"的功用。那"过客"又是谁呢?就是精质。换言之,父或母,从遗传的观点看,不过是精质的寄托与保管者,而不是子女的产生者,因为狭义的身体,终究不过是一个受精的卵用以产生第二个受精的卵的手段罢了。有人说过一句很俏皮的话,一只母鸡并不能假手于一个蛋而产生另一只母鸡,但它自己却是一个蛋所由产生另一个蛋的一个方法。话虽俏皮,却有至理。

上文云云，便是现代生物学家所盛称的精质绵续论，或精质不灭论。精质虽然是一个"过客"，却实在是一个主人，因为那当逆旅的体质原是它自己建筑的。它是一种自成系统的东西，惟其自成系统，所以轻易不会因外来的影响或刺激而变更它的内容与性质。

也因为精质自成系统，所以于绵续论之外，我们更有精质独立的说数。精质和体质，在结构上既像上文所叙一般的分得开，它们在生理的功能上也就彼此相当的划得清。约言之，即彼此比较的独立，各不相扰。体质既不过是一个逆旅，所以除了保护与营养而外，对于精质，通常难得发生它种的关系。体质一生所经历到的种切，例如我们以前所已讨论过的残废、疾病、用进废退、理化刺激等等，似乎不容易影响到精质的健康，至于转变它的内容，便更少机会了。这便是精质独立的大旨。

我们也不妨举一个试验的实例。美国哈佛大学动物学教授凯塞尔（W. E. Castle）曾经用所谓卵巢移殖的实验方法来证明精质的独立性。他用两种豚鼠做资料，一种是天老，即浑身没有色素的，一种是全黑的；他把天老的一对卵巢割取了出来，代以黑的豚鼠的那一对。结果是一只没有色素的豚鼠给硬安上一对全黑性的卵巢，手术的创痛平复以后，凯氏便把这只豚鼠和普通的天老配合；一起配合过三次，共生子女六只，全都是纯黑的。不久这只母豚鼠因肺炎而死，没有能把这试验继续下去。但即就三次配合的结果而论，精质的独立性也就足够讲明白了。卵巢是雌性生殖细胞所由长养的器官，也就是精质所得寄托的地方。普通天老与天老配合，所生子女是无有不天老的，如今所生竟无一天老，可见产生它们的实在是移殖而来的那对卵巢，而不是被施行移殖手术的那只天老豚鼠；也可见含有纯黑性的卵巢或精质移殖以后，至少在色素一端的遗传基础上，并没有受天老的体质的任何影响；卵巢内的生殖细胞尽管吸收养料，尽管按时长大，但精质的内容却并没有发生变化；所以潜在的纯黑的因素始终是纯黑的因素，而由此产生的豚鼠也始终是黑的豚鼠。凯氏而后，其它动物学者如希泊（Heape）和达文包（Davenport）等曾经分别用别种动物如兔和鸡做过同样的实验，结果也正复相同。

精质的继续、自成系统、与夫比较离体质而独立，已俱如上述。本性难移的论断，到此便又得到了一种有力的证明，即细胞学的证明。不过我们始终只说"本性难移"，并没有说过"本性不移"；虽则难移，也总有可移的时候与路径。

一个生物个体的所以和其它个体不同，要不出三种原因：一是浮面的修改，二是精质系统的混合，三是精质内部的突变或顿变。第一种原因是从环境方面发生，是外铄的，影响所及也只限于体质一部分，所以是不遗传的。其余两种原因都从精质出发，是固有的，所以是遗传的。这种区别可以用下图更明白的表示：

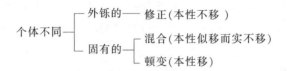

浮面的修正不影响到本性，是显而易见的；我们以前好几次的讨论无非是要说明这一点。至于精系混合的结果，又何以说本性似移而实不移呢？以人而论，父系和母系的精质混合，就父系或母系一方说，固然不能说没有移动，但若就精质的全部说，却实在并没有移动（本性难移之移字，当然是作变字解）。好比两手麻雀牌和在一起以后，牌的部位与联系的关系虽有变迁，而牌总是那几张，并没有换，换言之，精系的混合并不产生什么新的东西，引起什么质的变化，不过把一种生物所原有的精质重新调和一下就是了。这种调和后所引起的个体的不同或品性的不齐，便是孟德尔氏以来遗传学的研究对象，留与将来细说。

顿变又是什么呢？同一和精质有关，混合的结果既不过是量的调整，顿变的结果却是质的变化了。混合的结果是老店新开，顿变的结果是一家新店。精质顿变后所引起的品性上的变化和原来的状况是截然划分得开的，其间并没有逐渐推移或增损的痕迹，所以叫做顿变。但有时候顿、渐的界限很难划分，例如长短、大小一类的品性，实际上未尝不是一个顿变的品性，但从表面看去，它和寻常状态并没有显著的分别，即，看去和后天的浮面的修正很相像。这种顿变的品性就得靠育种的方法来加以断定了，只是形态上的比较估量是不行的。所谓育种的方法，就是，让具有此种顿变品性的个体有蕃育子女的机会，把子女在这种品性上所表见的各个程度平均一下，再把这平均和上一代的平均两相比较；若是相同，就可以知道这品性不过是一个后天的浮面的修正；若不相同，而是一个新的数目，那就可以断定它是一个先天的顿变了。修正和顿变不易划分时，这是唯一有效的断定方法。

为增进了解起见,我们不妨举个比喻。一只自鸣钟的摆,是挂在一只小钩子上的,无论它摆得如何起劲,到摆停的时候,它所占的地位总是那只小钩所命定的一根直线。假设这直线代表一个通常的品性的平均的表见,那些摆动所到达的各个距离便是这个品性的各种程度的后天修正。无论那只摆摆得多么远,结果总不过是一个修正。但若把摆取下来,挂在另一只可以动荡的小钩子上,这样一个转变就可以代表一个顿变;那时间再有摆动,所环绕的中心与摆停时所占的直线却是另一个了。回到本性的说法,只是一些摆动并不影响到本性,到挂上另一只钩子或钩子改变地位时,本性才发生变动。所以说,唯有顿变,才真正的移了本性。

　　上文只不过是一些比喻。就细胞的结构而论,顿变又是什么呢？细胞大要分为胞质与胞核两个部分。胞核中含有一种质素叫做染色质;染色质当细胞分裂之前,必凝结成若干有体积的条状物或粒状物,叫做染色体。染色体所由构成的单位,亦即遗传所依据的基本因素,叫做基因(gene)。所谓顿变,便是一个或多个的基因的质的变化。基因一有变化,其形于外的品性也就随而发生变化,即成为顿变的品性。

　　基因的质的变化又如何发生的呢？这至今还是一个不能切实答复的问题。就生物自身而论,好像在一个种族的寿命里,有某一个时期,会发生多种的基因顿变,前乎此或后乎此,便难得发生或不发生。种族好比个体,似乎也有一个生命的回环,也有它的婴儿时期、青年时期、壮年时期,以至于老死。壮年时期也就是生殖时期,顿变的发生大约以这时期为最多,而其结果便是许多新种的出现。再就生物所处的环境而言,近年来在这方面的种种研究似乎证明顿变的发生和镭锭或爱克斯光线一类的放射作用有相当关系。关于这一点,我们以前已经大略讨论过了。

　　上面两种对于顿变由来的说数,对于人类当然也适用。不过究属适用到什么程度,我们现在也不能切实的说。人类也是一个物种,在生命的回环里它已经走上那一个段落,目前已未进入壮年而顿变特多的段落,我们都不得而知。今日的人类名为是一个种,而派别极多,混杂的程度又极深刻,要把它们所已到达的演程,分别指点出来,事实上也万难做到。至于镭锭一类放射作用的影响,虽若已经证明,但除了在试验室里或手术台上,这种影响可以说是没有的或有也不能觉察的。至于试验室里与手术台上的一些影响,也似乎只能引起一些有害的基因顿变。所以以种族健康做研究对象的人，对它并不存什么奢望。

所以从优生学的立场而论，顿变的知识和我们实在并不能发生多大关系。第一，这种变化根本不常有；第二，它的由来我们还很不明了，更不能控制；第三，我们所能明了与控制的那一点点大率对种族的健康有害而无利。总之，我们从细胞学方面虽获得了本性可移的一些智识与希望；但就优生学术实际所能控制的力量而言，我们依然不能不归宿到本性难移的一个结论。

（原载《华年》第 5 卷第 8 期"优生副刊"，1936 年 2 月 29 日）

论本性难移与胎教

我们以前讨论性与养的问题的时候早就说过，我们所谓的先天后天，和以前医书上所称的，以及普通大家所了解的，有些分别。他们所谓先后的分野是胎儿离开母体的片刻，我们的分野却是男女生殖细胞会合的那一霎那。一个人的本性，是在这会合的一霎那便已决定了的，既经决定，我们以为不容易再有移动，以前关于本性难移的讨论便到此段落为止。从受孕以至生产，九个多月之间，胎儿在母体以内，虽多少不免和外间的环境发生一些间接的关系，但是它的本性，它的遗传品质，不因此种关系而生变化，原是不待特别讨论而可以推想得到的。不过，好比习性遗传论一样，世俗总以为在这他们所谓"先天"的九个多月里，我们对于一个胎儿的气质，总有法子加以左右，本来不大好的，也许可因特种的努力而改良，本来很好的，也许可因加意留心而不至于恶化。约言之，他们承认这时期里有一个"胎教"的问题。这种积极的、未雨绸缪的、以及"尽人事以听天"的态度当然很值得尊重，不过事实如何，已成的本性是不是因此努力而有移动，我们不能不推究一下。

"胎教"之说，有过很久远的历史，传播得也是很广，至少我们在许多民族里都发见它的存在。《列女传》说："大任者，文王之母，性专一；及其有身，目不视恶色，耳不听恶声，口不出恶言，以胎教也。"* 大任的孙媳妇，相传也用过这种功夫，所以《大戴礼记》说："周后妊成王于身，立而不跛，坐而不差，独处不倨，虽怒不詈——胎教之谓也。书之玉版，藏之金匮，置之宗庙，为后世戒。"** 这都是一些积极的胎教；论者以为周代享国八百多年，这开国时代的胎教实在有很大的功劳。《淮南子》说："孕妇见兔，而子缺唇；见麋，而子四目。"另有一个旧说，和上文的很相仿："妊娠者不可啖兔肉，又不可见兔，令儿唇缺；又不可啖生姜，令儿多指"。这是一些消极的胎教了。张华《博物

---

* 转引自陈兼善：《胎教》，商务印书馆，1925年。——编者注

** 同上。

志》,既以博物为名,叙述得自更要详尽,并且兼及积极与消极两个方面:"妇人妊娠,不欲见丑恶物、异鸟兽,食亦当避异常味,勿见熊虎豹射御,食牛心、白犬、肉鲤、鱼头,正席而坐,割不正不食;听诵诗书讽咏之声,不听淫声,不视邪色。以此产子,子贤明端正寿考,所谓胎教之法"*。所谓"贤明、端正、寿考",指的是智力、操行、体格三方面的健康,也恰好是优生学的最后的目的;胎教而有此种伟大的力量,又岂容我们忽视?综观上文,大约自周代以迄两晋,胎教之说,已经深中于人心,所以唐元稹在《论教本书》里便很不迟疑的说:"未生胎教,既生保教",明白承认胎教是全部教育的一部分。中国而外,日本与西洋有同样的传说,例如,亚里士多德说:"妇人有了孕,每天一定亲诣神祠;身体虽然是动的,心要保持安静;这是很要紧的。生下来的小孩子遗传它母亲的性质,好像草木受土壤的影响一般"(见陈兼善:《胎教》,页四;原文出处未详)。

归纳上文的各种传说,可知胎教的范围很广。孕妇的所见所闻,她的思想言动,她的情绪意志,在在可以影响到胎儿的结构、形态、以至于生理及心理上的种种功能。例如见兔而产生缺唇的子女,便是属于结构的或形态的;因"听诵诗书讽咏之声"与"不听淫声"的结果,而产生擅长文学与爱好音乐的子女,便是属于心理的功能。这样广大的范围可以说和后天教育的范围没有分别,不但没有分别,并且还要超过,因为,教育虽万能,至少对于先天体格上的缺陷认为是无法弥补的;如今主张胎教的人说,缺唇可以因不看兔子而预防,则胎教的用途之广岂不更在后天教育之上?

不过我们第一要问:孕妇的种种经验究竟怎样传递给她的胎儿的?即就缺唇而论,孕妇见兔子以后,当然会有一个缺唇的印象。这印象怎样会从母亲的神经中枢跑到胎儿的嘴上,事实上便有些不可思议。母与子之间唯一发生关系的媒介是血液,这种关系并且是很间接的;母与子各有其独立的循环系统,这两个系统的微血管,虽在胎盘上互相密接,却不联络,平时氧气的输入和碳酸气的排出,都得靠所谓渗透的作用(osmosis)。如今要运送那缺唇的印象,第一先得假定这印象会从一个抽象的东西变做具体的东西;第二得假定这囫囵的具体的东西会溶解为极细微的末粒,先则可以在血管里流行,继则可以因渗透作用而达于胎儿的循环系统;三得假定到达胎儿的嘴

---

* 转引自陈兼善:《胎教》,商务印书馆,1935年。——编者注

部时这些细末又集合而成囫囵的整体，就是，具体的缺唇构造。这些假定都可以成立么？当然断乎不能。缺唇一端如此，其它结构或功能上的特点的无法传递，也就可想而知了。

第二我们要问胎教或胎期印象发生的时间。一个孕妇要努力于胎教，或要努力于恶劣印象的避免，先得自己知道怀孕的事实，不知道怀孕的事实，当然决不会白费精神的去特地做某件事，或故意避免某种东西。怀孕的事实的认识与确定又在什么时候呢？经验告诉我们至早要在受精作用发生以后四十日或五十日，其在缺乏经验或工愁善病的女子，也许要在三四个月以后，才把受孕的事实完全诊断确定。大凡学习过胚胎学或发育学的人都知道，大约在两足月的时候，胎儿的各部分已经大体长成，以后的发育不过是部分的扩大、充实、与部分之间的配称化而已。再就缺唇而论，面部的眼、鼻、唇等部分，本来是由好几块折叠拼凑而成的；普通一个胎儿，在这时候，也大率已经拼凑就绪，看去已经很像一个脸，不过部分的大小很不配称罢了。在这时候，孕妇根本还不大知道她已经怀孕，即使知道，试问从兔子那边得来的缺唇的印象又怎样会把已经长成了的上唇毁坏，而重新使它现出拼凑未曾完全而有裂缝的状态。不用说，这在事实上又是绝对不可能的。

然则胎教之说，又怎样会得人信仰而流传到今日呢？我们的答复是很简单的。以前的人不明遗传的道理，遇到不寻常的先天的特点时，总要替它寻一个解释，寻到了才舒服。倘若这特点是不好的，一定要有个解释，可以替他卸脱责任。倘若这特点是好的，一定要有个解释来证明这是他个人努力所致。能卸脱责任，能表襮一己的功绩，当然都是很舒服的事，谁都愿望的。胎教的说数，便从此种愿望中产生。

再就缺唇与音乐的才能两点立论。这两点都是有遗传的倾向的。但以前的人不知道。缺唇究属是一个不常见的品性，假若一家之中，两三代以内，有一人以上有此品性，大家对它的由来，自然容易领会，无须深究；但若只有一人有此缺陷，他自己、家人、邻里、戚鄢、以及其他好事之辈很自然的会研究出一个解释来。例如《晋书》上说：魏咏之"生而兔缺"，后遇医以药补之。当时他自己和他的亲友们，因为没有更好的解释，便一定会联想到兔子身上，一则因为谁都知道兔唇是以缺为常态的（设或不然，"兔缺"这个名词便根本不会成立）；再则白兔虽属一种极和平而怕见人的家畜，但豢养它的人家毕竟不多，并且因为它行动敏捷，突然惊起，即突然"兔脱"时，也大可以教人发跳；三则咏之的母亲，在怀孕期内，难免不经历过此种"兔脱"的光景，而为之大吃一惊。及从而就咏之的母亲面询，也许碰巧确有其事；于是"胎期印象"便成为咏之所以兔缺的定谳，再也不能推翻了。至于许多农家孕妇常见兔子而不生兔缺之子，或城居孕妇终身不见兔子而亦生兔缺之子，这一类的事实，他们便不再过问。大约在科学前期的所谓因果解释，有时候一个因只准备解释一个果，这便是千百中的一例了。

音乐天才的解释和此也大同小异。这方面的例子，最好要到西洋去找。音乐在西洋一向是很高尚的一种艺术，也是女子可以自由参加的一种艺术。大凡富有音乐才能的女子，对于音乐的兴趣也一定高人一等，即使已经结婚，已经怀孕，轻易也决不放弃练习与演奏的机会。这样一个孕妇所生的子女，在音乐的天赋上很有希望比普通的子女为高。但心理功能的遗传，更不比体格形态的遗传，不容易被人捉摸，所以即在今日，也还很有人怀疑以至于根本否认。在完全不明白遗传原则的前代，音乐才能的由来，自然是更成问题，多方面推敲的结果，还是以胎期内母亲的专心练习一端最为近情，最为显而易见。这原先只不过是一个解释，日久却成了一个事实；于是凡爱好音乐而希望子女成为音乐家的母亲，胎气一动，便开始实施"先天"的音乐教育！这种努力，因为音乐本来有遗传的倾向，所以表面上往往不落虚空，确有效果，于是大家对于胎教的信仰，益发牢不可破。其实呢，努力而无结果或不努力而有结果的例子，也所在而有，不过他们也无暇过问罢了。

胎教不比习性遗传，从没有人为它做过科学的实验，也是因为它根本无法成立，所以无须实验。不过达尔文的著述里，有过这样的一段故事，可以当作一个实验的例子。植物学家和地质学家呼克尔（Joseph Hooker），是达氏最亲密的一个朋友，有一次写信告诉达氏，说新近发现了一个胎期印象的例子。呼氏有一位同宗的女子生了一个孩子，身上有一个褐色的"记"，据她很坚持的说，这"记"是一个胎期印象所产生的。原来当初在怀孕期内，她曾经向一位朋友借了一本很贵重的书，这位朋友再三叮咛小心翻阅，不要有所污损；有一天偶不经心，给泼上一大滴墨水，一阵惊慌和懊恼，竟把这滴墨水的印象深深的镌在胎儿身上。呼氏似乎很相信这个解释，所以达尔文回答他说："你将来如有闲暇，能够把你所以相信此种解释的理由告诉我，我一定很感谢你。我自己也曾经注意过这一类的事，我手头也有些零星资料，但我始终以为除了碰巧以外，别无其它合理的解释。以前我父亲在产科医院里服务的时候，亨特医生（William Hunter）曾经告诉他说，他自己曾经当面询问几千个将近临盆的孕妇，在怀孕期内，有过什么可以影响她们的想象的事物，同时把她们的答复分别记录下来，以便生产后可以对勘；结果是，生前的印象虽多，生后的特点却百不得一，即或有些特殊的形态上的表见，她们在事后也往往另外找一个合式的解释，好比剃过胎头以后替婴儿做上一只尺寸恰好配称的帽子一般"。

　　达氏的话是很对的。胎期印象与婴儿生后的特点，即使有相同或相似之处，也不过是一个巧合，而不足以证明因果的关系。自达氏以至今日，我们对于胎儿发育的智识更有进步，对于遗传的了解，更不知增加了多少，胎教与胎期印象的旧说，自然更显得是一种迷信，一种没有科学根据的传说。我们只知道，一个胎儿的发育，是循着受精之顷所命定的遗传的路线进行的；它和母亲的关系始终是一种寄生的关系，除了受保护与营养以外，对于母亲更没有其它的需求；母亲的意志虽强，用心虽勤，也不能教这种预定的路线，发生多大的转变。约言之，我们不承认胎教，只承认胎养。一个孕妇，与其用尽心力于避凶趋吉，战战兢兢的惟恐胎儿不克健全发展，何如于自己的营养、运动、以及其摄身之道上面，多多的注意？那时间子女再不健全，也就只好归诸遗传，而问心可以无愧了。这才是真正的"尽人事以听天"。

　　从优生的立场看，胎教不但无益，而且有害。假如有一个很有志力的女子，和一个志力薄弱的或遗传不甚清白的男子相遇，要是这女子明白遗传的原理，她和他虽可以有相当的交情，却轻易不肯走上婚姻的路。但若她只信胎教而不懂遗传，那就很危险了。她可以说，此人我不妨和他结婚，他的本人我虽不能加以感化纠正，我们的子女我至少可用胎教的方法而使之一归于正！这种女子和这种婚姻，在西洋笃信宗教的社会里确乎有，但动机虽好，结果却是很可悲的，其可悲的程度要在中国守贞与守节的女子之上。

　　胎教的旧说，本来不值得这样仔细的批评。死老虎原不必再打，不过它还不是一只死老虎。六七年前，作者在日本京都买到一位文学博士下田次郎做的一本《胎教》；此书以文学论，也许有它的价值，以科学论，却是一本七分神话三分学术的杂凑东西。但说也奇怪，从大正二年起至大正十三年止，此书竟发行到五十二版之多。更奇怪的是,此书在中国早就有译本,是某书局《女学丛书》的一种。从民国三年到九年为止,也就发行过十版,九年以后,又添过多少版,就不得而知了。胎教的迷信,在一般人中间的潜势力,观此便可见一斑。它既有这样大的潜势力,我们这一番评论的功夫,似乎不是白费的。陈兼善先生编的一本《胎教》,名字虽和下田的相同,立场和资料恰几乎完全相反,即和本文的讨论很相吻合,读者可以参看。

(原载《华年》第 5 卷第 9 期"优生副刊",1936 年 3 月 7 日;
同时刊登《自由评论》第 15 期,3 月 13 日)

遗传的原则

一

在讨论科学的遗传原则以前,有三四件事是应该先加以考虑的:一是遗传的名词,二是遗传的定义,三是前人对于遗传现象的认识,四是前人对于遗传法式的探求与对于遗传的控制。

遗传这个名词以前是没有的,大约是从日本文转译而来。译名往往不很切实,不很合用,日子多了,会有别的译法出来和它争竞,例如西文 evolution 一字之译为"天演"、"进化"、"演化"等。遗传这译名却是一个例外。历年以来,我们还没有能找到一个比它更相宜的名词,便是一个证据。它是从一个"遗"字和一个"传"字拼合而成的。这两个字都代表人与人之间的一种事物授受的行为,尤其是适合于时代有些先后的两个人;所不同的是"遗"只代表"授与"的一方,而"传"则兼有"授与"与"接受"两个意义。这两个字尤其是适用于父子或师弟之间的授受行为。师弟之间的遗传或一般文化的遗传,不在我们研究范围之内,我们不论。祖孙父子之间的遗传也有属于文物的,例如一套家训、几楹图书、或其它更具体而更有直接的经济价值的产业。《三字经》上所说的:"人遗子,金满籝;我教子,惟一经",便代表此种文物的遗传;在家庭制度很发达的中国,这种遗传是一向很受人重视的。"家传缨冕"和"门传钟鼎"一类的话,在史书上是数见不鲜的。至今故都一带人家大门上的联语,最普通的还是"忠厚传家久,诗书继世长"那一副。

不过祖孙父子之间还有生物的遗传关系。这种关系以前虽没有像文物遗传关系那般的受人注意,也往往用"传"字来表达。例如,王充在《论衡》《案书篇》里有几句话说:"夫观《世表》,则契与后稷,黄帝之子孙也;读殷、周《本纪》,则玄鸟、大人之精气也:二者不可两传,而太史兼纪不别。"所谓不可两传的传字,显而易见是生物的,而不是文物的。又如,苏轼有诗句"凤雏骥子生有种,毛骨往往传诸郎"中的传字也当然是生物的。"遗"字也是如此,《书经·盘庚》篇的"无遗育"与《诗经》的"靡有孑遗"中的"遗"字,却有生物的意义。和"遗"字在声音训诂上有连带关系的又有一个"随"字;王充在《论衡》的《命义篇》里说人的性有三种,其二就叫做"随",即"随父母之性",即我们现在所称的遗传。("遗"字假借为"隤"或"堕",《诗·角弓》"莫肯下遗"句,《笺》读作"随",意即"隤"或"堕",说详朱骏声《说文通训定声·履部》。)

根据上文的字义的推敲,可知"遗传"这个名词是很相宜的。遗与传分开了用,所指的究属是文物的授受关系,抑或是生物的授受关系,固然要看情势而定,但若二字合并了用,我们在此不妨向负责审订科学名词的人贡献一点意见,我们以为应该一律看作生物的或血缘的授受关系,除非是用的人特别在上面添上一些限制的字眼,例如"社会遗传"或"文化遗传";但即此我们以为也最好设法避免;这一类遗传不妨一律改称为"遗业"。

遗传的定义,和一般的定义一样,是不容易下的。美国有一位前辈的动物学家(哈佛大学教授 Castle)曾经拟过一个,说"遗传是根据血缘的相肖"。这定义至少有一个好处,就是很简单,并且对于事实也还切合。比较成问题的是"相肖"两个字。很有人在这一点上提出过责难的话。尧子丹朱与舜子商均,历史上都说是不肖,即不像尧与舜,难道尧与丹朱和舜与商均之间便没有遗传关系么?但这种责难是不难答复的。我们应知所谓肖与不肖,指的是两个有血缘关系的人的全部的遗传而言;局部的不相肖固无害于一般的两肖,丹朱、商均的不肖显然是限于德行或做皇帝的能力一方面的,其它可以相肖的方面还多,不过我们不知道罢了。这是一层。遗传又有表里的讲究:藏于内的是因素,形于外的是品性;藏于内的只有一部分形于外,所以外表品性上的不相肖也无害于内在因素的相肖;这一层将来谈到遗传品性的隐显时,读者自会明白,现在不多说。父子的血缘关系虽极亲密,但子与父的遗传因素究属决不会完全相像,因为有母系血缘的搀入与混合,并且搀入的成分要占到一半。这又是一层。即使把子的母系撇开不论,子所得于父的遗传因素也不过是全部中的半部,因为生殖细胞成熟的时候,要经过一度减半的分裂;换言之,父的遗传原得诸于祖父与祖母所代表的血系,而子之所得乃是这两种血系搀合后的总量的一半。这又是一层。由此可见丹朱与商均一类的例子实不足以难倒上文所提出的遗传定义了。

关于这个定义,还有应该申说的一点,就是"血缘"的范围。前人讲"肖与不肖",一部分的毛病在过于偏狭;专论道德的品性,是一种偏狭;只讲父子的关系,也是一种偏狭;其实父子而外,母子、祖孙、兄弟、叔侄、甥舅、中表,以及其它凡有血缘关系人中间,都可以适用肖与不肖的判断,不过程度大有不齐罢了,此种程度的不齐,即以血缘的远近为断。

遗传是血缘的有机的相肖。在这种界说以内的遗传,以前除了"肖"、"似"、"类"一类的字眼以外,虽无确定的专门名词,却也未尝不是我们的常识的一部分。换言之,我们对于遗传一名词所代表的现象,至少在一部分人是早就有相当的认识的。史传的记载里,便可以找出一些例子来:

(一)曾祖孙相肖的例子——高句丽王"宫生能开目视,其国人恶之……";宫的曾孙也是生而能开目视人,高句丽人"呼相似为位,似其祖,故名之曰位宫"(《三国志·魏书·高句丽传》)。

(二)又一例——六朝宋代的谢弘微,是谢万的曾孙,谢安的侄曾孙;《南史》本传说:"时有蔡湛之者,及见谢安兄弟,谓人曰:'弘微貌类中郎,而性似文靖'"。中郎是谢万的官职,文靖是谢安的谥法;可见弘微不但肖他的曾祖,同时和他的伯曾祖也有相像之处;既说"貌类",又说"性似",也可见体态与性情的遗传,以前是同样的受人注意。(按此事但见《南史》,类书如《子史精华》谓出《宋书》,误,《渊鉴类函》谓出《齐书》,更误!)

(三)外祖与外孙相肖的例子——后汉钟瑾的母亲,是李膺的姑母,"瑾好学慕古,有退让风,与膺同年,俱有声名。膺祖太尉修常言:'瑾似我家性,邦有道,不废,邦无道,免于刑戮。'复以膺妹妻之"(《后汉书·钟皓传》)。所谓"似我家性"即是"似外家性",这句话既出诸外祖之口,亦即不啻说:"外祖孙相似"。

(四)又一例——沈约见王筠,以为筠像他的外祖袁粲,"谓仆射张稷曰:'王郎非惟额类袁公,风韵都欲相似。'稷曰:'袁公见人辄矜严,王郎见人必娱笑,惟此一条不能酷似'"(《南史·王筠传》)。说额部与一般的风韵都相似,也可见前人的遗传常识并不把体格与心理品性硬分为二,以为前者虽出遗传,后者却是习惯或教育的产物。张稷"惟此一条不能酷似"的话也极有意义,它表示一般相肖之中有不相肖的部分在,此种不相肖的部分适足以证明一般的相肖,或一个例外适足以证明一个通例的存在。

(五)又一例——"殷颢、庾恒,并是谢镇西外孙;殷少而率悟,庾每不推。尝俱诣谢公,谢公熟视殷曰:'阿巢故似镇西。'于是庾下声语曰:'定何似?'

谢公续复云：'巢颊似镇西。'庾复云：'颊似，足作健不？'"(《世说·轻诋》)谢镇西是谢尚，谢公此处指谢安，阿巢是殷颢小名；殷颢的嘴巴及面部其它部分很像他外祖谢尚，可见是曾经庾恒的盘问与谢安的验看而切实证明的；"故似镇西"的一个"故"字，用得何等着力。

（六）舅甥相似的例子——"桓豹奴是王丹阳外生，形似其舅，桓甚讳之。宣武云：'不恒相似，时似耳，恒似是形，时似是神。'桓逾不说"(《世说·排调》)。桓豹奴是桓嗣，王丹阳是王混，王混不为当时的风雅阶级所重视，所以桓嗣恶闻相肖的话；实则甥舅之间，神形两似，是一种无法摆脱的事实；事实上无法摆脱，而当事人却讳莫如深，于是便成为小品文字中上好的排调的资料！

（七）又一例——何无忌是刘牢之的外甥，酷似其舅。桓玄篡位后，听说无忌等起义军，"甚惧，其党曰：'……乌合之众，势必无成，愿不以为虑。'玄曰：'……何无忌，刘牢之之甥，酷似其舅；共举大事，何谓无成？'"(《晋书·何无忌传》及《宋书·武帝纪》)

（八）又一例——梁陆杲的母舅张融，"有高名；杲风韵举动颇类于融，时称之曰：'无对日下，惟舅与甥'"(《梁书》，本传)。甥舅的相似，居然成为当时一种口碑的对象，可见血缘相肖的认识，在社会上是有相当的普遍性的，至少在注重门第婚姻与讲究人才流品的社会是如此。

（九）中表兄弟相肖的例子——孙皓左夫人张氏死，"皓治丧于内，半年不出；国人见葬大奢丽，皆谓皓已死，所葬者是也。皓舅子何都，颜状似皓，云都代立"(裴松之《三国志注》引虞溥《江表传》)。

曾祖孙、外祖孙、甥舅、中表之间的遗传关系，前人既早能如此认识，其于父子兄弟之间的遗传关系，自然是不待言了。《梁书·丘迟传》说：迟"父灵鞠，有才名，……迟八岁便属文，灵鞠常谓气骨似我"。《渊鉴类函》引《册府元龟》说："唐杨慎矜为御史中丞；及兄慎馀为少府少监，慎名为洛阳令，皆伟仪形，风韵高朗。慎名尝览镜，见其须面神彩有过于人，覆镜叹惋曰：'吾兄弟三人尽长六尺余，有如此貌，如此材，而见容当代，以期全难矣！何不使我少体弱也？'"诸如此类的记载，在史传里是数见不鲜的，我们不再征引了。

不过前人的成绩还不止此。一小部分的先觉不但认识，并且进一步的说过一些富有归纳性的话，甚至于就某一个特殊的品性，从而推敲它的遗传的法式。关于前者，我们至少可以举一个例。唐人薛用弱在《集异记》里说:"用弱尝闻人之绍续,其或三五世,则必一人有肖其祖先之形状者"。所云"三五世",固失诸太多,"一人"亦失诸太少;品性的遗传,就其内在的而言,大率代有传人,即就其表襮的而言,亦往往远则隔一二代,近则父子两代之间,了无间断。不过,薛氏此论,终不失为一个经过归纳后的结论,所差的是资料还太嫌不够罢了。关于后者,我们也可以举一个例。宋陆务观(游)说:"曾子宣丞相家,男女手指皆少指端一节,外甥亦或然。或云,襄阳魏道辅家世指少一节,道辅之姊嫁子宣。故子孙肖其外氏"(《老学庵笔记》,卷七)。手指少指端一节的特点,据放翁所能考查到的,是出自魏氏,由魏氏而曾氏,再由曾氏而入于曾氏的婿家,可见就一姓而论,它的遗传方式是由外氏传递而来的。"故子孙肖其外氏"一语,便是放翁的一个结论。这结论是没有多大意义的;一家人家本来没有某种特性(顿变除外),如今要有,当然得由别家传递而来,传递总得靠婚姻,即起初总得靠一个外家;但一经传入,这特性便会往下传递,不必再靠什么外氏的介绍了。放翁所叙的这个特点,在今日叫做"短指",它的遗传的方式是早经研究明白了的,将来我们还有机会细说,如今姑且不赘。不过,放翁的结论虽缺少意义,却也不失为一个结论,他的事实依据虽也不够,却至少有三家或三家以上的男女子弟供给他做资料。

前人对于遗传的认识,还不止此。他们不仅仅能认识,并且还能利用这种认识,而于事先加以控制。其所能控制的程度当然不能超越其所认识的程度,但也足够教我们深切的注意。《后汉书·冯勤传》说,勤"曾祖扬,……有八子,……兄弟形皆伟壮;唯勤祖父偃长不满七尺,常自耻短陋;恐子孙之似也,乃为子伉娶长妻。伉生勤,长八尺三寸!"

把上文三四个先决的小问题打发开以后,我们才好进而讨论科学的遗传原则。

二

人类对于遗传现象的认识以至于控制的尝试虽溯源甚远,但是遗传学的发达以及育种方法的科学化,却是最近六七十年以内的事。许多家畜的所以能成为家畜,狗马的玩好所以能在有闲阶级的生活里成为很重要的一部分,许多奇花异草以及花样翻新的鱼鸟所以能成为一种营业,都建筑在这种认识与控制之上。中国人在这方面的经验也并不后人;记得达尔文叙述此类经验的时候,最先数到的便是中国人。(《家养动植物的变异》,下册,页一八九;又,《物种起源》,上册,页三八。)

近代遗传学的发达是三方面的努力所合作而成的。甲是上文所已提到的人工选择或育种的经验。乙是生物统计学者相关现象的研究。丙是生物学者在细胞的结构与功能上的各种发现。甲与乙所能研究的是遗传所形于外的种种品性,不过在对象与方法上很有些不同,甲的对象宜乎是少数的个体及单个的和色相分明的品性,乙的对象却宜乎是大量的个体与色相不容易划分的品性,例如轻重与大小一类的特点。在方法上,甲用的是实验,实验的环境与资料往往须由研究者自己安排;乙的方法是观察与量断,研究的资料大都是现存的,不过事先须加以搜集罢了。甲乙两种研究方法各有各的价值,相须相成而不相冲突。丙所能研究的是遗传的物质的基础与机构,属于细胞学的范围。丙所研究到的结果应该和甲乙所研究到的表里呼应,事实上确也是如此,就已往的经验而论,至少甲与丙之间合作的关系是很密切,大率研究细胞学的人未必同时做育种试验,至少做育种试验的人是时常要注意到细胞学方面的观察的。

本篇的讨论,于甲、乙、丙三种研究方法之中,暂时以甲种为限,其余两种,一则因为比较专门,再则因为和优生学的关系比较间接,姑且从缓。

从育种经验所得到的遗传学识可以分做两个部分,一是现象的分析,二是因素的解释,后者自然必须根据前者,不能向壁虚构。最初作此种科学的分析而得有成绩的人,也是最初作解释的尝试而经后人接受的人,是奥国的一位修道士,叫做孟德尔(J. G. Mendel),他的解释就叫做孟氏法则。自孟氏以后,分析的工作越做越广,初则由植物而家畜,再则由家畜而人类;但所得的结果大体是很一致的,不因动植人物之别而有根本冲突之处。解释的工作也是越来越细,最初的孟氏法则到现在已不能赅括,现在讲遗传学说的人,动辄讲所谓"基因遗传论";"基因遗传论"原从孟氏法则推演而来,但是一种青出于蓝的东西。

孟德尔生于一八二二年,和优生学的创说者英人戈尔登有同年之雅。先世业农,对于园艺方面,尤有经验,所以他从小就养成一种爱好植物的癖性。他的家境并不很好;中等教育卒业以后,便没有能继续升入大学。但是孟氏求学的兴趣极浓厚,不甘心做一个老死牖下的老农老圃,所以在二十岁的时候，就加入了勃绿恩（Bruenn，今日的地图作 Brno）地方的一所寺院，预备做一个修道士。做天主教的修道士和做佛教的和尚差不多，是很清苦的，并且必得放弃人世间的种种欲望，例如娶妻生子；不过孟氏当时是非走这条路不可，因为只有这条路还可以给他研究学问的机会。果然，后来寺院便出资教他到维也纳大学读了三年书。他在寺院里，于从事宗教的功课以外，兼做两件事，一是在附设的学校里教自然科学，一是自己研究动植物学。据当时认识他的人传说，他所住的两间屋子同时也就是试验室和动物园，四壁挤满了笼子，中间有各色各样的鸟类、白色和灰色的小鼠、一只养驯了的狐狸，甚至于还有一只箭猪。在外边长不过三十五公尺阔不过七公尺的园子里，他又养着蜜蜂，各色的果树花草；他还有一间小小的温室，中间长着菠罗罗。

不过和我们最有关系的不是这些，而是他种的豌豆。从一八五四年起，他就开始用豌豆做育种试验，一起做了八年。这种试验的目的是与众不同的；就是，并不在增加豌豆的出产量或提高豌豆中的糖的成分，使它更甘美有味，而在研究它的品性的遗传。一八六五那年，他就把试验的结果，写成论文，在当地的学术研究会里宣读，次年，又在这学会的会刊上登载出来。一八六八年，他被举为寺院的方丈，从此以后，他就不能再做研究工作了。晚年，他害了慢性的肾炎，终于在一八八四年因此不起。

孟氏的遗传试验，不限于一两种植物，但到今可以考见有切实记载的只有豌豆和水兰两种，水兰的试验并没有很大的价值。豌豆的试验却是一种开山的工作，不过在当时没有人认识罢了。一直要到一九〇〇年，即距发表三十五年以后，有人因为做类似的育种试验，类似的分析与假释，才辗转的发见以前有过一个和尚做过性质完全相同的试验，得过意义完全相同的结论，才把他这篇论文从故纸堆中重新翻取出来。记得以前初习优生学的时候，达文包先生（C. B. Davenport）对我说，一八九八年他在德国游学，在旧书摊上发见载有孟氏这篇论文的那册会刊，当时随手翻阅以后，以为遗传的原则决不会这样简单，以为孟氏的试验与结论虽未必是左道旁门的邪说，至少是很不可靠的；到了一九〇〇年以后，各国学者把同样的结论陆续发表，于是他懊悔极了，懊悔的是不该把孟氏的论文轻轻放过，要不然，只要把孟氏的试验再做过一道，那重新发见孟氏法则的功劳不就是他的么？其实达氏在这方面也是很早就有贡献的，不过西洋学者富有竞争的精神，稍稍落在人后，便觉得不甘心，所以才有这一番不胜懊丧的话。

孟氏在做豌豆的育种试验以前，先认清好几个试验的条件：（一）试验的资料要纯而不驳；（二）各个品性应分别观察；（三）世代的关系要认识清楚；（四）每一对配偶的子息要归清了记载。根据了这三四点，孟氏便择定了豌豆做材料。豌豆原是一种自花受精的植物，所以要做交配的试验是不很容易的。孟氏把交配的方法解决以后，便选定了七对品性做试验的题目：

（一）豆萁的高矮：高的六英尺至七英尺，矮的四分之三英尺至一英尺半。

（二）花在萁上的分布：分散在萁上，抑或丛集在萁的顶端。

（三）豆荚未成熟时的颜色：淡绿，抑或正黄。

（四）豆荚的外形，中间通体隆起，抑或豆的地位之间有深刻的束腰状态。

（五）豆皮的颜色：各种程度的灰色或棕色，抑或白色。

（六）子叶的颜色：黄的，抑或绿的。

（七）豆的外形：圆浑而光滑，抑或干瘪而皱。

上文七对之中，我们可以任择一对作例。今姑就豆萁的高矮说。高的和矮的交配（"父一"），第一代的子息（"子一"）后来所长的萁，全部是高的。矮的又那里去了呢？以理推之，大概是隐藏在里面，或被高的掩过了；后来的试验也确乎证明这一点。所以孟氏便把高的叫做显的品性，或简称显品，矮的叫做隐的品性，或简称隐品。（按国内在这方面的著述或翻译，大率称显品遗传为"优性遗传"，隐品遗传为"劣性遗传"，当然是一种错误，显隐是事实，优劣是评判，何能混为一谈？又何以见得显品一定是优，隐品一定是劣？）换言之，这第一代的子息，就豆萁的高矮而论，全都是一些杂种，不再是纯种。这些杂种的豆后来又经种植，开花以后，经自花受精的方法，产生了许多第二代的子息（"子二"），这些子息种植后所长的豆萁有高有矮，像它们祖父母的一辈；但高矮的数目似乎成一种有规则的比例，即三高对一矮，或一百支豆萁中间，七十五支高对二十五支矮。矮的品性在这一代里重新呈现，所以说，在上一代里它并没有消灭，不过是隐在里面罢了，所以叫做隐品。

这些第二代的子息，既经分别下种，一面既呈露了它们的三与一的高矮的比例，一面又于自花受精之后，产生许多第三代的子息（"子三"）。这些子息后来长成的萁又如何呢？这比三对一的比例还要复杂一些,不能不分开了说。那百分之二十五的矮的所生的全都是矮的,不但这一代如此,后来代代都是如此;由此可知矮的品性,从第二代子息的四分之一起,便已经区分出来成为一种纯粹的品性,不再有高的品性夹杂其间,而阻碍它的向外呈露。那百分之七十五的高的又可以分为两部分说。其中二十五分的后辈,和上文所说的矮的一样,是全都高的,并且以后每代如此,所以也可以证明它们在高矮一点上,也早就回复了纯种的原状,不过不经育种方法不能断定罢了。其余五十分却是杂的,它们的子息又是高矮不同,成为三对一的比例,就纯驳的不同而论,又是一是纯矮,一是纯高,二是高矮杂,不过是高显而矮隐而已。

上文所叙述的种切,可以用简单系图再表示一下：

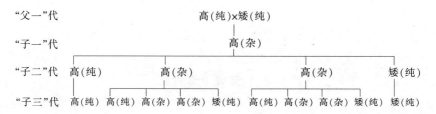

七对品性之中,其它六对也是如此。以花在萁上的地位论,直排是显品,丛集是隐品。以未成熟的荚的颜色论,淡绿是显品,正黄是隐品。以荚的形状论,通体隆起是显品,束腰状态是隐品。以豆皮颜色论,棕灰是显品,白色是隐品。以子叶颜色论,黄是显品,绿是隐品。以豆粒形状论,圆浑是显品,瘪皱是隐品。

人类品性的遗传,往往比上文所说的要复杂得多,但也有一部分很简单的品性,可以用同样的方法来分析铺叙;例如眼球的颜色和以前已经提到过的短指。中国人的眼球全都是棕黑色的,不好研究,但西洋人的眼球至少有两种颜色,一是棕色的,是一个显品,一是青色的,是一个隐品。短指或指头缺少一节是一个显品,其对面的隐品便是通常不缺节的手指。

一个纯种的棕睛的中国人娶上一个纯种的青睛的瑞典女子,所生的子女全都是棕睛的杂种。这种杂种假若和同样的杂种婚配,他们的子女是棕睛和青睛都有,假若这种婚配的例子多,合并起来的子女数也多,我们也可以找到三棕对一青的比例。这些子女中间,青的就恢复了祖母的纯种状态,而棕的中间的三之一恢复了祖父的纯种状态,其它三之二却仍然是杂种。

　　短指的遗传也是一样,不过多一层曲折。就孟氏遗传法则里的显隐的常理论,短指的纯种和常指的纯种结合,子女是无有不短指的。这种短指的杂种和同样的杂种结合以后,只要例子多,所生的子女也可以得三短与一常的比例。不过事实似乎并不如此。纯种的短指者是无法生存的,大约在胎期内便遭遇了淘汰。凡属能长成的短指者总是一些杂种,即外虽短指,内实隐有常指的可能性,以前所提到的曾子宣一家的短指人员就是这种杂种。(按杂种二字,一向是一个很刻毒的骂人的名词,但遗传学者把它当一个专门名词用,其间丝毫没有诬蔑的意思;其实就品性的混杂而论,世间实无一人不是杂种,其它生物,凡是有两性的生殖作用而能行交配的,也是无往而不是杂种。)

　　把最简单的孟氏遗传的现象铺叙明白以后,下文就可以把他的解释也介绍一下。上文说的是"然",下文要说的是"所以然"。

三

　　遗传学里有两个很有用的名词,一个叫做"现态型式",西文是 phenotype;一个是"基因型式",西文是 genotype。现态型式指的是形于外的遗传品性的总和或正在观察中的某一部分;基因型式指的是藏于内的遗传因素的总和或正在推论中的某一部分。上文我们所讨论的种种,大率是限于现态型式一方面。我们若能于现态型式之外,更了解其潜在的基因型式,再从而于细胞学方面取得相当的印证,我们对遗传的现象,便不但知其"然",并且也明白其"所以然"了。

　　譬如就一个杂种的棕睛的人说,他的现态型式固然是棕睛,和纯种的棕睛的人一般无二,但是两人的基因型式却不一样;假如我们用英文大写的 B,来代棕色,而小写的 b 来代表青色,那末纯种的棕睛者的基因型式是 BB,而杂种的却是 Bb;而纯种的青睛者的基因型式自然是 bb 了。这种写法不但把基因型式表示了出来,同时于品性隐显之理,亦能达出,大写字母表示显性,小写表示隐品。

　　这是但就眼睛的颜色而言,假若我们加上别的品性,那基因型式自然也得照加。例如一个人不但有青睛(b),并且有短指(姑以大写的 D 代表),那末他的基因型式便可以写作 bbDd；一个天老（以小写的 a 代表）而兼短指的人的基因型式便是 aaDd。依此类推，每次观察时多观察到一种品性，那基因型式的书法便可以加长一些。一个人的品性既不知有多少，他的整个的基因型式也就永远无法完全写出。

何以一个人或一个个体的基因型式，至少总要用一对字母来表达呢？这有两个答复。一是常识的答复，任何两性生殖出来的生物，总有一对父母；纯种的棕睛者从父母双方各得一个 B，杂种的则得 Bb 各一。这答复也就是遗传学的：B 或 b 都代表一个所谓"基因"。基因（gene）是遗传学最小的研究对象，或最小的基体，和物理学的电子或化学的原子，地位正相似。父母双方于其子女的每一品性，都有基因的贡献，分则为单个的基因，合则成为成对的基因型式，如 BB、Bb 或 bb。二是细胞学的答复，也就等于遗传学的答复之下，填上一个物质或生理的基础。一个个体的形成，由于父母双方生殖细胞的会合，生殖细胞的胞核含有遗传的质素，叫做染色质，将近细胞分裂时，染色质必凝裂而成粒状或棍状的东西，叫做染色体；染色体是在显微镜之下看得见的，但其内部的结构究竟怎样，因为过于微细，至今还无从窥探，但其中势必包含遗传因子的物质基体，且此种基体不免随棍状或条状的形态而作直系的排列，则至今可以说已经成为遗传学里的定谳。

一个人的身体细胞有二十四对染色体，未成熟的细胞亦然。但生殖细胞当成熟时，必经过一度折半分裂，而二十四对的染色体便折减而成二十四条。这二十四条的染色体，根据上文的说法，就等于二十四个直系的遗传基因组合，所谓棕睛、天老、短指的基因，或其对方的青睛、常态肤色、常态手指的基因，便是造成这些组合的一小部分。及受精作用发生，父母双方的染色体又合并而成二十四对，即双方的基因组合又双双对对的会合，而一个新人的基因型式于焉确定；棕睛的 B 和青睛的 b 合，而成 Bb 的杂种，或天老的 a 和常态肤色的 A 合，而成 Aa 的杂种；假若双方的基因同属 b 或 B、a 或 A，就成 bb、BB、aa、AA 等的纯种。根据这种细胞学的答复，我们可以把上次的系图另画一下，此次以睛色的棕或青为例：

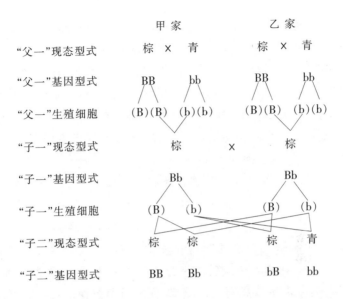

右图表示两条孟氏的遗传原则。其一便是品性隐显的原则,已见前。其二是因子离合的原则。"父一"代中,则 b 与 b 离,B 与 B 离,至"子一"代中,而 B 与 b 合,接着 B 与 b 又离,而与配偶方面的 B 与 b 分别配合,以成"子二"代的一 BB、二 Bb、与一 bb。就现态型式说,"子二"代的比例固然是 3∶1,如今就基因型式说,可知实际上的比例是 1∶2∶1。即,现态型式虽只两种,基因型式却有三种。

这条离合的原则是极端重要的,要比隐显的原则重要得多,因为有了它,一切遗传品性的变化才有法子表见。我们以前讨论"本性难移"的细胞学的论证时,曾经说过个人的变化共有三种,"外铄"的修正虽多,却与遗传无干,"固有"的顿变虽打头就可以遗传,终究不常遇见,既可遗传而又是极普遍的,是血缘混合后个体品性的变化;我们到此便可以明白,所谓血缘混合,寻根究底起来,便是此种因子在世代之间的"分久必合与合久必分"了。图中所用的×符号,自然指两性的婚姻,许多线条,不是指因子的离,便是指因子的合。这条原则,后来随着遗传学的进步,就叫做基因离合律。

孟氏的遗传研究又发见一个第三个原则,叫做因子自由遇合律。这条原则和上文所叙的两条原则有一个重要的不同,即,它所适用的对象,不止是一对因子,例如豌豆茎的高或矮,而是两对以上的因子,例如茎的高或矮与豆色的青或黄。什么叫做自由遇合呢?高矮与青黄之间,并无特殊联系的关系，高可以遇青，也可以遇黄，矮可以遇青，也可以遇黄，其遇合与在同一株豌豆上表见的机会不相轩轾，——便是自由遇合。假若高与青，或矮与黄，有些连带关系，其遇合的机会要比不遇合的机会多，那就不是自由遇合了。两对因子如此，三对或三对以上也是如此。两对以上的基因并不属于同一基因组合，即并不寄寓于同一对的染色体，例如孟氏的试验碰巧所采用的那七对，则自由遇合是当然的结果；否则便得不到自由遇合的结果，而得所谓联亘（linkage）与绞换（crossover）的结果。

联亘与绞换的现象是孟氏后遗传学界很重要的一个发见。凡属寄寓在同一染色体上的基因，即同属一个基因组合的基因，因为物质的联属关系，总是相联的往下遗传，即在下一代的个体同时呈露，或至少同时成为这个个体的基因型式的一部分——这就叫做联亘。但同时遗传学者又发见凡属同属一对的染色体，在从染色质变成染色体的过程中，往往彼此相互绞缠，而发生部分掉换的行为，在遗传上的结果，便是所谓绞换的现象。但染色体各有其相当的个性，所以联亘的现象终究是常例，而绞换是变例；所以基因的直系组合也往往叫做联亘组合。这种发见是富有意义的，两个以上的品性之间，既因联亘与绞换的缘故，而在现态型式上呈一种有规则的数量的比例的关系，于是遗传学者便有法子可以推算这些品性的基因，在联亘组合里，占些什么部位，有些什么距离，累积既久，并且可以画成一张所谓"染色体地图"，其实就是"基因部位图"。在好几种生物里，此种地图已经画得很像样，最细致的关于果蝇的，是美国摩尔更教授（T. H. Morgan）和他的门生们的成绩。

此外还有一两点新的发见是值得一提的。一是所谓性联遗传。上文说过人的染色体或联亘组合有二十四对，这二十四对之中有一对是比较特别的，在女子的细胞里，合成这一对染色体的两条是一般大小，也是一般形状的，但在男子的细胞里，这一对之中，一条是和女子的一样的，一条却一端作钩子的形式。遗传学因此替它们起了名字。男女相同的一条叫做 X，男子独有的一条叫做 Y，所以女子的一对是 XX，男子的却是 XY。别的生物也有同样的情形。这 X 染色体和 Y 染色体是和成男成女的道理有关系的，上文说过生殖细胞将近成熟的时候要经过一度折半分裂，这 X 与 Y 的染色体也就分道扬镳，归入两个不同的成熟的生殖细胞；所以女子的卵细胞只有一种，即每个里都有一个 X，而男子的精细胞却有两种，一种包含一个 X，一种包含一个 Y。当受精作用之际,假若含有 X 的精细胞得与卵细胞遇合,便是"坤道成女",否则便是"乾道成男"。中国以前原有阳奇阴偶之说,如今以之适用于 X 染色体,最为确切!因为它们有命定性别的作用,所以 X 与 Y 也时常叫做性染色体。

X 染色体和普通的染色体一样,也是一个联亘组合,中间包含许多的基因。Y 染色体似乎不然。X 染色体一方既和性的命定有关,一方面又有遗传品性的任务,它的遗传的机构自不免和普通的有些不同。一个普通的隐品交配的结果,在"子一"代里是不表现的,因为被对方的显品所掩盖;但若这隐品是在 X 染色体里,则在女子身上虽不表见,在男子身上却就不免,因为 Y 是不管事的。因此,譬如一个男子在 X 染色体里含有什么隐品的因子,不但在自己身上会呈露出来,并且会跳过自己的女儿而在外孙身上表现。所谓跳过,自然是但指现态型式而言,至若基因型式,则事实上和普通的杂种无异。

现在我们不妨举一些例子,来证明联亘现象与性联现象在人的遗传里也是有的。先说性联的现象。色盲是一个性联的品性,它的遗传的方式如下图:

"父一" ………… XX(女)　　×　　XY(色盲男)
　　　　　　　　　　　　　　　　　　　(盲)

"父一"生殖细胞 ……(X)(X)　　　　(X)(Y)
　　　　　　　　　　　　　　　　　　(盲)

"子一" ………… XX(女)　　×　　XY(男)
　　　　　　　(盲)

"子一"生殖细胞 ……(X)(X)　　　　(X)(Y)
　　　　　　　　　　(盲)

"子二" ………… XX(女) XX　　XY　　XY(色盲男)
　　　　　　　　　　　(盲)　　　　　　(盲)

图中"父一"代里的色盲男便是外祖,"子二"代里的色盲男便是外孙。"子一"代里则男的完全无恙,女的却是一个色盲的"夹带者";由此可知色盲者的儿子尽不妨被造作乘龙佳婿,而他的女儿却不便做人家的媳妇,因为她的夹带大有往下代传递而败露的危险。图中"子一"代的男女二人,原是兄妹,如今画作夫妇关系,无非是取其方便,省却另画一家人家的麻烦,读者自能谅察。

性联品性的例子,色盲而外,还不妨举一二个。有一种血液不易凝结的特性,普通译作"血友病",是性联的。最近报纸上讲起和奥国旧皇室联姻的前西班牙的皇太子便是一个有此种特性的人。有一种粗皮,叫做鱼鳞皮(ichthyosis),也是这样遗传的,中国有的地方有"粗皮传外家"的说数。有的人黄昏以后不能见物,中国人叫做鸡宿眼;鸡宿眼不止一种,有一种似乎也是性联的。

联亘的现象,在人的遗传里不大容易指认,因为人的染色体既很多,品性又极复杂,即使发见两个以上的品性连袂出入,我们也不容易断定它们为联亘的结果,而不是自由遇合的结果。不过以常理推之,是不会没有的。即就性联的品性而论,我们知道有一家人家同时患有色盲与"血友病"的两个特性,并且遗传至四代之久;凡属有色盲的男子,也就连带的有"血友病"。

我们讨论遗传的原则,到此便不妨告一结束。我们讨论过前人对于遗传的一般的认识,近代遗传学的韧始,孟德尔氏的三律和孟氏以后联亘、绞换、性联遗传等原理的陆续成立。我们于可能范围以内,随时也举了些关于人类的例子。遗传的原则,自然远不止此,不过就优生学术目前的需要而言,这些也够供参考了。

(原载《华年》第 5 卷第 11、12、16 期"优生副刊",
1936 年 3 月 21 日、28 日,4 月 25 日)

医学与优生学

医学与优生学应该是两种相须相成的学问；它们的对象是一个——人类的生命；目的也是一个——生命的健康；所不同的，优生学注意的是生命的先天，医学的是生命的后天（先后天之分以得胎之顷为界，不以生产之顷为界）；前者侧重预防，从遗传方面努力，后者侧重补救，从环境方面努力。两者并重，人生的健康才得到最大的保障。

就以往及目前的情形而论，这种合作的理想状态似乎还有待于两种学者的携手与努力。目前的优生学家十有九个是不懂医学的，他不但自己不懂，并且也不很了解医学家的立场。医学家恐怕也是如此。结果是你讲你的医事与卫生设备，我讲我的婚姻与生育选择；甚至于互相批评挑剔，各说各的，但知其一，不知其二；在不加深察的第三者看来，也以为有了优生学就不必有医学，或有了医学就不必有优生学，因为但就一面之词听去，很像是谁都可以解决健康问题的全部似的。

我于医学也是一个门外汉；平日对于医学界对优生学的批评，不大理会。但优生学界对于近代医学的批评，我是时常遇见的。举一个很有力的例吧。二十五年前，达文包氏在《遗传与优生的关系》一书的序文里说："近代以前，一般人对于遗传的事实，是有相当的领会的；近来这种领会反而失掉了。我以为现代的医学实在要负一些责任。现代医学所注意的几乎全部是身外的种种微生物以及一般的生活情况，而于个人的内在的性格与气质，几乎完全不问。殊不知此种性格与气质也未尝不是命定一种病症与此种病症的前程的一大因素。"这一番责备的话，大概是没有冤枉医学，因为医学界的人自己也承认这一点。三年前有一位挪威的医学家，摩尔教授（O. L. Mohr），在哈佛大学演讲"遗传学与病理学"的时候，就说过："在医学里，一直到最近为止，大家的注意点都集中于一个个体对于环境中种种变迁的反应。这本书（即由演讲稿整理而成者）的用意，却要把注意点转移到好比一幅图画的另一方面，就是，要看各种病理状态之所以产生，遗传的'基因'究属扮些什么脚色,有些什么贡献。"

医学界所以不甚理会优生学与遗传的理由,当然不止一个,不过有两点是比较显著的。一是以前我们讨论过的后天习性遗传论。习性遗传论的放弃,在生物科学的各门类的,大约以医学为最晚,至今对习性遗传尚有相当信仰的,大约以医学界人为最多。习性遗传论原是韦思曼氏与孟德尔氏等立说以前最流行的遗传学说。医学界既握住旧说不放,新说自然不容易打动他们了。不过我们以前已经说过,习性遗传的旧说既把环境看作十分十二分的重要,既把遗传的由来还溯到环境身上,结果也就等于漠视了真正的遗传。二是柏斯笃以来的微生物病源论。柏斯笃是近代医学或科学的医学的开山祖师;要不是因为他的种种试验,把无端发生的旧说推翻了,把微生物发见了,近代的医学便无从开始。近代的医学是无疑的建筑在微生物的发见上的。就医学的突飞猛进,一日千里而论,这固然是可喜;但就健康的整个题目而论,却也有美中不足之处。以前讲疾病由来的人,所说大率不出三个范围:一是鬼神,二是体气,三是自然环境中的事物,如同温度、湿度之类。常识比较丰富的又大都只承认后面两个。这种病源的认识虽失诸笼统肤浅,却也有一个好处,就是,它是整个的,而不是片面的。这种认识承认有一个外缘,也承认有一个内因,须内因外缘两相成就,疾病才会发生。微生物的病源论实际上虽不过是外缘论的一部分,却是异常切实,比以前一切的外缘论要切实得多,正唯其十分切实,令病源论者兴"罪人斯得"的一种痛快的感想,于是浸假便成为病源论的主要部分,甚至于成为病源论的全部。达文包氏有鉴于这种认识的变迁,才有上文的一番批评,才认为近代的医学与卫生学是一派超脱个人性格的医学与卫生学(impersonal hygiene)。

不过这话至少到现在是不再适用的了。医学的忽略遗传,不重视疾病的内因,一半固因微生物学的一时的震耀,一半也未始不因为遗传学的发达还没有到家,还不能发人深省。同时,我们也得注意,生物科学中各门类的突飞猛进全都是最近多则七八十年,少则四五十年以内的事,历史既短,彼此之间自然还谈不上什么融会贯通。不过最近十多年的趋势已经一变,即已经从各自为政而趋于通力合作。上文所引的那本摩尔教授的作品,在十多年前是无法写成的。一九三三年的诺贝尔医学奖金归当代遗传学泰斗美国人摩尔更所得,从我们目前的立场来看,可以说是极有意义的。遗传学者而能获得世界最有名的巨额的奖金,足征这门学问已经有了充分的成就。

这是这次奖金所以极有意义的理由一。遗传学者的奖金，竟在医学的名义下发给，也足见这两门学问已经取得相当的联络与合作。这是所以极有意义的理由二。

把医学与优生学的以往的因缘大致说明以后，我们可以进而作第二步的讨论，即人类变态或病态的分类，与每一分类中遗传与环境二大因素所有的贡献的大小。在讨论以前，不妨先列一个图：

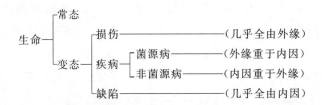

我们还是从生命的对象说起。生命的状态可以分为两种，一是健康的，一是不健康的；即一是常态的，一是变态的。这两种的分别当然不是绝对的，即不能划得十分清楚，不过大体说来，我们总得承认这两种分别的存在罢了。常态既名为常，既是一个通例，我们搁过不提。变态指的却是一些例外。这些例外大要不出三类：一是损伤，二是疾病，三是缺陷。

损伤可以说完全是由于外缘、由于环境的，例如汽车压断了胳膊，倾跌震伤了神经。我们说"可以说是完全由于外缘"，便表示完全二字实在是并不十分完全，其间也还可以有内因的存在与活动。有一位遗传学者写着说：意外之险与无妄之灾也不是完全意外的与无妄的。美国某大工厂曾经在这方面就本厂的经验收集过一些统计。工作的时候，有一种动作比较最容易发生危险，偶一不慎，便会伤人。他们就在这一个动作上特别注意，把发生的危险逐次记载下来，同时又把受伤的人所属的种族分别归清，列成一个可以比较的表格。结果发见各种族的千分比很不一样，有的很聪明小心，难得受伤；有的不大小心，时常受伤；有的很不小心，受伤的更多；有的特别笨拙，受伤的最多；第一种与第四种之间，相差可以多到六倍。这其间不能全无遗传的关系，是一望而知的了。（伊斯德：《遗传与人事》，页八七）

疾病的范围很广，我们为目前讨论方便计，不妨先承认两种：一是由于细菌或其它微生物的，即所谓菌源病；二是不由微生物而由个人体质的特殊的，即所谓体质病。无论菌源病或体质病，都得靠内因外缘的合作，才会发生。例如肺结核是一种菌源病，它是非靠结核菌不能产生的；但只是结核菌是不够的，同时必须有一个脆弱的肺，做它的内应，即同时必得有医学上所称的"素质"(diathesis)预为之地。反之，脑溢血或脑充血是一种体质病，它的发生固然靠病者的特殊的体质，如同高血压的倾向之类；但若一个人能认识此种体质于前，又从而在生活与营养方面加意调摄于后，使血压不至于加高得太快，这种病症也许可以展迟或避免。约言之，菌源病虽以外缘为重，究亦不能不靠内因；体质病虽以内因为重，究亦不能不靠外缘。

菌源病的不能不靠内因，是值得再仔细说一说的。再以肺结核为例。结核菌是不遗传的，是无法遗传的，亲子之间，至多只会发生传染，而不能遗传；不过一个特别软弱的肺或一般的柔弱的体质，包括肺部在内，是遗传的。许多家庭中间肺病的发达一半总可以推溯到这种弱质的遗传。别的菌源病大概也是如此。这种内因，虽一时尚无法确切指明是一种什么东西，它的存在是可以从好几方面加以证明的。

（一）家族间的轩轾的疾病与死亡状况。西洋以前的所谓"家族医师"(family doctor)大都知道一样一种普通的菌源病，在各家族之间所引起的疾病与死亡状况是很不一致的。即如肺结核，有的人家好几代碰不见一个，有的人家每代必有缠绵床褥的人，并且往往不止一两个。这种轩轾的状况，只是传染是不能解释的，因为这两家也许是近邻，而结核菌的传播，谁都知道是极普遍而防不胜防的。自遗传学说发达以来，一部分遗传学者，用相关系数的方法，也确乎证明对于结核菌的感受力或抵抗力，家族之间很有一些分别。

（二）种族之间的轩轾的疾病与死亡率。一样一种菌源病，有的种族对它很不在乎，有的遇见了，却像碰上了瘟神一般，可以在短期内死亡许多。我们中国人害肺结核，可以害上几年或几十年，但一传到从未害过这病的太平洋里的岛居民族中间，它就立刻变做一种瘟疫。英国小说家斯蒂芬孙自己到过这种岛上游历，讲起某家十八口人中间，有十七口，在他离开他们的短期间内，都染上肺结核死了，结果仅存的一个是一个男孩，那时候正在别处读书，才幸免于难。近代民族学的材料里，诸如此类的事实是数见不鲜的。非洲西部的黑人，对于黄热病是不怕或不大怕的，但白种人碰上就可以不救。西洋人和中国人都不大怕麻疹，尤其是大人，但是海洋洲*东北部的

---

* 一名大洋洲。——编者注

黑种岛民(Melanesians)的将次消灭,它是一大原因。(一八七四—七五年间,在斐济一岛上,四分之一至三分之一的人口死于麻疹;详 *Depopulation of Melanesia*,页七八。)黑种人和印度人不怕疟疾,但在印度和锡兰的白种人却是怕得厉害。有一段关于锡兰岛上的疟疾的死亡率是值得一引的:

种别	每千人中死亡人数
黑人	1.1
印度人	4.5
马来人	6.7
锡兰人	7.0
白人	24.6

中国人和白种人相比,也有好几种菌源病是他们怕而我们不大怕的。疟疾是一种。据说肠热病也是一种。最有趣而一时尚未能证实的是:中国人的神经系统对于梅毒的抵抗力。记得在美国读书的时候,有一位专攻医学的朋友对我说起,一样害梅毒,在西洋人中间,毒菌的力量往往侵入神经系统,而闹成一种疯癫状态,叫做"精神错乱性麻痹"(paresis 或 general paralysis);中国人却不然,很像是神经系统有一种特别的抵抗力似的。这话至今究属已未证实,或能否证实,我不得而知,要请教医学家了。

对于一种菌源病的反应或适应,不但不同的两个种族之间有显著的区别,有如上述,即在同一种族的两个不同的时期之间,也可以看出一些变迁之迹来。即如中国人之于疟疾。中国历史关于这一类事实的记载很少,但就所知的加以推论,可知即近在宋代,南方人对于疟疾还是很惧怕的,因为碰上的十有八九不免于死亡。宋代大官充军,大都以岭南做目的地,因为当时的岭南还是瘴疠极盛之地,去了是不容易回来的。当时有几句谚语说:"春、循、梅、新,与死为邻;高、雷、窦、化,说着也怕。"但一千年以来,我们对于岭南的观感一变,瘴疠杀人之区一变而为革命策源之地。疟虫全都被消灭了么?当然不是。不过因为历年死亡的结果,剩下来的人口大都体质比较健康,抵抗力比较强大可以有恃无恐。换言之,自然淘汰层层洗伐的结果,已经就内因方面替大众提炼出相当的准备,外缘虽继续侵袭,也无能为力罢了。上文其它种族对于各种菌源病的抵抗力的取得,也适用同样的解释。

(三)双生子的研究。双生子有两种,一是同卵双生,在遗传的因素上是完全相同的；一是异卵双生，其遗传因素的相同和普通的弟兄没有多大分别。最近几年来，关于双生子的研究特别的多，大有风起云涌之概，并且有很大的一部分是在病态方面的。德国有两位医生研究双生子和结核病的关系，发见如下的结果：

		资料第一批	第二批	合
同卵双生	双方有病	26	5	31
	一方有病	11	1	12
异卵双生	双方有病	17	2	19
	一方有病	52	8	60

同卵双生的遗传相同，所以双方都感受结核病的例子多；异卵双生的遗传很有些分别，所以双方都感受结核病的例子少。许多同卵双生而双方都感受此病的例子里，有一例是最有趣的：同卵双生子某甲与某乙，本来都没有结核的症状，后来在四年之间，两人先后害起这种病来，而所害的部分恰好都是那块小小的脚跟骨！看了这种例子，我们怎还能说菌源病的发生，和遗传的内因没有关系呢？

上文三种证据目的在证明菌源病的主因虽然是体外的微生物，而体内的遗传也是一个重要的因素。至于体质病的不能不靠内因或遗传，事实上是无须多事证明的，因为顾名思义，就可以知道。今日人类遗传学的知识虽还在萌芽时期，但有许多体质病的遗传方式，是已经研究明白了的。例如在排尿系统方面，糖尿病（diabetes mellitus）是一种所谓隐品的遗传。但是尿崩症（diabetes insipidus）却是一种很分明的显品遗传。同时不大遇见的黑尿病（alkaptonuria）却又是很分明的一个隐品。

还有一部分的体质病，我们虽明知其遗传，而其遗传的方法一时还不能确定，例如甲状腺肿胀（goitre）。普通以为这种病是完全起源于碘质的缺乏，但我们知道在所谓"甲状腺肿胀的地带"以内，也往往有人不肿胀的，而同时在滨海碘质丰富之区，也有人患肿胀的；可见碘质的外缘以外，更有甲状腺自身方面的内因在了。再如癌的遗传，近来也逐渐的不成问题，尤其是胃癌。但它的遗传方式究属如何，我们还无从说起，有人以为是一个隐品（例如，德人 J. Bauer），但证据并不充足。

许多精神病如同低能、羊痫、各式的癫狂也都可以归作体质病。它们的遗传倾向，也是很显然的；不过它们的遗传方式，到现在还说不明白。二十年前，遗传学家与心理学家开始研究它们的时候，喜欢把它们很简便的归作隐品，或归作显品，但现在我们知道这种尝试是大都很幼稚的，这样复杂的病态表现决不会有那样很简单的遗传方式。不过，它们有显明的遗传倾向，是一个无可讳言的事实。在医学家或优生学家，只要能了解与参考到这一点事实，暂时也似乎够了。

最后是上文图案里所列的缺陷。缺陷是结构或功能上一种显然的缺少或变态，其为内因的产物，尤无须申说。例如皮肤缺乏色素，叫做天老；指端缺少一节，叫做短指；眼睛不能辨别颜色，尤其是红绿的分别，叫做色盲：都是一些确凿有遗传根据的缺陷。并且这三种缺陷恰好代表三种不同的遗传方式：天老是一个隐品；短指是一个显品；色盲是一个"性联"的品性，也未始不是一个隐品，但于女则隐，于男则因特殊关系而显露于外。这三种缺陷也正所以代表人身缺陷比较容易发生的三个部分：天老代表皮肤的部分（dermatology）；短指代表四肢的部分（orthopedics）；色盲代表眼的部分，即缺陷特别多的部分（ophthalmology）。对于人体上缺陷的知识，医学家因为直接接触的关系，自然要比优生学家知道得多许多，我们可以不庸多赘。

归结上文第二步的讨论，可知生命的三四种变态，损伤、疾病、与缺陷，实在组成很有规则的一串东西：越靠近前一端，环境的成因便越有势力，越靠近后一端，遗传的成因便越有势力。这样成串的分类法，我不知道医学界的人看了作何感想，不过我自己以为假如以环境与遗传的成分做标准，这分法是有它的方便之处的。

现在我们不妨进入第三步的讨论了，就是今后的医学与优生学将如何分工合作。这可以分两部分说：一是原则的，一是实际履行的。

（一）上文既说一切变态是内因外缘两相成就的，那末，要使变态复归于常态，我们也得采取一种内外夹攻、表里呼应的策略。就大体说，医学所处的是一个袭击者的地位，要从环境方面来加以包围歼灭；优生学所处的是一个内应的地位，要从遗传方面来扩清整顿。就损伤说，医学与卫生设施所能做的要比优生学为多；意外事件未发生，则可以从事预防，及其既发生，当有急救、手术等方法可以挽回于万一。优生学所能做的，不过在意外发生之前，劝工厂人事部方面，对于工人的人选，就智力与谨慎两点，多加一番选择而已。至于说一般的增加聪明谨慎的人，也可以帮一些忙，那终究是远水救不着近火的话。就疾病说，两门学问的可能的贡献可以说是平均的，所不同的，也许医学应该在菌源病方面，多偏劳一些；优生学在体质病方面，多用心一些。因为菌源病虽也靠内因，终究要看微生物的有无为转移，我们若真能把环境扩清一下，使病菌无立足之地，也未始不是一种根本的办法。至于体质病，我们最好自从体质方面下手，一人已经生成的体质大概无法改变，但至少我们不妨采纳优生学的建议，使抵抗力强的人可以逐代加多，而感受力大的人可以逐代减少。至于缺陷，除了少数的例外可以当作后天的损伤而勉强加以补救外，医学是无能为力的。近视眼可以用眼镜，但色盲便没有治法。甲状腺内分泌缺乏而引起某种发育中止与低能状态，也不难因分泌素的注射，而暂时补救，但只不过是暂时的，注射一停，发育也就停了。诸如此类医学所不能补救而于个人与团体生活有很大的妨碍的缺陷，只有用淘汰的方法使它们逐渐减少，即使不幸的当事人放弃婚姻与传种的机会；此外别无良法。这当然又是优生学的责任为多。

还有一句原则上的话应当补充。上文一番话，虽说内应外合的工作须由两门学问去分担，却并不说一定得由两种人去分做，并不说内应是优生学家的事，和外合是医学家的事。一个优生学者，也许因为实地医学训练的不足，不能不专就内应方面说话与行事，但是一个医学家，只要对于优生的原则，有充分的认识与把握，便不妨同时兼做一些里应外合的工夫。这原则又是什么呢？就是健康的见解的最后的测验与最高的标准是群的、种族的，不是个人的。一个不能生育的人，就此人本身而论，也许不能算一个病态的人；但就种族健康的维持而论，他是有病态的。再如一个怀孕的女子，就其个人的经验而言，是很有痛苦的，有人以为胎儿在母体内发育，无异子宫里生了一个毒瘤，但就种族的需要而言，却还是一种健康的表示。医学界中人，若能把这样一个见地，扩充而适用到一切的病态与变态，使行使医道的结果，对于个人的健康固属有恢复之功，对于种族的健康，亦不致有斫丧之害。那末，所谓医学与优生学的合作，不啻已经做到了一大半了。

（二）实际的合作。这又可以分做三点说。一是学科上的准备。这是两方面的，一面我希望今后学优生学的人不但要从专攻生物学下手，并且要有一种医学前期的准备（premedical course）。学医学的，除也从生物学下手外，于遗传与优生一门应受特别训练。据我所知的目前流行的医学教材大纲，这方面的欠缺还是很显著。去年九月南京教育部颁行了两种大同小异的医学教材大纲：一是为医学专科学校的，二是为大学医学院或独立医学院的。在专科医学的大纲里,生物学一门下列有遗传一个项目,同时把遗传的要点也总算都开列了出来。在生理学一门下,列有种族生理学一项,下面也提到遗传和优生两点。在病理学一门下,讲"内病因"时,也列有易感性、体质、体型、素质、遗传、特异性等子目。在物理诊断学门下,讲记录病历时,也列有家属病历一项。在公共卫生学门下,最后的节目是"优生学",但只是一个节目,下面完全未列子目。至于医学院的教材大纲里,所包括的比这些还要少。例如遗传,便列在普通生物学之下的一个子目,和细胞分裂、受精与成熟等等量齐观。依我的愚见,似乎遗传与优生应该自成一个门类,与生理学、病理学、公共卫生学等受同样的待遇。普通专习生物学的人往往有机会专读一课遗传学,何以专习医的人反而无此机会,这是我所不很了解的。这是实际合作的第一点。

第二点是变态品性的研究。优生学要研究一种变态品性的遗传,第一得知道这品性是什么,怎样可以把它从别的品性分别开来,这品性的个性如何,是一个单纯的个体,或是一个复杂的集体。把这些弄清楚之后,他才可以下手研究它的遗传的方式。但是这种弄清楚的工作,优生学家却不能直接来做,他没有这训练,也难得这机会,他得靠医学家的精确的诊断与鉴别的功夫。反过来,医生要做诊断与鉴别的功夫时,他也不能全无凭借,此种凭借的很重要的一种便是病者的家世以及其它家属人员的病历。这一层目前诊断学里已经注意到,但前途可以改进的余地正多,而此种改进自得凭优生学者的努力。中国人是很看重家谱的,但以往的家谱,因为太简陋的缘故,在这方面可以说全无用处,假定有一天,我们家家可以有一个谱,而谱中人都可以有一个比较详细的历史,尤其是在疾病的经历方面,记载得很充分,很仔细,那对于未来的医事诊断,不是大有裨益么?诊断得越清楚,研究与记载起来越容易,也就越可以做未来诊断的参考。这是实际合作的第二点。

第三点是实地的保健工作。记得十二年前,有一位美国的遗传学家对于洛氏基金社到华办理医学事业,颇有一些微词。他说:"洛氏基金社一片天真的到中国去了,把西方医学与公共卫生的技术所能造就的幸福奉送给中国人。不过他们把许多中国人救活以后,究竟预备怎样供养他们,却还是有待于解决的一大问题。"这种皮里阳秋的话未必有多少根据,在洛氏基金社方面,尽可不予接受,因为救人是一件事,养人究属又是一件事,基金社并没有什么责任；但它很可以表示出以前一般的医学卫生事业,在保健工作上,是不大和优生学及人口学的其它部分联络的。以前医学事业的唯一目的,是恢复一个人的健康,至于此人健康恢复以后,对于当时的人口以及未来的种族,会发生什么影响,它是老实不客气的不问的。我以为以后是非问不可的了,因为不问的结果,人口的数量既越来越大,种族的流品又越来越杂,对于医学事业本身,最后也必不免发生一种压迫掣肘,以及照顾不周的危险。

要避免这种危险,医学界便不能不于个人的保健工作以外,兼筹并顾到人口数量的限制与人口流品的选择。要限制人口,势不能不劝告一部分体力单薄、能力软弱的人少生子女；要选择流品,势不能不劝告一部分有重大缺陷或病态的人根本放弃结婚与生子的机会。医学家而能兼顾到这两点,他也就已经和优生学者完全合作,他自己也就是一个优生学者。

(原载《华年》第 5 卷第 14、15 期"优生副刊",1936 年 4 月 11、18 日；同时刊登《自由评论》第 20、21 期,4 月 17、25 日)

品性遗传概观（一）

本文有两个先决问题，一是何谓品性，二是品性如何分类。品性是现态型式的单位，现态型式是一切品性的总和。身材的高或矮，睛色的棕或青，智力的高或低，性情的静或躁，寿命的长或短，都是一些品性。我们这里所称的品性，普通人叫做特点。特点的名称有它的好处。"点"字有"单位"的意思，我们先把它咬准了，然后再把"特"字看得轻描淡写一点，认为凡属人与人的分别，都可以叫做"特"，初不必有什么惊人耳目之处——我们便明白品性一个名词究属指的是什么东西了。

不过我们还是不采用"特点"的名词，而采用"品性"的名词，因为前者总嫌有些奇特的意义，不足以赅括，而后者却可以网罗一切人与人之间相同与不相同的体格或功能上的表现。就字面说，"生之为性"，凡属生命上的种种表现，尤其是那些具有遗传基础的，原都可以叫做"性"，"品性"之"性"自然不是例外。"品"字的训诂很多。训齐，训同，训率——指的是品性的相类。训式、训色、训阶格、训等差——指的是品性的相异。品性的相异可以有两种，一是类别之异，"式""色"二训所指的是；二是程度之异，"阶格""等差"二训所指的是。身材的高或矮是程度的异；睛色的棕或青是类别的异；类别的异，仔细推究起来，也不免是程度的异，但普通我们为叙述方便起见，总采用这种常识的分法。无论如何，"品"字是可以概括一切的。

第二个先决问题是品性的分类。人的品性是多至不可纪极的，要不分类，便不知从何说起。不过怎样分法最称便利，也成一个问题。上文所提类别与程度的分法也是一个分法，但在这里是不合用的，因为太过笼统。它如结构与功能的分法，病态与常态的分法，也有同样的毛病；病态与常态之分并且还有一个界说的问题，不是轻易可以解决的。看来最合用的还是全部与局部的分法；十多年前，美国优生学载籍馆编纂《品性通检》(The Trait Book)一书时，便用这个分法。书中把一切品性分为十大类：0类是一般的，包括发育、身材、体重、活力、生殖力、一般的疾病等项；1类是皮肤系统，包括色素、毛发、指甲等项；2类是骨骼；3与4是神经系统和心理品性；5是感官；6是消化系统；7是呼吸系统；8是循环系统；9是排泄与生殖系统。每类下分项，项下分目与子目；项目各系有数字，和杜威图书分类法很相仿佛。我们现在对遗传品性的观察，只是一种鸟瞰性的尝试，自然用不着这样仔细，但一种功能系统的分类法我们是要采用的。下文的叙述里，我们准备遵循的次序是：(一)一般的形态，(二)皮肤系统，(三)五官，(四)四肢，(五)循环功能，(六)代谢作用，(七)敏感性疾病，(八)心理品性。在每一类下，我们都预备举一些品性，尤其是那些常人所通晓而未必知其有遗传倾向的少数品性；但对于每个品性的遗传方式，却不多讨论，一则因为一时尚无定论，再则往往表面上是一个品性，而遗传的方式却不止一个，逐一介绍，亦嫌过于琐碎，三则我们目前的任务是要知道，品性的遗传，确乎是无远弗届，无微不至，而不是单个品性的仔细推敲。若要仔细推敲，不妨参考专书及遗传学者的研究论文。

(一)一般的形态。在这一类里我们只预备举一个例，就是身材。我们大都知道身材高矮是一个种族的品性；所谓种族的品性其实就是遗传的品性，因为凡是同种族的人，遗传总比较相同，否则便不属于一种了。苏格兰人之高、日本人之矮、山东人与天津人之高、江浙人与闽粤人之矮，是我们谁都有的常识。汉朝的冯偃，因为要保持祖传的长种，特别替他的儿子娶一房高大的媳妇。相传西洋人中间，也有类似的努力，例如普鲁士王腓特烈威廉曾经想蓄育一批长人，来充实他的军队；又如法王亨利第二之后(Catherine de Medici)曾经想用矮子配矮子的方法，来养成一个矮种！

不过这些只是一些尝试或尝试的企图。自遗传学发达以来，高等动物的育种试验，和人类方面的谱系记载，都很切实的证明身材是有种的。英人樊丹(H. B. Fantham)曾经在南非洲搜集过一批材料，其中有两家是最有趣的：第一家全都是身材高大，自家人高大，娶进的女子也高大；第二家恰好相反。第一家四代二十六人中，最高的六英尺八英寸，最低的也有五英尺八英寸。第二家五代三十一人中，最高的不出五英尺四英寸，最低的竟在五英尺以下(四英尺八英寸)。其第三代的六个儿子，全都是五英尺二英寸高，五英尺二英寸竟被人认为这家人家的"标准身材"。据说这家人家的经济与社会地位都很好，营养上绝对不成问题；可知此种身材无疑的是一个遗传的品性。这一类的材料，目前在中国尚少人搜集，不过我有一次逛杭州灵隐寺，在飞来峰旁边遇见一群游客，一望而知是一家的好几口子，他们那种又矮又胖的身材真像是从一种模子里造出来似的，脸上神情的相似，自然是不必说了。可惜这是一家矮子，若是一家长子，我一定会请教他们的来历，因为矮是大家讳言的一个品性。

讲起身材，我们便不能不提一提真正的矮人。矮人有不同的两种，一种只是四肢短而身段并不短，可以叫做畸形矮（achondroplasia），美人彭孙（J. S. Bangsor）曾经研究过好几个这种矮人的人家；有一家，五代之中，共出六人，第一、二、四代各一人，第三代没有，第五代三人，其中有一个是女的。这种矮人，在中国也时常可以遇见，因为身段长而四肢短的关系，走起路来，有一种很特别的蹒跚与摇摆的姿态。第二种的矮人是由于发育中止，往往全身的各部分是很配称的，一切是具体而微，所以与其说是矮人，无宁说是小人，我们姑且把他叫做"常形矮"（ateleiosis），以别于"畸形矮"。这种矮人，我在中国还没有遇见过，在外国除了马戏班子里，也难得遇见。伦敦戈尔登优生学实验馆所印行的《人类遗传的库藏》里，在这方面也记载着不少的资料。有一例是祖孙父子三代三人全部是常形矮（祖父或许是，未能断定）。另有一例是一个畸形矮的女子嫁给一个常形矮的男子，而产生了一个常形矮的儿子。但这些例子是绝无仅有的，因为此种矮人大率不结婚，他们的品性十有九例是及身而止，不传递下去。

高矮的遗传似乎有直接与间接二种。在寻常程度以内的高矮，即与形态各部分的配称并无妨碍的高矮，可以说是比较直接的。至于极端的或畸形的高或矮，例如上文所说的两种矮人，或一种手足与头部特别庞大的长人，便是比较间接的，而间接的媒介，是内分泌腺的分泌。

和身材有密切关系的品性，尚有体重与躯干（body build）等。躯干大致可以分为两种，一是直长的，一是横阔的；直长者多瘦削，横阔者多肥大，而体重的大小也就随而发生差别。这些，显而易见也是遗传的。我们但须留心观察同一人家出来的人，便随时可以加以证实。又过度的肥瘦，与过度的高矮一样，也和内分泌作用有直接关系，而与遗传的关系则比较间接。

（二）皮肤系统。这一类里包括皮肤的形态、皮肤的颜色，推而至于毛发、爪甲，以及毛发与眼睛中的色素。睛色一端，我们已经引过，作为遗传的证例。不过棕、青二色以外，睛色的种品尚多，例如灰色、绿色、棕绿二色相间，成重圈状、轮辐状、或云堆状。其作云堆状的有"玳瑁眼"的名称；六七十年前爱尔兰有一家人家有此品性,计三代之中,有玳瑁眼者前后有男子十七人女子十人;第一代是一个外祖母,第二代是一个母亲、三个姨母、一个舅父,第三代是这个母亲所生的十六个儿子与五个女儿。又有两眼不同色者,远在古代,亚里士多德就知道有这种睛色的存在,并且替它取了一个名字,叫"异样眼";中国人似乎也很早就发见了它,并且所起的名字还要难些,叫"金银眼"。英人高色奇(A. M. Gossage)曾举一例,五代之中,九人有此特点,而二十余人则否。又有所谓"宝石红"的睛色,则十年前才有人发见。

毛发的颜色是和睛色的有连带关系的。在西洋,大凡睛色深者,发色也深,否则两者都淡。所以有的遗传学者以为这两个品性是联亘的。俄人菲利泊正科(J. Philipchenko)和黎宾(T. Liepin)曾经就俄国的资料加以归纳,发见发色与睛色之间有如下的关系:

睛　色	发　色	百分比
青或灰色	麻或黄色	30.25
青或灰色	栗　色	9.92
棕或黑色	黑　色	42.84
青或灰色	红　色	2.21

观此,可知二种品性确有联系的关系。大率发色自最淡的麻色至最深的黑色,成一个渐进的系统。红色也是淡色的一种,但比较的独立,受另一种遗传基因的节制。

关于皮肤的颜色,我们以前提过一个最显著的品性,就是天老。纯粹的天老,即皮层中色素的完全缺乏,是一个隐品;这样一个天老的人,头发是纯白的,皮肤是白里映红的,眼睛是红的,和常见的家兔或某一种的老鼠没有分别;那红色并不属于皮层,而是由血管照出来的。关于天老的材料,西方已经搜集得很多。在中国,我们也随时会遇见一二;不察的人往往以为这种品性也许是白种血混入的结果,其实不是;白种人无论多么白,皮肤里总是有些色素的,这种人因为全无色素,事实上比白种人还要白,并且白里还带红。

不过天老的遗传也有各种不完全的程度,遗传的方式也不全一致。有的表见为一般的色素不足。有的表见为白的斑点或白的片块,或遍身都有,看去像"白点风",其实大不相同,因为后者是后天的一种疾病,而这却是一个断乎遗传的品性。此种白斑点的散布甚至于牵涉到牙齿。也有仅仅表见于额发与头皮的一角的。这方面的资料,在西洋也已经搜罗得不少。

天老是一个隐品,又是大家认为很怪异的一个特点,所以有此特点的人大率不相婚配,常人也不大愿意和他们通婚。所以在西洋和中国社会里,往往在近亲结婚的人家偶然遇见一二。但在墨西哥的太平洋东岸,有一个红种人的部落里,有一种天老的基因似乎是散布得特别的广,天老者在法律上虽不许相婚,而天老的人数,则三百年来,始终未减。普通一万人有一个天老,在这个部落里,一万人中却有七十个。有人研究"子一"代杂种相婚所得的三○九个子女中,七七个是天老,一五五个是淡棕色,七七个是深棕色,恰合1∶2∶1的比例(按天老遗传时,普通现态型式的比例是3∶1,而基因型式才是1∶2∶1;这里的天老并不纯粹,显隐之理不完全适用,于是两种型式的比例乃合而为一)。

皮肤形态的遗传品性是很多的。鱼鳞皮是一个性联的品性,以前也已经提过。此外如皮起泡、橡皮皮等,都已经有人研究过。此外同时涉及皮层色素的品性如发育红斑、日晒红斑、各式的胎记与胎痣等,也是同样的可以遗传,也都有例证可举。由于皮层下结缔体素积水太多而引起的水肿,也往往有遗传的倾向;英国有一家人家,五代四十二人中间,有十三人患水肿,肿胀厉害的部分往往是双腿,有时非用裹腿不能行路。

关于毛发的形态,我们也不妨胪举一些品性。秃顶,发的直长或鬈曲与夫胡曲的程度,后顶螺的左右旋,毛发的疏密、多寡、以及分布的广狭,都是许多遗传的品性。秃顶的种类也不一,有自头顶心秃起的,有自额上秃起的,也有全秃的;但其为遗传则一。美国遗传学者尝作一文,论秃顶的遗传,附有"牛山濯濯"的照相一张,下面注着说:"不要怪帽子",可见在不明白遗传与不看重遗传的今日,连这种很不相干的品性都要划在环境账上。发的曲直是人种分类的一大标准,大率黄人最平直,黑人最鬈曲,白人居中而作波浪的起伏状态;这是因为发的结构不一样,黄人的最圆,黑人的最平扁,也因为自头皮出发时的角度不一样,黄人的最大,黑人的最小;黑人的头发构造既平扁,出发时角度又斜峭,于是便不能不像木匠刨出的木花一般,卷做一团了。中国人的头发,十有九直,但也有鬈曲的,南方人叫做"旋螺发"。后顶发根所盘成的螺,有单的,也有双的,有右旋的,也有左旋的;这两对品性的隐显的道理,十年前便有人切实的研究过。毛发的粗细、硬软、疏密、散布的广狭,也是一些遗传的品性。例如胡子,西洋人多于中国人,其在中国,古人多于今人，西北的回族多于东南的汉族，其为一种遗传的品性，是不待申说的。发色变白的迟早，和脱落的迟早一样，也是遗传的；有的人家十几岁的少年便有几茎白发，有的，六七十岁还是乌黑的，普通人不明其为遗传所决定，往往以为是血气盛衰的表示，其实不然。

（原载《华年》第 5 卷第 18 期"优生副刊"，1936 年 5 月 9 日）

品性遗传概观(二)
——五官的品性遗传

五官是视、听、嗅、味、触五种功能的器官。五者之中,和触觉有关的皮肤,我们上文已经叙过。嗅、味两种器官的遗传研究,至今还是等于没有,听觉的比较多,但最多的是视觉。

视官是全身器官中间最复杂、最细致的一个;在动物界里,它也是演化完成得最早的一个;所以我们不妨比较周详的观察一下。我们观察时,大约采用这样一个次序:先结构,后功能;叙结构时,先外部,后内部,先全部,后局部。

视官在面上的部位是因血统而有不同的。黄种人和白种人比较,后者比较平,即两眼的内外眼角成一直线,前者比较斜,即外眼角比较向上。黄种人在演剧装扮的时候,往往故意把这个特点变本加厉的描画出来,在中国如此,在日本也如此。

上下眼皮,一称睑皮,也有好几个遗传的品性。最特别的是在胎期内没有能分开,叫做"睑皮闭锁",也叫做"隐眼",无疑的是盲的一种。其次是"上睑下垂",使梭形的眼孔见得很扁狭;黄种人的眼孔比白种人的为扁狭,有人就以为是"上睑下垂"的结果,不过比较是轻浅的罢了。"下垂"的反面是"上敛",患上敛的人闭眼时特别吃力;前者是张不开,这却是闭不紧。至于病重的"下垂"的人,通常视物的时候,便非抬起头来不可。和睑皮有关的又有两三个结构也不妨附带提及。一是上睑的二重折叠是否截齐,折叠不截齐而见为双层的俗话叫做"双眼皮",否则叫做"单眼皮",它们的遗传,十年前便有一位冯肇传先生开始研究过;单眼皮似乎是一个显品,而双眼皮是一个隐品(详《科学》,第九卷,第十二期)。此外还有比双眼皮还要复杂的上睑,即折叠有至三四层而不截齐的。二是睫毛,普通睫毛只有一重,但也有二重的,也有连一重都没有的,全都是一些遗传的品性。三是所谓"复角",即上睑皮的外摺(即双眼皮的上一层)到内眼角时,绕而向下,而与眼角下部和鼻旁的皮肤相连,形成了一个额外的眼角。这种复角是黄种人的种族特点之一,凡属历史上有过黄种血混入的地方,在儿童的眼部,也往往有此表见,但成人以后,不免消灭,例如奥国与德国东部。

其次说到节制眼球活动的肌肉。此种肌肉凡六条,往往有生而局部瘫痪的,叫做"眼肌瘫痪",可使眼球的转动发生困难。又有发展不健全的,使眼球偏向某一方面转动,而成"斜视眼"的变态。

再其次说到眼球本身。先说眼球的全部。有生而没有眼球的,所谓"有目无珠",可见是确有其事。又有生而眼球极小的。眼球的发育不健全,又可以引起两种显著的变态,一是"眼球震颤",其甚者可以到不断的翻动的程度;二是"眼球硬化",医生叫做"青光眼"或"绿水眼",患者初则视力薄弱,终则不免于失明。

眼球的各部分,最在外面的一层是巩膜,功用在巩固眼球的形状。巩膜是不透明的,但在前面的六分之一,却是透明的,叫做角膜,功用在使光线可以穿进。巩膜有两个变态的倾向,一是由后向前伸展,而把角膜掩叠,成所谓"翼状胬肉",而使双目失明,此种胬肉,虽可割治,但因其有遗传的基础,不免旋割旋生。二是由应有的厚度变为脆薄,不妨叫做"巩膜脆薄";巩膜的脆薄和耳中鼓膜的硬化及长骨的脆弱都有连带关系,在遗传的时候,往往一同出入。至于眼球前部的角膜,自己也有不少遗传的特殊状态,例如"角膜瘦小"、"角膜膨大"、"锥形角膜"、"角膜溷浊"等。角膜溷浊的眼球,光线即无从穿过,其结果与巩膜伸张而发生胬肉同。

巩膜的里面是脉络膜,或简称为络膜;膜上满布血管,如网络然,所以叫做络膜。络膜的变态的品性里,有两个也是遗传的,一是发育不全,一是萎缩。络膜的萎缩又往往和网膜的萎缩同时发生。网膜是更在络膜里面的一层膜,就是接受外来印象的所在。它也可以有种种遗传的变态或有遗传倾向的病态,例如"网膜脱落"、"网膜聚色"(色素在网膜的血管四周积聚,初则妨碍视觉,终使完全失明)、"网膜生瘤"等。网膜是和视觉神经相连的,视觉神经,在有的血统里,也有萎缩的倾向;萎缩的结果也是失明。

再回至眼球的前部。角膜的后面,隔开一些空隙,便是虹膜,即青、棕等色素所由寄托的那一层膜;膜的中间有一个圆孔,即普通所谓瞳人,其实应该叫做瞳孔。虹膜有完全缺乏的,有不完全的,也有中裂的,瞳孔的地位因此有时候便不能维持正中的地位,叫做"瞳孔异位"。在虹膜的背后而局部在瞳孔中呈露的是透镜。透镜的遗传品性也不止一端,比较显著的有"透镜出位"及"透镜内障"等。内障亦称"眼翳",即由透明变为不透明,使患者成为所谓"开眼瞎子"的一种。

上面所说的三十多个品性是全都有显明的遗传倾向的。对于每一个品性,数十年来的西洋眼科医学界都已搜集到过不少的谱系的资料,我们目前因为限于篇幅,与限于印刷的不便,不能逐一引证。这些品性,在遗传的时候,有完全单独遗传的,也有两三个联合了遗传的,足征它们的基因是同一的或至少有些连带的关系。这些品性表现的结果,不用说,不是使视觉发生障碍,便是招致目盲,或两者兼而有之,即视觉由衰弱渐进而至于完全消失。"盲"字所指的虽只是一个简单的变态,而所由引起这变态的原因,却是千头万绪,即在第一流的眼科医生也未必能完全诊断明白,此中难处,看了上文的叙述,也可以知道一个大概了。

上文云云,都是限于视官的结构方面,至于功能方面,我们也可以举一些例子。功能与结构原是不能截然划分的,变态的结构势必引起变态的功能,上文所说视觉的障碍与视觉的消失又何尝不是功能呢? 反之,功能的变态总可以推溯到结构的变态上去,例如近视便与角膜的弯度有密切关系。不过也有少数的功能,它们的结构上的基础如今还说不大明白,至少非普通人所能轻易了解,所以仍以分别叙述为宜。

色盲的特性,我们讨论性联遗传时,早就引到过。色盲实在有两种,一是全盲,即完全不辨颜色,一切事物看去都像是灰色的照相似的;它是一个普通的隐品,即遗传之际,和普通辨别颜色的能力成一与三之比。二便是不辨红绿的色盲。它也有两种,一就是由外祖传给外孙的,是一个性联的隐品,前已叙及;二是由母亲传给女儿的一种,是一个性联的显品;一百年前,比利时有一例,母女传授,一连传了五代,未曾间断。但比起第一种来,这种例子究属要少得多。

夜盲,中国人叫做"鸡宿眼",也是一个很有趣的遗传品性;患此的人,一到太阳落山,视官便失其效用,所以有此名称。十七世纪中间,有一个法国人,叫做努加瑞(生于一六三七年),是一个夜盲者,从他开始,到二十世纪初年,一起传了十代,十代之中,有事迹可查的子孙,凡二千一百余人;其中患夜盲的,每代都有;即夜盲的父或母,必有夜盲的子或女,充分的证明它是一个显品。

自有人品遗传的研究以来,这努加瑞的夜盲的谱系要算是最详密的一个例子了。在中国,鸡宿眼的人虽偶然可以遇见一二,但他们的遗传还没有人着手研究过。鸡宿眼似乎还不止一种,显品的一种而外,另有性联的一种,其遗传和色盲相同。

其次说一说近光。近光即近视;近视的发生,和许多品性一样,普通人总以为是由于环境的影响,例如在黯淡的灯光之下看小说之类。其实它是一个很显著的遗传的品性。一九〇九年,英国学者皮尔逊等用统计的方法证明一人的视力和家庭的经济状况、居住情形、卫生设备、以及父母的操行几于全无关系;和学校环境也是如此。但是遗传的关系却是极大。近视的遗传,有很早就表现的,但往往在长成期内,才逐渐呈露;所以在不察的人往往以为是由于特殊的生活习惯所造成的。近视也不止一种,最普通的是隐品的一种。

父母双方都近视,则子女大率无有不近视,一方近视,则子女近视者参半;双方貌若不近视而内实含近视的因子,则所生子女之近视与否,往往可得一与三的比例。有一批俄国的资料,表示这种婚姻所产生的子女中间,不近视的一六六人,而近视的五二人,和三对一的比例极相近。日本人山崎氏研究过一九〇六家近视的家庭,以纯近视大约有轻重两种,轻者遗传力弱,百分中只九·二分,重者则多至二五·二分,山崎氏又以为重的近视的遗传因子不是单个的,而是双份的。近视的反面是远光,远光的遗传方式,现在还不能确定,大约也是隐显都有,不止一种;但其为遗传品性之一,是无疑的。散光是由于透镜构造的特殊,使穿进而折转的光线不能集中在一个焦点或光心之上。这种构造的缺陷是遗传的,因而散光也就成为遗传的。

听觉器官的遗传研究至今还不很发达,所以资料要比视官的少得多。不过就形态学者一般的观察而言,我们很早就知道耳的形状、外耳各部分的大小构造、耳朵(即女子穿耳带环的部分)与脸部完全连着与否、达尔文氏结节(外耳转角处边缘上三角状之突出)的有无大小、耳朵的歧出、等等,全都有遗传的例证。所谓耳朵歧出,即指耳有双朵,有一家人家,四代二十二人中,八人有此特点。

耳聋有两种,一只是聋,一是聋而兼哑。耳聋往往是由于"鼓膜硬化",而"鼓膜硬化"是遗传的;但硬化的时期有迟早,硬化早的人,有生而便聋的,若展缓至十数年或数十年以后,其遗传的来历,便会被人忽略过去。聋而兼哑的现象,也有先天后天两种,但先天的要占多数;所谓先天,有指得胎前便尔命定的,也有胎期内因发育有窒碍而发生的,那就不容易分辨了。不过我们知道大凡聋哑兼具的人相婚，其子女是无有不聋哑的。美人费氏（E. A. Fay）于一八九八年著了一本书，叫做《美国聋人的婚姻》，所列的婚姻凡四千四百余起，其中有二十二起，双方都是聋而且哑，每起生子女自四人至九人不等，共一百一十二人；此一百一十二人竟无一不是聋而哑的。所以有人便以为聋哑现象是一个普通的隐品，其实恐未必如是简单，究竟如何，尚有待于前途的研究。

主管味觉的口部有唇、齿、腭、舌等。唇有"兔缺"的特点，以前已经提到过。兔缺的程度特深的不免牵涉到腭部，即上腭，而发生"裂腭"的重大缺陷。兔缺可用手术补缀，裂腭却就无法可想了。这二种特点的遗传方法，如今还不大明了，但其有遗传的倾向，也是无疑的。

齿的遗传品性里，有完全缺齿的状态，有单缺门齿的状态，有易蛀的倾向，有早落的倾向，等。齿牙缺乏的状态，谁都不能否认其为一种遗传的品性，但对于易蛀与早落，和近视一样，普通总有一大堆环境的解释，例如吃糖太多、不讲口腔卫生之类。但据我们所知，猴类动物虽不吃糖，而亦有牙蛀的病态；同时许多不讲求口腔卫生的民族往往有极圆满极白净的一副牙齿，例如格林兰的爱斯基摩人。反之，近代西洋人是最讲求齿牙卫生的，而牙医的市利百倍也正好在他们中间。英国有一家人家，牙齿衰败得特别早，三代之中，母、女、女外孙，没有一个不是腐朽得很早的，其第三代的七个女子，研究的时候最大的十六岁，小的自十三岁至两岁不等，只是两岁的一个还没有开始败落，其余三岁以上的便没有一个幸免。这种特殊的情状，当然非吃糖太多所可解释，更非口腔卫生与满街的牙科医生所能挽救。

与味觉有直接关系的舌自然也有它的许多品性，但只有一个是值得一提的。一九二九年的美国《遗传杂志》（第二十卷）载有一家人家，三代之中，所有的九个男子，舌头都是只能向外伸展，而不能向上提举，所以说话时口齿不清。

本节讨论，对于五官，尤其是对于视官，不厌琐屑逐一叙述，是有一个目的的，就是要证明遗传的决定力之无微不至。区区一个眼球，一只外耳，几只牙齿，其发育的过程，发育时的有无变态与夫此种变态的性质、形式、终极，在在不免受遗传的支配。小节目犹且如此，则可知较大的结构与功能表现，自更不免受遗传因素的多所左右了。

（原载《华年》第 5 卷第 21 期"优生副刊"，1936 年 5 月 30 日）

参加世运失败的教训

第十一届世界运动大会的结果之一,是中国的全盘失败。对于这次失败的原因,国内外人士已经有过不少的推测。例如《大公报》在八月十二日的《社评》里,就提出过三点:一是国家过去未定根本政策,亦未认真努力;二是全国小学大抵设备简陋,小学生不能有充分游戏与运动的机会,等到进中学才开始习练,已嫌太迟;三是社会对体育的兴趣不普及,见解不准确,往往对选手不甚爱惜,甚或陷于捧角的恶习。这三个理由,一是政治的,二是教育的,三是社会的,都不能不说是相当的严重。南满铁道体育部部长日人冈部平太见了这三个理由以后,又添上两个,一是新闻界的提倡鼓励还嫌不足,二是中国选手及其统制的团体缺乏对于奥林匹克真正的努力。要是《大公报》的三理由是属于"本"的,冈部平太的这两个便属于"标"的了,一属于事前舆论上的准备,一属于组织与训练上的充实。把这些理由综合了说,其实只是一个很简单的理由,就是,努力不够。

我们也承认努力确乎不够,但是遍阅国内各方面的评论,似乎很少有人问起我们究属有"力"可"努"否,或究有多少可努之力。依我们看来,这次参加世运而失败的结果,便是许多身心两方面的弱点的暴露,而此种弱点便是力本身不足的症候,不是有力而不用的表示。用孟子的两句话来说,就是"非不为也,乃不能也"。就体力而论,我们的敏捷、矫健、猛烈,不如人家,似乎是早就受人公认的,否则跑、跳、掷各式的运动里总应该有一两种占先。这次的失败似乎更证明我们的后劲也不如人家。我一向以为我们在别处虽瞠乎后人,至少在"长力"或"后劲"上也许并不多让;我们忍与耐的本领确乎比人家要高强,而此种长力或后劲也许就是忍耐本领的一部分。但事实并不如此。在需用长力与后劲的长跑里,我们还赶不上高丽人。冈部平太推论中国足球之所以败于英国,以为一半是因为"奔驰之力量太弱";这就等于说长力不够。刘长春在《北平晨报》的通讯(《世运余闻》,八月二十六日)里,对中国足球队也有相似的批评,他说,观察中英足球比赛后,可知中国队"最大的缺点,就是后半场气力不佳",这话把后劲的不足,说得十分露骨。

上文是但就狭义的体力或生理一方面说话,若把心理或精神方面说,至少有三点是值得提出批评的。一是神经的稳定。刘长春在《世运余闻》里描写中日篮球的状况说,上场各队员因操胜心切,并因指导员因病未来,失了依赖与信仰,以致将全局的战况弄得呆板无力,失了轻松自然的常态;平日的技术也未能运用,不但攻守无方,并且开首就失去许多机会;终致全队失了重心,中锋领不起反攻能力,愈打愈糟。……反观日本的技术远不如我,但打的坦然,用一人跟一人的打法,使我队气为之夺。总之,我队因每个队员神经上的紧张,愈打愈不合手;即就犯规罚球一节而论,我队有十六次投篮的机会,结果只投进两三次,日本有十四次,而投进十二。像我队"这样的怕,怎么能打好呢?"这一番话几乎没有一句不是替"神经不稳定"的说法做注脚。所谓"操胜心切"、"失了依赖与信仰"、"失了轻松与自然的常态"、"失了重心"、"神经紧张"等等,全都是神经不稳定的另一些写法。最后一个"怕"字,其实并不是真怕,而是神经失其谧静的张皇状态。最有趣的是,日本队的"坦然"(泰然)的态度,更不免把我们"仓皇失措"的光荣反衬出来。又有一位目击当日比赛的人写着说:"统计因我方自身发生错误,将球传与对方而使对方所得的分数,达八分之多;混乱之状,可见一斑。"这种混乱之状非极度的神经欠稳制造不来。这神经欠稳的一点,像长力与后劲的不足一样,也不是我们初料所及的。我们以前总以为中国人是比较"没有神经"的,是随时随地都很镇定的。今乃知即此也不尽然。

第二点是我们初料所及的,就是合作能力太差。江良规氏在《大公报》的柏林通信(八月三十日)里论中日篮球赛我队惨败的原因,说:"八月七日之表演,几无丝毫合作可言,〔人人〕各自为战。篮球之需要合作,较任何运动为甚,乃以乌合之众,与正式有训练之球队相颉颃,岂有不败之理? 可是以个人技术论,中国队高出多多;其败也,在于合作不佳,训练不得其法耳。"中国人的不容易合作,是尚待我们努力而加以反证的一个不幸的特点。我们到处可以遇见它。在平日球队的练习与比赛里,我早就听见人家抱怨到它。例如,"某队员但求自己投篮中分,不肯传球,不肯跟定敌人,不讲求team work"一类埋怨的话,是很寻常的。如今在国际竞赛的场合里,果然也吃了不能合作的亏;这种不合作是由于各个人的私意呢,还是由于上文所说的一时神经的不稳定呢,我们当时不在场,便无法断定了。

至少一种不大自觉的私意,怕是有的。这就是引出我们要说的第三个心理或精神上的弱点,就是,中国人的个人主义。关于这一点,我们至少有一些间接的证明。江良规在上文引过的通信里,讨论到"卖弄花巧"的一层,说:"此点为中国队特有之现象,任何各国球队,均没有球员个别表演花巧之现象。"我国某二队员"时显作无谓之花巧表演,结果小则破坏全队之合作,大则弄巧成拙,造成对方得分之机会"。此种卖弄花巧的行为显而易见是出于替个人争面子或出风头之一念;它的目的是在使观众于注意一般的竞赛之中,特别的注意到他的个人的行动;其为一种私意的流露,不问可知。刘长春在上文所引论后劲不足的话的后面也说:"但在有劲的时候,每一动作,故意作美观与机巧,好博观众之彩声。"这种彩声归给谁呢? 当然是归给卖弄花巧的人,与全队无关。中国队员的自私,似乎还有一点可以间接的证明。上文不是说普通中国篮球队员喜欢自己投篮以取得个人分数么? 但有时候也可以适得其反。大率竞赛时队员于前途胜利有相当把握而精神上比较镇定时,便有此种各自为政以博取分数的现象。但若遇前途胜利并无把握以至于心神不定的时候,即使有极好的投篮的机会,也会把球递给别人,让别人投去,免得自己负投而不中的责任。江良规氏在他的《通讯》里说:"我队队员多喜作无谓之传球,自身已可投篮而不投,结果则坐失良机。推其原因,惟恐自己投篮不中,而传之与他人,反而弄巧成拙。"这原因是推寻得很对的,有机可投而不投,是怕负责任。无论为博取个人分数而乱投,或避免个人责任而不投,表面的动作虽相反,而内心的动机则完全相同,就是自私。这自私的弱点与不合作的弱点是相为表里的,越自私越不能合作,这是无须多说的。

上文所叙世运失败与身心弱点的因果关系,可以用下图更概括的表示出来:

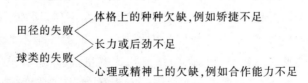

上面所叙的体育所由发达或运动所由成功的能力之中,大约要推长力或后劲为最关重要。要是这一点上有欠缺,一个人或一个民族即使暂时占些优势,操些胜算,日久也是不能维持的。上文所称努力的力,归根结蒂,就是这种力了。唯有这种力是无法假借的。体格上的欠缺，容可因技巧而得些弥补，精神上的欠缺也容用因训练而得些掩护，即，相当的努力，在这两方面容有几分效果，但是在后劲或长力的一种力上，虽"努"恐亦无能为"力"。刘长春于篮球队等连一接二失败之后，痛定思痛的讨论着这一点说，在平时训练之际，"每若使一运动员更进一层，到登峰造极之境，以加量训练，不是出毛病，再不就是请假休息。所以每每为此不敢加重分量"，历来的失败正坐此，而并"非方法不如人，姿势也无十分错过"。这话又无异是我们上文一番原则上的话的注脚。说不敢加重训练，否则就出毛病，不就等于说无力可努或努亦无能为力么？

这话就引起我们的更进一步的推究了。我们要问，这些身心上的弱点又是从何而来？无力可努，又是因何无力？要答复这问题，普通的"训练不足"四个字是不行的了。上文不已经说过无法加重训练，否则就闹乱子么？设备不足的答复也是一样的讲不大通。晚近最时髦的说法是把训练与设备的时期往上推，一直推到童蒙的时代。《大公报》的国家根本政策之论，其实也不过是想把失败的责任，推至一二十年以前。其它把责任归到小学教育身上，或家庭教养身上，甚或童年的营养身上，尤其是显然想把失败的责任推得远远的。我所觉得奇怪的是，大家为什么不索性再向前推一步，推到先天的遗传身上。

真能推到先天遗传的身上就好了。只是推到孩提之年，甚至于襁褓之年，徒然反映出推的人的一种成见，一种否认遗传的力量而迷信教育与环境万能的成见。其实我们于承认遗传的力量之后，尽管可以从容承认童年营养的关系，家庭教育的关系，小学教育的关系等等；因其间并没有丝毫不相容的地方。

体育与运动的发达，与体格体力的遗传有莫大关系，我以前曾经一再加以论列。五六年前，全国运动大会在杭州举行，当时惊人的一个结果，就是东三省出了不少的冷门例如刘长春、孙桂云之流。我当时就在《中国评论周报》里做了一个评论*，问，这些冷门的出现，是完全靠教育与训练么？我的答复当然是不是，否则他们便不会被人叫做冷门了（详见青年协会发行之《优生月刊》，第一卷**）。

---

* Selection and Atheletic Prowess，见 *The China Critic*，Vol. Ⅲ. No. 16，1930. 4. 17. ——编者注

** 《体育与天赋》，《优生月刊》第 1 卷第 1 期，1931 年 5 月 15 日。——编者注

这一次和上一次世运大会里黑人的崭露头角,恰好和东省青年在全运会里的光景一样,就是,一面虽靠训练,一面更靠他们先天的体格与体力。黑人在美国的地位是大家知道的,政治与社会的权利是受剥削以至于剥夺的,教育的机会是远在白人之下的,然而在体育上居然会高人一等,并且还不止一等;以本届世运会的成绩而论,美国人所获的一百五十五分中,六十二分是黑人的,占百分之四十;九项锦标之中,五项是黑人的,占百分之五十以上。有人说,大会决定总锦标的归属,原以所得单项锦标的多寡而定,所以假若黑人选手独自组织一队,出场与赛,则田径总锦标必归黑人。这话是很对的;我们关心每日大会进行的人都知道,本届由百米到八百米的四项径赛,锦标全为黑人所得,并且前三名中,黑人常居其二;跳远、跳高,也是黑人占先。试问,这些成绩,全都是早年教养与早年训练得来的么?以今日美国人种族成见之深,对黑人的待遇之薄,似乎还不容许此种奇迹的出现!

好在这种先天因素的认识,近来也已经逐渐推广。孙云章氏在《本届世运会田径赛概评》(《大公报》八月二十一日)里有一段完全就这方面发挥的话;他说,黑人所以有这样的大胜利,"完全是〔因为〕先天关系,黑人的筋肉坚强,还富有弹力性,极其适合最需要弹力的跳跃及径赛。至于四项投掷项目,一向还没有出现过黑人;这因为雄大粗壮〔的〕体格,白人要优于黑人。以黑人渐次的扩张性言,或者有朝一日也要侵入投掷界。但以体格而言,投掷一项,将永为白人独霸的项目,亦未可知。"这真是一些抓着了痒处的话。以专用内功、打惯八段锦、太极拳的中国体格又如何和他们争胜?刘长春也承认中国选手无法加重训练的一部分的原因是先天不足。

持上文的反对论者当然可以举日本的例,以示有志者事竟成的原则终是不诬的。《大公报》在八月十七日的《社评》里说:"忆二十年前第一届远东大会,日队成绩居第三位,此后每届进步。然其初参世运之时,成绩犹极平平,第八届大会日队只田径三级跳得一第六,第九届则三级跳已得冠军,惟水泳仍不振,然第十届则水泳已居然压倒北美,本届又优胜焉。回顾二十年来,其进步之迹,历历可数。……此岂非辛勤努力之效哉?由此足知凡事无幸成,然果努力焉,亦决无困难。中国体育界……当能深切反省矣。"这种话固然有它的勉励的力量,不会全落虚空的。不过我们的话又得说回去了。我们应知这一番话仅仅能证明日本人在运动方面,确属有可努之力,即确乎有"练得出"的本领,即日本选手虽加重训练,亦不至于出毛病,与刘长春所说的中国选手显然有些不同。然则不讲努力则已,此种力的来源,亦必为先天的,了无疑义。

先天的关系既如此其重大,徒言训练与努力,既如是其无关宏旨,然则今后的出路又如何?约言之,此种出路不出三条。一是用婚姻选择的方法,根本提高民族分子的体格与体力。最近因世运会失败,而讨论到这一点的,依我所知,只有科学社的刘咸氏一人(该刘氏所作《运动与科学》,《大公报》八月二十二日"科学副刊")。二是选择与我们体质适合的运动,而不宜事事追随西人;也许日本人的成功很可以供我们的参考,因为日本人的体质,和我们的总还相近。孙云章氏在他《田径赛概评》的结论里,曾经讨论到这一点。三是以普及训练替代加紧训练,以提高一般民族分子的体育造诣替代少数运动专家的尽力培植。《大公报》八月十二日的《社评》曾竭力主张这一点。它说:"全国少年既普及训练,则其中当然有技术优秀者,将见不待特别提倡,年年自有新材之显露头角。"味此语气,可知所谓"显露头角之新材",实不由严密训练而来,而普及训练云者,也不过是与此种新材以出头露面的机会罢了,亦即所以使选择的作用得以自由行使而无遗珠之憾罢了。这三种出路都和选择的原则有密切的关系,明白了选择的原则,再从而加以人事上的努力,如适当的营养与及时的教练、等等,不但运动的选手可以辈出,而民族全盘的健康,也就不患没有保障了。

(原载《华年》第5卷第35期"优生副刊",1936年9月5日)

消极优生学的重要

（上）

本刊*前两期登载着陈聚科先生译的一篇《德国的绝育现状》。究竟什么是绝育？绝育在全部优生学术里有什么地位？似乎有追加认识一下的必要。

优生学创说者戈尔登氏生前，有一位医师叫做萨利贝（C. W. Saleeby）的向他建议，把优生学分做两个部分，一是积极的，目的在使优秀分子多负一些生育的责任，一是消极的，目的在使不优秀的分子少生或不生子女。据这位萨医士自己说，当时戈氏对这个分法，曾加首肯（说见萨氏所著《父母之道与种族的培植》，页一九九）。无论如何，二十年来的经验，证明这分法是有用的；很多的优生学的作家都时常用到它。德国目前所实施的优生政策，一大部分是属于消极的优生学或优生术的，而绝育便是实施时所运用的一种方法。

一地方一时代以内的人口分子，无论优劣，既经出生之后，社会总得从环境的各方面，分别与以最适宜的发展的机会，目的在使他多少要成为一个对社会有用的分子。这种努力是任何社会应当有的。在提倡优生学的社会更应当负起这种责任来，因为不如此，不但不优秀的分子要受糟蹋，就是优秀的分子也不免受埋没。不过无论一个社会在这方面的努力多么大，最后总有一部分的人口分子，对全部的社会经济，是一笔债务，而不是一笔本钱，而债务的利息往往很大。

在近代的文明国家中，天惠特厚、财力特富、谋生的方法特易、自由发展的机会特多的一国，大约要推美国了。美国在这方面每年须偿付的债务与债息就非常可观。有一位社会学家博沙德（James H. S. Bossard）曾经替它

---

* 指《华年》。——编者注

算过一笔总账,据他说,美国为了这种人口分子——体力上无用的、智力上欠缺的、品行上不健全的、精神上有病的分子——为了要发现他们、安插他们、维持他们、治疗他们,每年得花五十万万美金。这还不过是直接花在他们身上的,若加上间接的损失,例如因他们的活动,或不活动,而引起的财物的损失与人事的伤害,等等,那总数还要大得骇人听闻,就是,对每一元美金的直接消耗大约可以搭配上四元至五元的间接损失,就是二百万万至二百五十万万元!(《用金元来说吧》,美国《社会势力》杂志,第七卷,第二期。)在英国方面,我们也有一些粗的估计。优生教育学会会长达尔文(演化论大家之子)估计在欧战以前,英苏联合王国的政府为了救济、治疗、惩罚这一类人口分子所费的钱,每年约为四千八百万镑;公私慈善团体所费的又大约有一千万镑;家属与亲友的私人耗费还不在内。(《优生的改造》,页二九六)

有人说,英美都是很阔绰的国家,尤其是暴发的美国,才有这么多的闲钱来花,若在别国,这种冤钱是不会花的,也是根本没有得花的。这话果然不错,但也不全对。那间接的损失总是一样的,除非是没有这种分子存在。

这种分子究竟是些什么人呢?

第一是各式各样的精神病的人。再就美国而论,任何一年以内,在精神病院里住院的人大约总有三十万人。这三十万的数目的流动性很大,决不限于同一的那三十万人;有的不久就出院回家了,有的死亡了,留下的空隙总有人来填补。有人估计,在全部美国人口之内,已经病过的,现在正病着的,将来有病的危险的,即,一旦有病,早晚不免以疯人资格,进入官立的疗养院的,大约有六百万人,即全人口的百分之五。但此数似乎还不是一个真正的总数,因为有许多精神上有病的人从不加入官立的医院,不是有亲戚当心他们,就根本没有人负责。因此,就有人以为此项总数竟会占到全人口的百分之十,即一千二百万人,也未可知。即就目前入院的人数而论,精神病住院者所占的床位已经等于一切其它病人——包括生产的妇女及跌打损伤的人在内——所占的床位之和。单单为了他们,即住官立医院的精神病者,美国人每年所受的经济损失便有七万五千万金元之谱。

精神病的种类不一。最时常遇见的一种可以称"早熟癫"(dementia praecox)。患此种癫病的人大率以二三十岁的人为多,它的症候往往在青年期内,甚至于在童年期内,都已经可以窥测得到;所以叫做早熟。有早熟癫的遗传倾向的男孩或女孩,大都是十分孤独沉默,不和别人交接;遇到问题的时候,更不能坦白的商量应付,总在自己肚子里打算盘,甚至完全用所谓白日梦的方法,自己假想出一些与事实全不相干的解决方法来。充其极,他的心理状态会像一个梦游的人,名为醒着,实际上却始终在一个梦境之内,没有真醒的一日。他的梦境既和外界的实境不同,实境中的一切,在他看来,总是对他不利的,实境中的人也总在设法破坏他的梦境,并毁灭这梦境的主人翁,就是他自己;因此他总猜疑有人压迫他,陷害他;猜疑之至,会引起杀人或自杀的暴烈行为来。这种癫症是很没有法子治的;病态的推进也比较的快,终于不治或染上别的体格上的病而死,尤其是结核性的病;早熟癫的体气似乎和结核病的体气有相当的关联似的。上文说过这种癫症比较最普通,在美国,它所占的疗养院里的铺位确乎最多,它所引起的经济损失每天值到一百万金元。

我国于精神病的科学研究最近才开始,对于各种癫症的名称至今还没有能确定。以前江南人所称的"桃花痴",或广东人所称的"花癫",大约十之六七是早熟癫;所以叫做桃花或花,就因为患者大都很年青,而其病源又往往涉及男女的情爱的缘故。其实男女情爱最多不过是一个发病的机缘,而不是原因,原因还得于遗传的体气中求之。中国人口中大约可以有多少患早熟癫的人,我们目前当无法估计。但我们参考西方的经验,有一句断语是不妨下的,就是,现代化的生活一天比一天进步以后,这种病人是只会加多,不会减少的。加多的缘因有二,一是表面的,一是实际的。表面的是:医学卫生事业发达以后,这种病人会更受人注意,因而见得加多。实际的是机械化与效率化的生活发达以后,以前本来可以免于发生精神病的人也就实逼处此,无法避免,于是病人的数目,事实上也不能不有增多。以前中国留美学生中间,患癫狂的人似乎特别多,这也许就是一个解释了。

民国十二年的夏天,作者有机会就纽约长岛御苑医院里患早熟癫的一位华侨,作一番比较详细的观察;这华侨姓王,广东文昌人,年二十二岁,他的症候和上文所说的十分相像。他的人格确是一种所谓"自锢性的人格"(shut-in personality)。以习于中国农村生活的自锢性的人格,一旦投诸熙来攘往、车水马龙的纽约市街与夫五花八门陆离光怪的都市社会,要他不出毛病,几乎是不可能的。且此人当时并无相当的职业,同时又似乎和一个素昧平生的美国女子发生片面的恋爱;文化的环境既特殊,而男女饮食的人生两大问题上,又发生如许的缪锵,其不得不走上早熟癫的路径,更在我们意料之中。在目前的中国社会环境里,处王某的地位的人决不在少数,并且一年会比一年增多。这话是我们可以说的。

第二种比较普通的精神病可以叫做"文武癫"(manic-depressive)。所以用文武二字的缘故,是因为此种癫症往往有截然相反的两个时期,一文一武,彼此轮转。在武的时期里,症候是"思念飞越、刺激纷乘、动作急迫、喜怒无常、自以为身心十分舒泰"等等。及转入文的时期,则一变而为"沉默忧郁、感觉微弱、联想迂缓、反动迟滞、兴致索然",看去好像有无穷隐忍着的痛苦似的。在第一时期内,病者积极之至,可以杀人;在第二时期,消极之至,可以自杀。这里所称的"文武癫"与江湖医生招牌上挂的"文武疯癫"当然不一样,我们的算是一个专名,他们的是一个类名,文武之分,关键只在打不打人、砸不砸东西而已。

早熟癫与文武癫的遗传因素,并不是很单纯、可以直截了当的指出的。不过它们确乎是和某种特殊的先天气质有联带的关系,而此种气质的世代传递又是无可怀疑的。它们的遗传因素既不单纯,即不限于一个两个基因,所以一个患者的子女,未必都会表现同一格调的精神病,不过他们中间,以及再往下的后辈里,总有一部分人得其一偏,或传到他的一部分的变态品性之和。

早熟癫的遗传基因里,似乎有几个是隐性的;所以早熟癫的人的子女里,只有百分之十完全传到同样的癫症。其余的子女,因为至少总也传到一部分的基因,又因为所处的家庭环境比较容易引他们走上变态的路,所以虽不癫狂,虽不死于癫狂,多少总有几分精神上的不健全,与别人家的子女显然有别。

文武癫的遗传基础里,似乎显性的因素多些,所以这种癫症的遗传,难得有隔代的。文武癫症者的子女中间,有患同样的癫症的,有精神上局部不健全的,但也有全和常人无别的。夫妇两人,若只一方患文武癫,则所生子女约有三分之二也患文武癫,精神状态正常的只有三分之一。至少一部分的研究证明是如此。

精神病的发生当然不全靠遗传,也靠环境的压力。它是外部的压迫与内部的脆弱里应外合的结果。但有的人遗传的体气非常强健,抵抗刺激与震撼的力量特大,虽处极危难的境地,也能镇静的应付,即依然能维持他的囫囵的人格,而不至于破碎。有的人恰好相反,偶遇风吹草动,他就支持不了,而走上失常的路。他们中间智力比较好些的人,还可以运用些特别的方法,在生活上特别做些安排,或特别选一个刺激稀、烦恼少的环境,以自求安插;目前所谓心理卫生的学术,目的就在帮这种人的忙,教他们安插得更圆满些。这种学术之重要是不言而喻的。但无论此种卫生工作做得如何周到,总还有一大部分精神脆弱的人得不到它的实惠,同时,对已经得到的人,它也不能把此种脆弱状态根本加以铲除,使不能在后辈的子孙中间再度的发见。

羊痫或羊头疯也是一种比较常见的变态。羊痫者的祖先里面,间或也可以找到几个羊痫的人,或有其他心理变态如有酗酒之癖的人,但为数不多;至于羊痫者直接产生同样的子女,则更属例外。这也许是因为资料不足。但若就羊痫者的子孙中间加以查考,神经失常的例子,包括真正羊痫者在内,就比较多些了。所以,羊痫的遗传虽不及早熟癫与文武癫的遗传那般重要,我们也未便搁过不问。就不提遗传,一个羊痫的人做父亲或母亲,在资格上总成问题。

还有一种神经病似乎应该一提,就是因梅毒侵入神经中枢而产生的"精神错乱性的一般麻痹(paresis 或 general paralysis)。这病虽不会遗传,却会在世代之间传染;在梅毒没有扫清以前,我们也不能不加注意。以前一部分的医生有一个印象,以为中国人的神经抵抗力强,梅毒的菌似乎攻击不到神经中枢,所以患一般麻痹的人也许比西洋人为少。这至少是在十年前作者所耳闻的一句话。最近精神病的治疗在中国已稍稍开始,资料已较前为多,我又向这方面的专家打听,所得的答复虽也是暂时的,似乎并不能坐实这个印象。

有许多比较轻些的心理变态,虽没有什么特别的病的名目,至少也有它们的遗传基础,不过所根据的基因也许少些罢了。这种变态的人,经过一番心理卫生的努力以后,往往可以再走上正常生活的路,和旁人一样;即使发生问题,今日精神病学的专家也有方法替他们解决,使他们返常归正。对这种人,优生学者和别人一样,也但愿精神病学和心理卫生的事业一天比一天的发达,好解除他们的苦痛与问题。可惜在今日的中国,在这方面努力的人还实在太少。

精神病与精神变态是很普通的一种现象,要在最近的将来与以澈底澄清,是不可能的。上文说过,假若文明的进展,还完全走目前的路径的话,这种现象是只会扩大，不会减缩的；除非是我们对于有此种遗传倾向人的婚姻生育，有一种自觉的控制方法。有这种不健全的遗传的人，少数也是很聪明的，甚或有特别的才干的，他们若照常婚姻生育，利害还可以相抵；但也以审慎将事为是。至于大多数的这种人，除了传递此种遗传特性以外，很少可以遗留给下代的东西，那末，一个关心民族前途的社会，对于他们婚姻生育，尤其是生育，最好应该有一个制裁以至于禁止的办法。上两期陈先生的译稿里所介绍的便是这种方法之一。

（下）

　　精神或神智不健全的方式虽多，大要不出两类，一是失常或有病，西洋人叫做 dementia 或 mental disease；一是乏缺或不足，西洋人叫做 amentia 或 mental deficiency。我们在上文所列叙的全都属于第一类。如今要说第二类。

　　神智欠缺与神智失常有一个很大的分别，就是前者是出生后就可以表见的，而后者至早也须到春机发动期前后，例如早熟癫。一个神智有病的人多少总有过一个表面上似乎无病的时期，他的神智活动的效率一直要到发病的时候才觉得突然降低；但一个神智不足的人便不然，他是开始便和别人有些不同，便有些欠缺。

　　神智不足的现象，我们普通也叫做低能。低能很难分种类，但可以分等级。下级的低能，在人口里的成分，并没有神智失常或精神病那般多，但它所引起的社会病理问题，往往比精神病能引起的更来得严重。这种成分究有多少，要看我们对于低能二字的定义而定，定义宽些就见多，窄些就见少。在西洋，普通大家接受的一个定义是从英国来的，就是，假若一个人的智能从小就感缺乏，或神智欠清醒，以致不能在他的自然环境里，得到适当的位育，同时对于这环境里所时常遇见的问题，也穷于应付——这样一个人是一个低能者。这可以说是一个社会的定义，自然有它的便利之处。不过这样一个定义实际上不很固"定"，而是可以游移的。一个山居的农夫，对山中很简单的环境、很简朴的生活，不难从容应付，和他的邻舍一样，我们自然说他是一个常态的人。但若一旦把他领到大都会里，把他放在车水马龙的大马路上，他就有应付不来的危险，根据上文的定义，我们也就得说他是一个低能的人了。可见这定义是不很妥当的。不过在赞成这定义的人未尝不可以辩护说，大都会并不是农夫的自然环境，大都会里的问题也不是他时常遇见的问题，到此而不能应付，并不证明他的低能；又可以说，即使他是"低能"，这"低能"是可以治的，就是把他请回山里去住，环境一回复原状，他的应付的效率也就恢复原状了。

不过无论如何，这样一个低能的定义是不能做研究用的。因此，便有一部分学者，尤其是心理学者，根据所谓智力测验的结果，定出了几个可以说是很"硬做的"标准。他们有所谓"智力商数"的概念。一个人有他的生理年龄，就是他的普通的岁数，也有他的智力的年龄；两个年龄往往并不相等，假若相等（以岁数除智龄，商数等于一），这个人是一个智力平常的人；若智龄大于岁数（相除后的商数大于一），他便是一个中智以上的人；否则是中智以下的。中智以下的人当然也可以有许多不同的程度，从事于智力测验的人普通以智商在〇·七以下的，即普通智力的百分之七十以下的，统统叫做低能。这样一个定义虽欠自然，在研究工作里却很有用处，因为它有数量的价值，可以拿来和别的数量的价值比较。不过在这个定义之下，无论一个人对环境的关系如何，只要智商低到〇·七的程度，便不免低能的称号。这就是所谓"硬做的"一点了。这〇·七〇（或七〇，以中智为一〇〇）的低能的限度也有人以为太低，而应当提高到〇·七五或七五的。总之，这两个定义，分开了用，注明了用，都有好处；混合了用，便有危险。

一个人的智力的发育，大约到十六周岁时便停止，所以一个寻常的人，无论他的岁数多大，我们只算他有十六岁的智龄。若以七五智商做低能的限度，那就等于说，许多人，名为成年，甚至于已经老大，事实上只有一个十二岁的孩子一般大的智力。这样的人，就美国而论，在全人口中要占到百分之十五，即差不多有二千万人；这百分之十五分中间，有十三分的程度较好，智力虽低，对普通的社会生活大率还能应付，其余的二分却就得有人照管了。但若以七〇做限度的话，这数目就远没有这么大，而成为百分之五，即大约有六七百万人，不妨叫做低能。这些都是根据智商的估计；此外还有许多根据上文所谓社会的定义而做的估计，这些估计大率承认美国人口中至少有一百万人是低能到一个程度，必须有人照管，才能生活的。

别的国家的情形和美国的是大同小异。美国方面的估计虽很不一致（最多的二千万，最少的一百万），反正都是一些很惊人的数目；有这么多智力欠缺的人混杂在全人口中间，也终究是一大社会问题。初级的学校里，少年法庭以及其它的感化机关里，在在可以找到他们；初级学校的不能顺利进行，感化机关里的积案如山，有感化之名，无感化之实——十有七八是他们的贡献。至于慈善事业的对象，更非他们莫属。近代国家是讲求效率的，近代社会生活是需要更进一步的道德关系的，但人口中既有如许低能的分子存在，这些也就难免不大受影响了。

所以我们且不必讲优生的设施，我们第一要努力的是，这种低能分子应如何安插，使社会生活的进行，不太受他们的牵制与妨碍。同时这种安插也得顾到他们本身的安全与最低限度的可能的社会贡献。低能的人，不但智力低，往往情绪上也不稳定，意志上很欠制裁，非有人随时照料，很容易出乱子；其特别不稳定、欠制裁的分子最好要有特别的机关容留他们，像精神病院一样。这在事实上又往往很不容易做到，公家经济上的担负就不得了。美国是一个最阔绰的国家，但在官立机关里能够容留的低能分子，每年的总数也不过六万人，在全部低能的人口里，真不过是沧海的一粟。公家为这六万人所费的钱，据说每人每年至少要五百金元。有的虽可以无须在机关里长期隔离起来，至少也应当在特别的环境之中与设备之下，经过一番训练，而这种训练也非大宗经费不办。训练成功之后，望他们能勉强自食其力，还得想法教他们不生子女，否则"我躬不阅，遑恤我后"，势必两败俱伤，而九九归源，吃亏的还是社会。

低能的来源如何，是一个久经争辩的问题。其实这题目是无庸多辩的；人才有世家，低能也有世家，我们但须对这种世家的资料比较仔细的参考一番，便可以知道遗传是无疑的一个最大的原因。但一班偏爱环境立场的人总不肯做这参考，总想在环境里勉强找一些别的因缘出来。例如亲子间传递的梅毒。但近年来的研究证明这个病源论有两个很大的困难，一是低能人口中患这种梅毒的人并不比普通的人口为多，二是一样是低能，而患有这种梅毒的低能者要比普通的低能者略微聪明一些。（详见美国《心理卫生》杂志，一九二五年，第九期，《低能病源论里的梅毒》一文。）有时候，疾病、生产时头部的创伤、或幼年因倾跌脑部受了震撼，等等，确乎都可以引起低能的状态，但这种低能，在全部低能的例子里，占不到三分之一，甚或不到四分之一，其余便无论如何不能不归溯到遗传身上了。低能的人，不但智力上有缺陷，体格上往往也有毛病，智力的缺陷愈深，体格上的毛病就越多，因为两者是同一原因所产生的果,那个就是遗传的气质。这种身心联系的关系,在男子身上比女子更见得密切,大约是因为性染色体的数量有奇偶之分的缘故(男子细胞里只有一条染色体,是奇而不偶的,所以凡属在这染色体里的许多隐性基因,都有呈露为品性的机会)。

低能的遗传基础,和精神病的一样,决不是很简单的。这基础里也一定包含许多个不同的基因。一个人是不是低能,或低能到什么程度,当然要看他遗传到了多少这一类的基因,和这一类的基因是怎样拼凑起来的。假若父母双方都是低能,那末他的也成为低能的机会自然很大。但若父母二人虽都低能,而二人同时也各有比较可以命定正常智力的基因存在,则双方互相抵销的结果,出生的子女中间,偶然也可以得到几个正常的人。这种正常的人,当然不过是在"现态型式"上正常而已,他们的"基因型式"还是不正常的,所以在他们的后辈中间,低能的子女仍然可以出现。(两种型式之分,参看本刊前曾发表的《遗传的原则》*一稿。)

因为上文所说的道理,笨人生聪明子女的事,是可以有的,是有的,不过不多罢了。例如一对智商只有七五的父母可以生一个智商高到一二五的孩子;但若父母自己的智商是一二五,生这样一个儿子的机会就要大多了,假若父母的智商是一五〇,那机会就更不免大上许多。反之,根据同一的道理,聪明人生笨子女也是一样的可能,不过笨人生笨人的机会总要大些就是了。所谓"龙生龙,凤生凤,贼养的儿子掘壁洞"的谚语,是有统计的根据的。

严格的说,低能是无法医治的。他是发育过程的一个遗传的障碍或缺陷,无论教育的方法如何精到,也是无法胜过或弥缝的。我们所能做的,最多不外两点:一是参考了一个人低能的程度,给他一些能学能做的工作,让他不致于逸居而为非作歹;二是给他也和低能的程度相当的一些保护,使不致于被智力高些而不修边幅的人所鱼肉或利用而为非作歹。

以前孟子说:"人之有德慧术知者,恒存乎疢疾",所谓疢疾,若所指是各式各样的精神病或体格上的疾病,这话不算完全不对,至多不过那个恒字说得太过火了些。我们还没有见过两个低能的父母产生一个天才的子女出来。所以,我们进一步就优生的观点说,低能的人而少生或不生子女的话,世界上聪明才智的供给,不会有减少的危险。智力平常的人固然不免因此

---

* 见本书上文,原载《华年》。——编者注

少生几个,但这是无妨的,这种人我们现在并不感到缺乏,我们还没有鼓励低能的父母来蕃育他们的必要。

在中国人口中,低能的分子究有多少,他们在社会生活一向引起了些什么问题,都是当待估计与调查的问题。至于如何从社会的立场安插他们,或更进而从种族的立场控制他们,目前自然还谈不到。但这些问题的存在,以及它们的严重性的并不下于其他国家,我们是不怀疑的。在天灾人祸纷至沓来的国家像中国,最低的低能者如白痴一类的人也许无法生存,但是高级一些的低能为数当不在少,是可以推想得到的。天灾人祸之下,智力高些的人走的走了,死的死了,当土匪被杀的被杀了,剩下的一些孑遗便恰好是一些智力的程度够不上教他们走或教他们当土匪、而够得下教他们苟延残喘、混一日是一日的人。这种智力程度究有多高,是想象得到的。外国人在灾区放赈的,说灾荒多的地方的农民往往很愚钝,其程度略等于"朦胧"(moron,一种上级的低能的名词,现已不大通用),恐怕很有几分可信。

神智失常与神智欠缺两大种人以外,消极优生学也注意到另外几种人,认为他们的婚姻生育,多少也值得顾虑。一是容易犯罪的人。这方面的资料,在西洋也还很少。我们尚无法断定,每年多少万犯罪的人中间,其所以犯罪之故,究属有多少是可以写在遗传的账上的,有多少是因为社会的失调与教育的失策。罪的名词与犯的动词所指的是两个社会的概念,所以若说犯罪性有遗传的倾向,是不通的。不过一个人,若神经系统欠稳妥,情绪生活难持平,意志薄弱,少自我制裁的力量,总要比在这方面强健些的人容易走上犯罪的路,也是不能否认的事实。所以假若人口中优秀的遗传品性加多,而低劣的遗传品性减少以后,可能的罪犯也就有希望减少,而那些从事于防止犯罪行为的教育家与社会改革家也就有希望可以节省一些精力了。

其次是盲、聋、哑一类的体格上的残废者。他们的数目虽远不如前几种人的大,但终究是社会、家庭、以及种族的一种损失与负担。盲与聋的发生虽大半为传染病或创伤的结果,至少百分之十至百分之二十得诸恶劣的遗传。从遗传里来的也可以从遗传里去,所以有这种残缺的人,在婚姻以前,也应该考虑一番。

又其次不妨提一提那些以寄生为职业的人。做乞丐的人,固然有许多是因疾病、因灾难或其它不幸的遭遇,但也有很大的一部分是有生理及心理的基础的。先天孱弱的身躯,再加上迟钝的脑经,薄弱的意志,也可以教人做乞丐，并且可以做到老。这种人，消极的优生学显而易见的也是只希望减少，不希望加多。

把各种遗传上根本欠健全的人分别介绍过以次，我们应该说一说优生学的态度与办法。这种态度与办法就成为消极优生的内容的全部。

优生学对这种种人口分子的态度是一言可尽的。它认为他们最好不要再往下生殖。有这种种不健全的状态的人是很可以悯惜的，因为可悯，社会对他们个人，应该竭力的体恤、爱护，凡有可以补救的地方，也总要设法补救。但因为体恤、爱护、补救的结果并不能根本改变他们的遗传，他们的婚姻生育便应在不加许可之列，尤其是生育；能保不生育的婚姻，社会自也可以容许。以前慈善事业最值得指摘的一点，就是它往往"体天地好生之德"，容许这种人结婚生子。它全不了解个人幸福与种族幸福并不是一件事，至少个人幸福之和并不一定等于种族幸福。消极优生学认为真正慈善的慈善事业是可以减少下一代做慈善事业的必要的慈善事业，要减少这种必要，应从减少这种人的生育的机会始，舍此别无它道。

自然淘汰对这种种不健全的分子，原是有几分限制的力量的，尤其是各式的精神病，至少西洋是如此，因为病的性质与住院的习惯多少总是一些婚姻与家庭生活的障碍。极度的低能者的情形也复如此。但在中国，这话我们就不敢同样的说。中国人还没有这种隔离的方便，疯的、傻的，非到极不堪的程度，往往任其在家庭中过活，不加拘束。早熟癫一类的精神病家长又往往以为有性的原因，特别用婚姻的方法来补救！这样一来，自然淘汰的势力也就无形之中减少了活动余地。这是在我们有什么比较合理的社会化的办法以前，大家应该注意而提防的一层。

至于社会化的限止办法，就以前经验里有过的和我们将来可以有的合并了说，实在例也不少，不过虽都属社会化，而合理的程度则大有不齐。我们姑且把它们胪列在后：

（一）自动的节制生育，即自主的成孕的防止。

（二）堕胎。

（三）溺婴。

（四）迟婚，等于展缓生育与减少生育的频数。

（五）需要外科手术的绝育，包括男子腐刑，宦寺阉割在内。

（六）责令婚姻意思必须公告的法律。

（七）婚前的体格与医药检验。

（八）经书对配偶选择的告诫，例如《大戴礼》上的"女有五不娶"。

（九）离婚，包括出妻。

（十）独身，包括禁欲主义的宗教的皈依。

（十一）隔离，包括各式分性别的拘留办法、监狱、疯人院、济良所等皆在内（但以择配为能事的妇女救济院不应在内）。

（十二）死刑。

这许多办法全可说是民族社会经验的一部分，有的已成过去，有的尚属新奇，有待于多量的试验；有的很合理，很有一些优生的价值，有的正好相反。但十二个办法里，有三个的可能性最大，就是第一个的节育，第五个的绝育，与第十一个的隔离。

（原载《华年》第 6 卷第 4、5 期"优生副刊"，
1937 年 1 月 30 日、2 月 6 日）

死亡与选择

选择的方式有二,自然的与人为的。选择的途径有三,死亡、婚姻、生育。遭遇天灾而死,或染病而死,是自然的。成仁取义而死,或加入近代的战争而死,便可以说是人为的或文化的。婚姻总讲求对方的人品之美,若讲健康美,是自然的;若讲"弱不禁风"、"人比黄花瘦"的美,也就成为人为的了。生育原是一件十分自然的事,多生、少生、生不出,都有自然的根据;要多生的减少而讲求生育节制,要少生或不生的多生而讲求种子良方,姑不论效果如何,总是一些文化发达以后的行为。这些,无论好歹,都有其选择的或淘汰的效用。

本篇专论死亡与选择的关系。

演化论大家达尔文认为选择是演化的最大的因素,而死亡又是选择的最有力的因素。我们从优生学的立场,认为这种看法是很对的;假若优良的物种是这样演化而成,优良的人种或民种也不能自外。一个民种以内,假若不健全的分子能在到达生育年龄以前死亡,而健全分子的死亡,则在生育期满以后,这样一个民种是不会不进步的。

死亡的媒介大要可以分为两类,一是属于营养的,一是与营养无干的。在马尔塞斯发表他的《人口论》以前,死亡的因素问题是没有多少人过问的。但发表以后,这问题便成为人口论以至于演化论的一个中心问题。在以往的一百三四十年里,这两类的因素在议论界里都擅过场。先是营养的因素。马氏的人口论便几乎全部分建筑在它之上。达尔文与沃勒斯(Wallace)的"自然选择论"既从马氏的"人口过剩论"发明而来,于是也就把营养的因素看做万分重要。马氏说:"动植物的蕃育是没有限制的;这是谁都不能辩驳的真理;唯一的限制是它们自己所造成的过庶现象与此种现象所引起的食物的不敷分配与争夺"。他的结论是谁都晓得的:人口的增殖率,在自然状态之下,既遵循着几何的级数,而食物增加的速率所遵循的不过是算学的级数,人类终究会有大家饿死的一天,除非,我们对于生殖率能于事前加以限制。达尔文就更进一步的说，人口的增殖既无涯，而食物的增加有涯，以有涯赡无涯，结果不是大家饿死，便是分子之间起争夺，而争夺的结果不是同归于尽，而是强存弱亡，即形成一种选择的局面。

不过这一类专就营养方面推敲的议论是不大确的。就人以下的动物而论，食物虽不够支配，但就一地方一物种而言，真正把当地所看得见、取得到的东西吃一个精光，吃光后便尔大家饿死，或因直接争取食物而打一个落花流水的，倒也不容易发见。并不是因为没有，或不可能，乃是因为在到达这种推车撞壁的地步以前，别的与营养不相干的因素早就活动，而帮同把过庶的问题解决。人类也未尝不如此。食物不足的结果总是教一部分人口向外移徙，别寻乐土，真正饿死的人是极难得遇见的。西洋的人口学者有时候把中国当作一个例外，以为它既以"饥荒的国家"著称，一定就有不少真正饿死的人。其实也未必然。据华洋义赈会方面办赈的人说，荒年地方死人很多，但与其说是饿死，无宁说是饿后得病、无力抵抗而死（说详拙译《自然淘汰与中华民族性》，页八七*）。

其实重要的还是与营养无关的死亡因素。一个人从成胎以至衰老，死亡的机会是很多的。生命好比一条桥，桥块上和桥底下布满着种种危险，随时可以教桥上的人掉下水去。记得不久以前去世的英国生物统计家皮耳逊（Karl Pearson），在四十年前做过一篇文稿，就叫做《死亡的机会》，篇首附一幅画，就叫《生命之桥》，桥的一头有一个门，表示出生，一头是断了的，表示老死；桥上慢步走着年纪不同的四五个人，桥下散布着好几个骷髅，拿着各种不同的武器，瞄准了要放，或正在放。画得真是十分生动！我们现在便就这桥上几个段落中死亡的机会分别讨论一下：

（一）胎儿的段落　胎儿的死亡率是很高的，因为我们知道成胎的数目要比出生的数目超出很大；此种死亡也是富有选择的意义，大约遗传上特别有欠缺的分子就在这段落里被淘汰。有几种遗传基因的配合是根本不预备教胎儿长成的，所以不是出生时便已死亡，就是中途流产，甚至于成孕之后，母亲尚未理会，便已坠落的。近代胎儿死亡的数量，年去年来，并没有很大的变动；医学卫生的设备虽周密，并没有能把它渐进的减少。这一层也足证选择的力量，在这段落里还是很大。有的胎儿死亡是因为父母有病，例如蛋

---

*　见《潘光旦文集》第3卷，《民族特性与民族卫生》，第160页。——编者注

白尿或梅毒；有一个一六七三个例子的研究证明大约有四分之一是这样死亡的。因父母患梅毒而死亡的例子究有什么选择的意义，我们姑且不说；为了他们患蛋白尿而死亡的例子是有选择的价值的；这种胎儿死亡以后，下一代肾脏虚弱的人，是总要少几个的。

　　胎儿死亡率里有一点最值得注意的现象，就是男胎要比女胎死亡得多，并且是多得很有规律，就是从成胎以至出生，总是男胎的死亡率高。各国的统计告诉我们，在出生的时候，男与女的比例是一〇五与一〇〇，而流产的资料又证明男多于女，可知成胎之初，男胎实多于女胎。不过究竟多出若干，各家的估计不一，最少的比例是一二五男与一〇〇女，最多的是二〇〇男与一〇〇女。但无论相差多少，这一层不但足以证明男胎所受的选择比女胎要严，并且可以教我们推论到男胎的活力没有女胎一般大；换一种说法，正因为男胎比女胎柔弱，所以要受更苛刻的选择。

　　这种活力的不同，大多数生物学者认为是性别的一部分，无所逃于天地之间的。男的活力不及女的活力在胎儿死亡的一端之外，还有别的证明。因为性别关系，有的遗传的疾病只会在男子身上表现，而女子完全可以避免，例如婴儿期内的腹股沟疝气。又因为所谓性联遗传的关系，同样一种遗传上的弱点，在女子方面可以不呈露，即对个体的发育与生活不生影响，在男子却不然（说详本刊前经登载的《遗传的原则》一文*）。男子的活力也不因胎儿期内已经有过一番选择的缘故，便尔提高，以与女子的并驾齐驱；因为我们知道男女死亡率的有轩轾，是自成胎以至老死很一贯的现象，不限于胎儿的一个段落。在任何年龄上，总是男的比女的死得多，女子在生殖期内（十五岁到四十五岁）死亡率虽高，也并没有能超过同样年纪的男子，过此以后，便一贯的男子死的多，而女子活的多了；高寿的女子比男子为多，就是这个道理。所以生物学家说，真正弱而需要扶持的性，不是女子，而是男子。

　　（二）**生产之际与婴儿的段落**　生产是人生一大难关，既属难关，死亡选择的机会也就很大。这机会至少可以分三层说，一是新生儿呱呱堕地后应付新环境的能力，二是产母自身的健康与生产的经验，三是助产人员与设备的周密程度。这第三层的选择意义虽较少，但也不可忽视。像胎儿死亡率一样，在西洋，新生儿的死亡率近年来也不见有什么进步；即助产的方法虽

---

　　* 见本书上文，原载《华年》。——编者注

高明，不见得有很大的补益；也可见自然选择的力量并没有减少很多。在中国，我们还没有什么数字，可以凭着说话，但我们相信，在医学卫生发达以后的最初几年或几十年以内，新生儿的死亡总可以有些显著的进步，但这种进步也总有一天会打住，像西洋一样，并且这种进步也并不是完全可靠的，一部分新生的婴儿，虽因助产方法的周密而生，仍不免于婴儿期内或幼儿期因活力不能维持而死，换言之，就是选择的力量可以退避于一时，而不能永久的减杀。

从出生以至满岁，人口学者叫做婴儿时期。一个婴儿死亡的确数，到现在我们还不大知道，在中国固然无从查考，在西洋，统计也未尝不欠缺。因为以前的统计很欠缺，而近年来又逐渐有些进步，于是乎在数字上便发生一种婴儿死亡率已逐渐降低的幻觉。例如在美国，以前死亡登记总比出生登记要周遍，结果自然是婴儿死亡率见得特别的高；到了后来，出生的登记也比较周遍，生死的比例比较接近，于是以为死亡率真降低了，登记逐年有进步，便以为死亡率逐年有减杀。比如美国某地方某一年的婴儿死亡率在字面上是千人中七十人；但因为出生登记不完全，或只有百分之八十完全，其余的百分之二十是遗漏了的，实际的死亡率不是七〇：一〇〇〇，而是七〇：一二五〇，即等于五六：一〇〇〇。但在第二年，假若办人口登记的人对出生登记特别努力了一下，而居然把出生的确数查清楚了，于是第二年的婴儿死亡率，在字面上也就表现为五六：一〇〇〇。在不明统计的一般人或新闻纸，于是便大宣传特宣传起来，说本地方的卫生事业一年来如何如何的进步，已经如何如何的把婴儿死亡率减低了！其实呢，这两年的婴儿死亡的确数也许一些也没有变动。在已往的二三十年以内，美国的婴儿死亡率据说已经减少了一半，但这一半的减少之中究竟有多少是由于医学卫生的救护之力，多少是由于出生登记日趋完密，谁也说不上来。治优生学的人以为后一个原因恐怕比前一个为重要。换一种说法，就是婴儿死亡，和胎儿死亡及新生儿死亡一样，事实上还是很受选择的支配。

上文不说过胎儿死亡，在性别上很有不同么？如今婴儿死亡也是如此。好几个国家的统计告诉我们凡属婴儿死亡率特别高的年头，两性的差别要比较小，在低的年头，差别就比较大，即男婴相对的死亡得多。换言之，生活环境越改进，越是遗传健全的人越能够利用，否则越是相形见绌。这一类的事实最足以证明选择作用的存在。

(三) 幼儿的段落　这里所谓幼儿,指的是从周岁到五周岁。幼儿死亡和婴儿死亡是很有连带关系的。假若一个地方的婴儿死亡率高,这地方的幼儿死亡率便低,否则相反。各国的统计在这一点上是很一致的。不过要是一地方的人口流动性太大,例如近代的大都市,搬家的人多,客帮人来得也多,这一点就不容易看出来。美国的芝加哥便是这样的一个都市。据当地煤气公司的报告,一个普通人家每两年总得换一次通信处,即搬一次场,结果是同一警察区域以内,前二年和后二年的人口组织可以发生很大的变迁;婴儿死亡幼儿死亡的关系如何,当然是无法研究了。

　　这种婴儿死亡与幼儿死亡的关系,也只有选择的道理可以解释。一个先天不足的婴儿,是根本不容易养大的,要是第一年内,因后天的调护,居然免于死亡,在后来的三四年里,死亡还是要临到他头上的;所以第一年的婴儿死亡率虽低,第二年到第五年间便高了。反之,要是在第一年内便尔死亡,自然不必等到第二年以后再死;死亡率高低的局面当然就倒了过来。再进一步,幼儿死亡和成人死亡也一样有连带的关系,一地方的幼儿死亡率低,成人死亡率就比较高,否则相反。总之,对遗传上根本就不健全的分子,后天的调养最多只能把死亡选择的力量展缓一时,而不能把它抹杀。

　　上文关于胎儿、新生儿、婴儿、幼儿的讨论虽然重要,虽然最足以表示选择的力量,优生学者却并不主张把他们的死亡当做一种改进民种的方法,而加以提倡或鼓励。这一类分子的死亡对民种虽然有利,对社会生活与家庭生活等也有种种不利。并且,这种死亡不是一百分有选择的功效的。据一部分学者的见解(例如上文所提到的皮耳逊),有选择的功效的大约占到三分之二,其余三分之一是不应死而死的,甚至于反选择的。所以优生学者也未尝不主张,在可能范围以内,把这一类的死亡尽量的减少;他以为我们只要同时能提倡生育的选择,使优良健全的分子多生一些子女,我们所得的好处就很够抵销因保留少数不健全的婴儿而得到的害处。不过假若我们不能在生育的选择方面努力,而一味的在保护婴儿的一点上,大吹大擂,他就期期以为不妥。

　　(四) 成年的段落　这段落里的死亡率最低,选择的价值也最小,我们搁过不提。

　　(五) 成人以后的段落　这段落里的死亡率也富有选择的意义。不过比起婴儿与幼儿的两个段落来,这种意义已经稍逊一筹。为什么?因为死亡的人，在死亡以前，已经有婚姻生育的机会，而他的遗传的弱点，难免不已往下传递，成为下一辈人口品质的一部分。不过也有有意义的一点，就是成人死亡的选择价值比较容易辨别。一个人活到二三十岁以后再死，他的人品如何或遗传品质如何，我们大概很可以加以评判，不比一个婴儿或幼儿的品质，几乎全得靠家世或父兄职业来推论，即或大致不差，终究容易发生错误。

讲到成人的死亡选择，我们就不妨把死亡的原因择要分别讨论一下；例如疾病、毒物、气候、战争、自杀、生产、不测的祸害等。在疾病方面，我们预备特别提出结核与梅毒两种。战争的选择价值，我们以前已经讨论过一部分，见《奇尼教授的战争的优生学观》一文*，他是比较赞成战争的。但不赞成的理论实在比赞成的多，留待将来另篇讨论。其它死因的分析，见下期本刊。

（原载《华年》第 6 卷第 7 期"优生副刊"，1937 年 3 月 1 日）

---

* 见本书上文，《一个意国学者的战争之优生观》。——编者注

死亡的原因与选择

人类死亡的原因大要不出下列的几类：气候、毒物、疾病、难产、自杀、战争、不测之祸。气候是完全属于自然环境的；毒物、疾病、难产，局部虽属由人招致，也都不能不算做自然环境里的因素；反之，自杀与战争，虽也不无自然的根据，人力招致的成分似乎更多一些；不测之祸则大部分是机械文明的产物，和自然的关系最少。战争的选择作用，可说的话甚少，本篇姑不讨论。

（一）**气候** 气候的选择作用有直接、间接两种。一个皮肤里缺少色素的人，在烈日当空的大热天气，有被太阳晒死的，叫做中暍或日射病；这可以说是直接的。但气候杀人，大都假手于传染的疾病。南人不宜于北，或北人不宜于南，我们普通总说是水土不服；其实水土本身是无所谓的，真正不服的是水土以及自然环境的其它部分里包藏的足以致病的微生物。世界大战的时候，美国北部缺少土人，不能不雇用南部来的黑人；但黑人是住惯了热带与亚热带地方的，一旦骤然移到北方，顺应不来，死亡的就很多，而死亡的主要原因是呼吸器官的传染病。反过来，白种人在热带或亚热带地方居住的，死亡率也是特别的高。在印度的英国人或爪哇的荷兰人，住了几年总得回本国一次，"换换空气"。澳洲的英国人虽盛倡所谓"白澳政策"，不许黄种人移住，但是澳洲北部跨到热带的部分，他们自己便根本无法开辟。白种人中间比较乐观的分子，总说只要把传染病征服以后，他们便一样的可以在热带地方永久的安居乐业。但就事实而论，自殖民运动开始以来，真正能在热带地方建立基业的白种人，尤其是白种中间的诺迭克族（Nordics）人，到现在还可以说没有。

唯一的例外是移殖到巴巴图斯岛（Barbados，西印度群岛中加力比斯群岛（Caribees）之一）上的英国人。这些移民原是英国的保王党人，在十七世纪的中叶，因为政争失败，乘桴浮海，逃到这岛上居住；在已往的三百年之内，不但不消灭，并且在品质上还能维持一个比较高的水平，据说比普通住在温带的白种人反而要高出一筹。但即此一例也还有问题。有人说他们之所以能维持,一部分实在因为有大批的黑人替他们做工,假若他们必得自耕而食、自织而衣的话,也许早就归于淘汰了。总之,即在今日,气候对于人类的选择作用,虽属间接,还有相当的重要。

就今日的中国民族而论,气候的选择力似乎没有像上文所说的那般重要。我们一向居住的虽是温带,但对于寒带与热带的地域,似乎都能作相当的适应。华侨在世界上的分布,是极广的,他们随遇而安的本领,也是极大。白种人怕热带,我们不怕;因此便有澳洲人(Taylor)主张修改白澳政策,把澳洲的北部开放,让中国人去拓殖,又有美国人(Popenoe)主张修改美国的移民政策,让中国人可以向菲律宾方面,比较自由的移入。

不过这种对气候富有伸缩的适应能力不是凭空而来,乃是付代价的,就是,气候的选择作用早就在我们祖先的身上发生过效力;所谓祖先,指的当然是旁支的,而不是本支的,否则今日就根本没有我们,更轮不到我们来讨论这选择的题目了。在以前,不说太远,就说宋朝吧,我们这种伸缩的能力还似乎很小;那时候,不要说南洋,就是两广一带,大家就不敢去,去,就很有希望直接被疾病、而间接被气候所淘汰。当时有几句谚语说:"春(今广东阳春县)、循(今龙川、惠阳等县)、梅(今梅县)、新(今新兴县),与死为邻;高(今茂名、电白等县)、雷(今海康县)、窦(今信宜县)、化(今化县),说着也怕。"这八个州,当时就成为政治犯的流徙的目的地。名臣刘安世,曾经遍历七州,而居然生还不死,于是便赚得"铁汉"的雅号。苏东坡自岭南北归,过大庾岭时,有一个老人对他说:"相公今日北归,是天佑善人也";东坡就在岭上题了一首谢他的诗,末后两句说:"问翁大庾岭头住,曾见南迁几个回?"可见当时南迁后生还的实在是有限几个人。气候的选择力量之大,有如此者。

经气候的选择作用之后,而犹能生存传种的人,就是能和气候同化的人。这种同化的过程就叫做"气候化"或"水土化"(acclimatization)。今日我们的民族似乎就是一个对任何环境比较易于"水土化"的民族。

(二)疾病　疾病普通可以分为两类,一是由于生物的媒介而传染的,一是由于内部的退化而不传染的。第二类的疾病,例如血管硬化、糖尿等,大都发生在一人壮年以后,甚或将近衰老的时候,那时候此人大抵已有婚姻与生育的机会,所以选择的意义不大,我们略过不谈。但第一类的疾病的发生,往往并无此种年龄的限制,甚或专以童年期或青年期为对象,所以选择的意义就比较大。

在传染的疾病里,我们要特别提出结核与梅毒两种。结核是传播极广而死亡率很高的一种病。但死亡率虽高,并不是传染上了就非死不可。据都市里医院中尸体解剖的经验而言,以都市人口的稠密,都市生活的肩摩踵接,一个人在成年以前,总会有被结核菌攻入的机会,所以被解剖的尸体虽无一因结核病而死,而结核病的创痕,总可以在肺或其它器官上很清楚的找到。由此可知传染上结核病的人虽多,有的人因为体气上自有保护的能力,使病菌无法蔓延,不但不以为患,有时候本人到老还不知道体内有此种病菌的存在。但另外一部分人,因为没有此种体气,星星之火,遂致燎原,终于不治而死。

对这两种人的运命的不同,我们可以有两个解释。所谓体气上保护力的有无或抵抗力的强弱,也可以有两种看法。一个比较普通的解释是,抵抗力的大小要看传染时一人年龄的大小。一个人传染得早,尤其要是传染到的病菌不太多,则一种抵抗的能力,便会渐渐的养成。但若传染得迟,而染的方式又是大量病菌的突然袭击,则此人便招架不住而不免于死亡。

第二个解释就是遗传与选择的解释。理论是这样的。一个人的气禀,在许多别的方面既和别人不同,此种对传染病的抵抗力的不同又何尝不是气禀的一个方面?大家都有传染的机会,而此人独不传染,或大家都传染上了,而此人独不死;而传染时的年龄与传染到的细菌的数量根本上没有多大分别可言,则除了气禀一层而外,事实上找不到别的解释。这个传染不到或传染到而不死的人一旦生育子女,他的子女大抵也会承受这种抵抗结核菌的气禀。只要上一代气禀上有不同,下一代一种选择的局面是必然的事。

骤然看去,这两个解释似乎都可以成立,即我们都可以找到凑合它们的事实。白种人初到美洲的时候,发现印第安人特别容易传染结核病。结核病,和天花、红疹、流行性感冒等病所消灭的印第安人事实上比战争所消灭要多许多。太平洋里岛民所遭的劫运大抵也是如此。英国小说家司蒂芬生(Stephenson)叙他在太平洋南部旅行的经验,说起有一个他所熟识的岛民人家,一起十八口,第一次遇见他们的时候,都是很康健的,隔了不久,再访问他们时,十八口子只剩得一口,原来都被肺病收拾去了,那剩下的一口那时候没有在家,否则还不是同归于尽?对这一类的事实,上文的两个解释都可以适用。照第一说,这些土著小时候都没有受过结核菌的侵蚀,所以全无准备,到了壮年,一旦遭遇大量病菌的袭击,便无法抵御。照后一说,这些土著的祖宗，从没有受过此种病菌的攻击，即自然淘汰从没有在这方面发生过效力，亦即对结核病抵抗力特别薄弱的民族分子，一向可以生存传种，甚至于可以说全部的民族分子在这方面是没有多大抵抗力的，因为一向没有抵抗的需要，自然淘汰就没有能把此种抵抗的力量提炼出来——所以，一旦猝不及备的遭遇袭击，整个民族便有覆灭的危险。而在文明古老些的民族像欧洲各民族，像中国，像犹太，情形便很不相同。他们都是所谓"征过洞蛮、杀过鞑子"的民族，对各式的气候，和此种气候中各类的病菌，大都有过丰富的种族的经验；他们的民族分子都是一些所谓"过来人"。

大体说来，两个解释之中，总以第二个为更近情理。一则我们目前所有的事实，全都可以用它来解释而了无抵牾；再则和生物学界所公认的若干原则也最相吻合；三则我们已经有相当的实验的证据。十四五年前，美国有两位生物学家（Sewall Wright 与 Paul A. Lewis）曾经用豚鼠做过一个试验。他们用的是在遗传上或血系上早经验明（用血缘近配的提炼方法）很不相同的几派豚鼠，把它们放在完全相同的环境之内，又用同样的人工方法，让结核菌向它们传染，结果发现各派的抵抗力大有不齐。这种抵抗力的不同不但非遗传不能解释，并且似乎是和一般的体力分开了遗传的，即，一般的体力强的抵抗力未必强，而弱的抵抗力未必弱。有一般活力特别弱的几派豚鼠，恰好是对结核菌最能抵抗的；而在别方面最健全最活泼的另外几派，反而容易传染。这倒是一点很新的发现。

在人的方面，这种试验虽不能做，统计与相关程度的研究是早有人做过的。父子关系虽切，究不如共衾枕的夫妇，而结核病传染的相关程度或相肖程度，父子的要比夫妇的为高（约为〇·五〇与〇·三〇之比）。这又是非遗传不能解释的。同时，此种研究又证明穷困（中间包括种种可以促进传染的因素，例如居处逼窄、营养不足、卫生不讲等等）和传染结核病的相关程度是极低的，即传染的难易和经济状况没有多大关系甚于几乎没有关系。这种发现，在热心于防痨工作的人看来，是不大肯相信的。

西洋各国结核病的死亡率，近数十年来颇有跌落，尤其是美国。一般的解释总以为这是医学卫生事业发达的结果。其实也不尽然。美国的结核病死亡率，以一八四〇年后的一二十年内为特高。这特高的现象就先得有一个解释。在这个时期里，爱尔兰的移民运动最为活跃，在二三十年之内，移入美国的几及爱尔兰全部人口的五分之二；如今我们知道爱尔兰民族本来是一个结核病死亡率特别高的民族，他们移入美国，自然也把此种死亡率带进美国。从一八四〇到一八五〇年间美国在这方面的死亡率所以特高，这便是一个解释了。一八五〇年以后，这死亡率又逐渐降低，这又当然因为比较特别容易传染的爱尔兰人和他们的血系已经逐渐被淘汰的缘故。到欧战期内，又凑巧碰上一次空前的流行性感冒的大疫；被这次大疫收拾去了的二千万条生命中间，一大部分显而易见是肺部特别柔弱的（流行性感冒转肺炎而死）。经此一度淘汰，于是有传染肺痨的可能性的人又经过一次减少，所以欧战以后，以至今日，结核病的死亡率便越发见得低降了。

　　结核病的死亡虽富有选择的效力，我们应当知道，这效力是仅仅限于结核病的抵抗力一端，而并无一般的意义。换言之，就是此种抵抗力的强弱和别的品性，尤其是心理品性，没有多大连带的关系。聪明人可以生肺病，笨人也可以生肺病。就是和体格上的品性也未必有很密切的关联（普通以为胸部扁平的人容易发生肺结核，其实圆胸或胸部作桶形的人比扁胸的人，一经传染，更有不治而死的危险）。这一层和我们在下文预备说的梅毒很有不同。

　　梅毒却又当别论了。梅毒杀人的力量不下于结核，但是它所杀的人是往往有挑选的，即被杀的人大抵有若干重要的特点。换言之，传染梅毒的倾向是和这些特点有显著的关联的。梅毒的传染，十之七八因缘于婚姻以外的性关系，所以，凡是性欲比较强盛而爱情不能专一的人容易受它的袭击而遭遇淘汰。这是一点。智力低微的人、精神上有病的人、自制能力薄弱的人、情绪不大稳定的人，性的关系也往往缺乏制裁，所以也在容易被剔除之列。这也是一点。在男子方面，于性欲强烈的一端以外，凡属性情比较急进、操切、好胜、夸大、狠斗的人，因为在性的生活上也不免把这种种心理倾向表示出来，所以也多少要吃些淘汰的亏。这又是一点。反过来说，大凡智力高些、理想富些、自制力强些、利它心发达些的人是梅毒所比较不容易侵蚀的人。

　　梅毒的传染最容易引起哑产（即婴儿出生后即死）和小产。一个性行为不甚检点的人，染上了梅毒，又把它传播给他的妻子，同时他俩的生殖细胞也终于不免被殃及——结果，便会引起此种异象的生产。梅毒之所以为一种选择的势力，当然以这时期内所表现的为最有力量。即或胎儿与婴儿期内没有问题，这种已被殃及的子女到自己将近成婚生子的时候也就难保不因病毒的突然发作而死亡，或至少成为废人，不能再有婚姻生育的行为。作者有一位朋友，在订婚以后，忽然发见对方在血液里含有传代的梅毒，于是便忍痛的把婚约取消了。又有一位，在大学教育刚好完成的时候，这种传代的梅毒在神经系统方面突然发作，后来虽然勉强结婚，终于疯狂以死。这些都是极不幸的事实，但借此我们可以知道梅毒的选择不但遵行死亡的途径，同时也利用婚姻与生殖的两条道路。淋病与梅毒同属花柳病或性病的一类，它所影响到的流品和梅毒的也是相同，但它往往不能致人于死，而只能教人不生育，所以我们暂时无须讨论。

梅毒的历史比许多传染病的都要短。实际上它的来历我们还不大知道。有人说犹太教的经典里就有它的踪迹。有的说它是一个新世界的病，被哥仑布带回到旧世界来的。无论如何，在哥仑布发见美洲以后，欧洲确乎发生过一次梅毒的瘟疫。一种传染病而可以闹成一次瘟疫，至少表示它和这一部分人类的历史关系还不深，这一部分人类还没有能提炼出一种抵抗力来，来和它周旋。这种理论和上文所说关于疟疾和结核病的理论是完全一样的。中国何时开始有梅毒，也是一个问题。好像是明朝末年才有；也好像是从西洋传染而来，最初在广东出现，然后散布到别处，所以至今还有"广疮"的名目。记得十余年前从梁任公先生读中国历史研究法的时候，梁先生曾经提出过这问题，认为我们不妨查一查北京同仁堂药铺的明朝的老账，从当时卖出的药品里我们也许可以查出梅毒初到中国的大约的年代；可惜这提议没有人接受了去做。无论如何，到了今日，中国人对梅毒，已经因选择之力而取得相当的抵抗力，是可以无疑的。

结核与梅毒而外，其它种种传染病，尤其是天花、霍乱、瘟热病、黄热病、鼠疫等，都可以和结核同样看待。它们所淘汰的往往只限于缺乏某一种病的特殊的抵抗力的人。固然，凡属糊涂、愚笨、和不容易养成良好习惯的人，在疫疠流行的时候，也许不免多吃几分亏，但因为此种疾病的抵抗力往往和一般的活力不很关联，所以一次瘟疫的结果，总不免教人兴"玉石俱焚"的感叹。所以假若近代的医学能把它们扩清一下，即把此种不一定良好的选择势力与以限制，自然是很值得欢迎的。就中国的情形而论，多少年来灾荒疫疠的结果，似乎反而成全了不少的糊涂、愚笨、和不容易养成良好习惯的人。最近有一部分天主教里的医师在绥远一带研究瘟热病的抗毒素，雇了不少的乞丐，作为豢养虱子之用；这种乞丐，就其抵抗瘟热病的能力而论，固然是一些精壮，为一般人口所不及，但若就其它做人的品性而论，大约"糊涂、愚笨、和不容易养成良好习惯"的说法已经不能不说是十分客气的了。

（三）**毒物** 毒物虽不是疾病，而就其选择的力量与性质而论，很可以和梅毒相比；因为二者的恶劣影响都可以看作一种毒，而其力量似乎都可以深入，以达于生殖的机能。还有一层可以相比，就是凡属神经系统比较孱弱的人比较容易陷溺，而至于不救。所谓毒物，指的自然是酒、鸦片、以及近来中国北方很流行的红丸、白面之类。酒的历史最长久，选择的影响也最远大，我们不妨举它做个例，以盖其余。

酒和人类的因缘固结，已经有数千年之久。这部历史不妨分做三段。最初和人类接触的时候，酒真是一种剧烈的毒物。后来彼此渐渐能相安。到了最后，竟成为一种可以享乐的日常消耗品。在饮酒的人，最初极容易沉湎，以至于陷溺其中；后来渐渐的能讲求节制的道理；到了最后，往往一个人可以有很大的酒量，而于做人行事，了无妨碍。在中国人的经验里，这种变迁是很显明的。《书经》上说："羲和废厥职，酒荒于厥邑"；仪狄造酒，"禹饮而甘之"，说："后世必有因酒亡其国者"；后来商纣设酒池肉林，为长夜之饮，终于把国祚断送，真被夏禹说着了；到了周初，殷鉴不远，周公于是乎作《酒诰》。这些可以代表第一个时期。《论语》上有"不为酒困"与"唯酒无量不及乱"的话；战国以后，开始有酒醮的办法，要遇到国家有大庆典的时候，大家才可以开怀痛饮一次；汉代法律，有"三人以上，无故群饮酒，罚金四两"的规条；《南史》陈暄有一大套替酒辩护的话，末尾最关紧要的两句是："酒可千日而不饮，不可一饮而不醉"。这些可以代表第二个时期；在这时期里，饮酒的行为，不论其为团体的或个人的，已能稍稍节制，不是常饮而不让它到达醉的程度，便是不常饮而偶然一醉。唐宋以还，酒便成为日常乐事之一，我们不必再加特别的提防；《酒诰》而后，汉扬雄作过《酒箴》，北魏高允作过《酒训》，但此后这一类提撕警觉的笔墨便不大遇见；反之，晋刘伶作《酒德颂》以后，又有唐皇甫松作《醉乡日月》，王绩作《醉乡记》；宋太祖宴王审琦，审琦不能饮，太祖仰天歌颂着说："酒，天之美禄"，愿天赐审琦酒量。在这第三个时期里，酒便成为文艺界个人生活与交际生活所必备的条件。李白自称"酒仙"，人又称他为"醉圣"；宋种放自号"醉侯"，欧阳修自号"醉翁"；黄庭坚诗，有"少年气与节物竞，诗豪酒圣难争锋"之句。这些文人往往饮酒虽多而神思不乱：杜甫诗说："李白斗酒诗百篇"；王仁裕《开元天宝遗事》又说，李白每醉为文,未尝差误。酒令的发展,始于汉,盛于唐,到宋而益臻繁变(见赵与时《宾退录》);也是酒与文学因缘渐趋固结的一个证据。意国社会学者尼切孚罗(Alfred Niceforo)认为酒的消耗量是文明进步的测验之一,此说而确,则中国的民族文化无疑的是极高的一个了。

不过这种因缘也是付过一番代价的。历代因酒丧生的人,为数必不在少,越往前追溯,死亡率一定越大。原始一些的民族,一旦和酒发生接触,便有欲罢不能之势。元结"酒徒历历坐洲岛"的诗句,原属一个乌托邦的想象,但我们在近世西洋人的海上拓殖史里,确乎不难看到这种景象。美洲印第安人的土地,一部分便是换红酒换掉的,一部分的土人,也是直接间接死于红酒的麻醉力下的,夏禹王的预言又应验了。即在今日的西洋,统计家发见酒徒的死亡率总比普通人为高。这种死亡率究竟有多高,目前还无法断定,因为许多的医生要顾全死者的面子,不肯把这一类的死因坦白的报告出来。在许多国家,因为禁酒法令的存在,和此种法令的推行的不一致,这种死亡率本来就很不一律,不能引作参考。

瑞士是一个向不禁酒的国家,死亡率的统计也比许多别的国家较为可靠,在那里,以酒毒为主因或副因的死亡额约占全额的十分之一。其它国家是否和它相同,就不得而知了。欧洲的民族很复杂,各民族对酒的适应程度不会很一致,大率经验多些的民族像犹太,适应力要比较强,西北诸民族要比较弱,所以不饮便罢,饮则不能自已,期在必醉;上海一带时常可以遇见的烂醉如泥的外国水兵大都出自这种民族;绳以中国人的成绩与尼切孚罗教授的标准,不免要算是文明程度不够格的了。

人类对于酒的抵抗力,已因选择而逐渐加强,固属一个不可否认的事实。但这种抵抗力是否在遗传的机构里成一个单位,像结核病的抵抗力一样,却还是一个问题。目前可以说的,就是大凡神经系统强健些的人,不是根本不爱饮酒,就是饮亦与健康无碍,即虽多饮,亦可不及乱。反之,神经系统弱的,不是根本饮不得酒,就是饮而欲罢不能;历来陆续被淘汰的就是这种人;这种人而受淘汰,就大势言之,不能不说是民族的一个利益。所以酒的使用,从社会经济的立场看去,固应加以限制,就个人道德而言,亦应以节约的道理相勖勉,但若想完全禁绝,像大战后的美国,不特做不到,并且也大可不必。

(四)难产　难产是比较不重要的一种选择势力。女子中间,大凡肾脏不健全的、骨盆太小或发育不全的、生殖器官有特殊情形的,便容易因难产而受淘汰。同时,性心理的发育不大正常、或对子女的兴趣与欲望不很强烈、因而过分的展缓婚姻与生育经验的女子,也容易招致生产的危难,以至于死亡。难产的死亡统计也不很详明,但大概为数不大。例如在美国,每年大约有一万五千个女子亡于难产,而其中还有三分之一是因为打胎而死的,不能算数。但打胎的女子中间,总有一部分是性心理的发育不大正常或对子女的欲望不很强烈的,所以也不无选择的意义。自产科发达以来,难产的选择力当然更有减削的趋势。

在中国,这方面的统计还可以说没有。大体说来,难产的选择力不免要比医学卫生事业比较先进的国家为大。在收生婆用事的内地,有上文所举种种特点的女子,在生产时节要保母子平安,事实上怕是不可能的。

(五)自杀 自杀的选择力也并不大。许多自杀的人是老人,或至少已过生殖的期限,已经生有子女;这种自杀便毫无选择的意义。假若自杀时的年龄不大,甚或在婚姻年龄之前,而其人心理上确属不健全,有各种疯狂的倾向或症候,这种自杀对民族自然有利。

(六)不测之祸 这是一种很新的选择势力,是机械文明挟与俱来的。工厂之中,被机器收拾去的人,本不算少;汽车发达以后,在车轮下牺牲性命更日见其多。"市虎杀人"、"车轮下的新鬼"一类的标题,近来在中国的新闻纸上也已经数见不鲜。这种死亡,骤然看去,好像是属于"碰得巧或碰得不巧"的性质的。其实不然。大凡糊涂一些、冒失一些、造次一些、和手脚重笨、耳目迟钝些的分子,总要多遭遇几分淘汰。美国是汽车最通行的国家,据说死于车轮下的,每天几乎有一百人,其中一半是儿童。

总结上文,我们总得承认,近代的死亡率虽有变迁,还是富有选择的意义。西洋一班环境改造论者,总说死亡率已经如何如何降低,足征民族健康已经如何如何进步;其实还不脱一种如意算盘的看法。幼年死亡率的进步可以说是一个幻觉,因为婴儿死亡率的低减,往往被幼儿死亡率的增高所抵销。成年死亡率的进步也复如此。由于细菌病的死亡固然减少了,由于器官退化而招致的死亡却有加无减,糖尿症的死亡率便是最好的一例。

要减少细菌病的死亡率,理论上并不算难。理论上,我们但须把体外的环境扩清一下,把某一种蚊虫给消灭了,或把体内的环境扫除一下,把某一种的寄生动物给驱逐了,结果这种死亡率自然就会减少。在最近的将来,因为医学卫生事业的进步与普及,这种减少的趋势一定还可以继续,但是减少的数量也一定一天少似一天,终于到一个无可再减的境界为止。对有几种病症,也许这种无可再减的境地到达的时候,也就是这种病症完全在地球上消灭的日子。理论上我们可以这样的希望。

但由于内部器官的退化而招致的疾病与死亡,理论上却不容易这样的减少。种痘似的打预防针是无补于事的。除非是我们的生活习惯根本的改变一番,例如教一个中年人减少食量或重新练习运动之类;但这些又谈何容易。近代的都市生活又是特别容易教人走上此种退化的途径。我们时常听见某公司的经理有糖尿病,某报馆的编辑有心脏病,或某公务机关的长官血压过高。对于这些,近代的医学,除了叮嘱本人在生活习惯上加🈯小心以外,可以说是一无办法。

根据上文的说法,可知近数十年来西洋人平均寿命的增加,至少一部分也是一个幻觉,至少此种增加不能永远继续而无限制。那些以为在最近的将来(一说在公历二千年前),人寿可因卫生设备与生活改造而增加到二百岁的人,真无异痴人说梦。就目前保险公司的资料而论,一个刚出世的婴儿对于生命的指望固然要比已往的婴儿要远大,但一个中年男子或中年妇人的指望已经比已往同年龄的男女要短促!二百岁的高寿真不知从何说起。

总之,死亡的减少与寿算的增加,普通人以为是近代科学进步后一个不可磨灭的现象。我们从优生学的立场看来,这现象一大部分实在是一个幻觉,即,环境中的种种改造并没有能把选择的影响抹杀或推过一边;而一小部分比较可靠的进步至少一半是选择活动后自然的效果。从有价值观念的人的立场说,选择虽未必尽如人意,但若撇开了选择的原则而讲求民族的改造,是无异袭"缘木求鱼"的故智,结果至少是一个心劳日拙。

(原载《华年》第 6 卷第 9、12、13 期"优生副刊",
1937 年 3 月 15 日,4 月 5、12 日)

艺术与遗传

人类的品性是遗传的,不过发现于那一代是不能确定的。就算两个品性相当高超的配偶结合,也决不能断定次一代是不是能够保持那相当高超的品性;因此,关于这种遗传可以用两种标准去观察:(一)遗传性连续在各世代里表现着,(二)并未经过特殊训练而早已发现先代的某特点;第二个标准是更重要的——假定一个孩子在完全没有经过特殊训练之前已经发现某种特殊的能力,我们通常称之谓天才。这种天才往往突发于某一代而前后各代一无显露,但是,我们还认为是遗传,因为那个天才的血统并不是单纯的一个血统,而是由两家、四家、八家等等混合的血统,某一血统的遗传性就突发在这一代了;还有,往往哥哥是富有天才的,弟弟则不然,而我们也还认为那天才是遗传的,以前在习惯上不承认这种情形是遗传的关系,不承认是错误的,我们必需修正错误的观念。我们不但应该注意幼年突发的天才,而且也得留心老年品性的变更。我有一位朋友,起初到外国去是学会计的;某一次去听歌剧,邻座是一位充满了特点的秃头老者,于是引起了我那位朋友兴趣,握笔为他速写,结果十分成功,从此,专心攻习绘画,一直到现在回国来还努力画肖像。这种二十岁之后内在的力量还突发,也足以证明遗传律的一端。

现在比较系统地说明关于艺术家遗传的例子,尤其是本国方面的:

先讲书法。书法的确是一门独立的艺术。而且是我们中国所特有的。可惜手头缺乏参考材料,姑且根据马宗霍《书林藻鉴》来说话。中国历代书法家质量上均以晋朝为最盛,而特别著名的几乎集中于八家:琅玡王家(约四十人)、陈郡谢家(约十二人),河东卫家(约八人),高平郗家(约六人),太原王家(约五人),颍川庾家(约五人),江夏李家(约五人),泰山羊家(约三人);八家所出书法家合计八十多人,而晋朝到南朝书法家共约三百人,八家占全部四分之一光景。我们在这里可以看出两点:第一就是,这些书法家的特才是世代传递的;第二是这些书法家大概没有不互相通婚的,因此在血统上都有混合的成分联系着。琅玡王家和谢家是比较显著地有通婚的关系存在,两家后代彼此通婚竟相袭成习惯了;至于琅玡王家和卫家也是如此,相传王羲之的书法是得之于卫夫人(名铄,字茂猗,卫恒从女,汝阴太守李矩妻)的,不但在书法上有师承的关系,而且在血统上何尝不有联系;《书史会要》上说,王、卫世为中表,可见两家婚姻关系是极密的。其他,王家和郗家,太原王家和谢家等等,都类似地保持着一个血统混合的通婚关系;所以并非偶然。

关于绘画方面,我曾经写开头了一篇稿子,题目是《中国画家的分布,移殖与遗传》*,可惜没有完成。我们从前一向总以为:画家是因山川灵秀之气所钟而产生的,可是我们现在看来,不无错误:根据移民的观点,知道画家们常常不知不觉会移居到山明水秀之乡而永远留驻在那里;譬如,四川固然是风景优美的地方,但是总似偏于西部,然而,唐朝的时候,画家在数量上四川最多,理由是当时政治上的混乱逼迫那些画家们背井离乡跋涉到边陲之区去,而那边陲之区却是山庄水丽的。

其次,我们要谈到长洲文徵明一属画家的繁盛。在好多年前,我在《优生月刊》里曾经提到过的**,在明朝后半叶到清朝前小半叶,大约在十代光景里便产生了三十多名画家,这是根据《画史汇传》里所举的例子,这样的数量可以说是全世界特出的,而这数目的推算仅限于文徵明嫡系,旁系支系尚不算在内,并且因为他们是介于朝代鼎革之际,于是便有两个做了和尚,和尚例不传后,更何况他们是有志节的人,自然不免消极影响后代。

长洲文家以外,还有"四王"之二的太仓王家,听说直到现在还是有后人在度着绘画的生涯。这王家最显著的例是王原祁(麓台),相传原祁幼年,祖父王烟客善画,有一天正磨好了墨,调匀了色,忽然报道客来,于是出去招呼,谁知道他孙子就潜进祖父的画室,拿起笔来就涂,涂完,隔些时候祖父也回来了,他老人家笑着指桌上的画,怀疑着自己什么时候画得这样一幅好画,大概那老人家年纪大,眼花了,糊里糊涂也弄不清楚,后来发现原是他孙子底杰作,那只有使他惊奇,于是坚信他孙子的天才日后必成为一个大画家;结果不出所料,王原祁是造诣深湛的。

还有常州恽南田家,在他们家底谱里,居然列艺术家的子孙们于一专卷,可见人才之多,实为创举。……在西洋方面,也有很多的例子,戈尔登氏所著《遗传的天才》一书里有充分的说明,可以参考。

---

* 见《潘光旦文集》第8卷。——编者注

** 见《潘光旦文集》第8卷,《论长洲文氏画才之渊源》。——编者注

最后我们要讲到音乐方面。音乐艺术在我们历史上是比较的缺少辉煌的时代,原因固然很多,不过最重要的是唐以后乐人的地位往往不能与书法家、画家相提并论,所以历代史料散失,不易查考,而一部分现象只能从戏曲方面略窥一二,可是在西洋方面却有一个特殊的例子,那就是德国大音乐家巴赫,他家在七代里出了三十多个音乐家,特别是爱麦虞限·巴赫和赛罢斯济安·巴赫更在音乐史上有着不朽的地位。

在戏剧方面,我曾经替中山文化教育馆做过一篇《近代中国伶人血缘研究》*,叙述一百二十年来唱皮簧的那些职业戏剧家是几乎完全同行相婚的,原因是戏子是被社会看不起的;同行相婚的结果更容易集中血统,我研究的结论是:(一)凡是一个名伶,没有一个不是在血统上有遗传的,通常总是二三代或四五代都是相传的;(二)名伶的世家总是彼此通婚的,就是所谓职业的内婚制,因此结果几个强有力的品性便集中在几个比较大的血统里;(三)伶人的遗传有历史的成因,梅兰芳的上边三代都是旦角,要知道唱花旦,武生,净角等等,都有生理上的限制,所以遗传上便是世袭的。

我们举了书法,绘画,音乐,戏剧等例,实际上还有雕塑,竹刻,陶瓷等,因为材料还不够供给系统的说明,所以只得容后再说。

在结束之前,想提出这样两个意见,贡献研究艺术的人们:每个人必需十分谨慎选择学科,特别是艺术。如果自己发现天才不高的话,虽学也是枉费精力而一无所得的,还是希望赶快改选为是;因为艺术是最勉强不来的,不但需要后天的教养,而且非有先天的遗传不可! 其次,我们民族对于艺术家是有着无限期望的:不但要求逐渐产生许多有实力的艺术家,而且深盼艺术的天才和智能能有适当的遗传,使世代绵延,使整个国家得以发挥灿烂的艺术之光!

(本题潘光旦先生六月十日在国立艺术专科学校讲演,当时曾由该校张沅吉先生详细记录,全稿颇长,兹因篇幅关系,本社特据张先生原稿精述如右;本稿脱就,又承潘先生亲加校阅。谨向潘张两先生致谢!艺术社附启。)

(原载昆明《中央日报·艺术》,1939年6月17日)

---

* 见《潘光旦文集》第2卷,《中国伶人血缘之研究》。——编者注

生育的责任与资格

编者：民族问题是再大没有的，但说来说去，也不过"生，养，教"三个字。这三个字可有先后，事实上也不能没有先后，却不能分轻重，说那一个是主要，那一个是次要，或那一个是最迫切，那一个不妨暂时搁过一边；就个人说如此，就个人所构成的民族说也如此。所以孔夫子讲治国，只说第一步是"庶之"，第二步是"富之"，第三步是"教之"，并没有在三步之间更分什么轩轾。今春八中全会通过了一个"奖励人口，提倡优生"的议案以后，我们觉得很兴奋，因为这样一个提案是抓着了民族问题的痒处。后来好久没有听见下文。直到最近，我们才在八月十四日的《大公报》上看见一段消息："兹悉因该讨论会（按指全国妇女工作讨论会）之参加者及妇女运动委员会，皆以切实抚育现有儿童，较诸奖励生育更为切要，故将前提案暂行搁置。闻今后将从收养流浪儿童，禁止溺婴、堕胎、避孕诸方面努力；并建议政府多量启用妇女界人才。咸以培养幼小，终不如呼唤若干万有能力之妇女参加抗建工作为能应急需云"。

报纸纪载未必正确可靠，惟在现社会中，并非没有人抱这种见解。老实说，我们对于这种见解，不敢轻易苟同。何以知"抚育现有儿童较诸奖励生育更为切要"？难道精密的人口统计已经告诉我们，现有的儿童数量已经过剩或够多，至少暂时可以无须奖励生育么？难道我们还不知道根据一般的人口理论，以至于日常实际的印象，战时的死亡率必然要大，而婚姻与生育率必然要小么？难道我们还不明白，所谓"奖励"原是一种"密切注意"的说法，初不必要每一个生育年龄的女子生上一二十个子女；而所谓"密切注意"是要我们顾虑到谁在生育，怎样的人在生育，做父母的人是否在遗传的健康上够得上相当的水准，怀孕与生育的环境是否合乎卫生原则……一类的问题么？平心而论，这些问题若与抚育现有的儿童相比，究竟是否真见得次一步的切要？

我们是否可以假定人口中的女子，不妨相当分工，一部分生育，一部分教养，一部分从事于和生养教不甚相干的抗建工作？若诚可作这样一个假定，我们便更要问那一种女子宜乎生育，那一种女子宜乎教养，那一种女子两不相宜，而只宜乎抗建工作？根据《大公报》所传的消息，似乎有能力的妇女是最宜乎抗建工作，而不宜乎生养幼小，反过来就等于说，生养幼小之事最好是让没有能力或能力稍差的妇女为之。其最令人难于索解的事，好像生育与抚养幼小并不算是抗建工作！

我们认为这些假定要不得。抗建工作的第一个先决条件就是生育与抚养幼小。现在有人觉得生养不很切要，或非抗建工作的核心问题，乃是因为上一代的妇女已经把这生养的劬劳责任肩负了去！要不是她们曾经负过这种责任，试问现在又有谁来抗战，谁来建国？到了我们自己这一辈，却想直接间接有形无形的委卸这种责任，这话真不知从何处说起！这责任原是谁都应该负的，至少身心健康在相当水准以上的人都应该，有能力的女子更是义不容辞，责无旁贷。她们应当自己生养教自己的子女；行有余力，再收养些流浪的儿童，或去做些一般的抗建工作。

我们完全承认，在目前的社会状况之下，有能力的女子要结婚，是有极大的困难的；要她们生男育女，在目前的经济状况之下，更是"谈何容易"。不过我们应有的态度是充分认识这种困难，竭力设法加以解决，而不应当"从而为之辞"。

仲昂，于昆明

（原载《星期评论》第 38 期"通讯"栏，1941 年 11 月 13 日）

优生与儿童福利

儿童福利的概念有广狭两义,也有虚实两义,也有本末两义。优生学所应当论到的是广义的,虚义的,本义的。目前中西社会中流行的福利工作是狭义的,实义的,末义的。

一个人的生命史有其先后天,得胎以前是先天,得胎以后是后天。寻常的儿童福利工作,所注意到的一段生命史只有十多年,即从成胎之顷起到春机发陈(旧依日本译名,称为春机发动,今就中国故有的医学文献酌改)的年龄为止;而优生学术所注意到的先天段落比此要长得多,至少要照顾到儿童出世以前的好几个世代。这是广狭义之说。

寻常儿童福利工作有一个极具体的对象,就是实际的孩子,有形态体魄而活泼泼的孩子,从没有出娘肚子的胎儿一直到十四五岁的大孩子。优生学对于儿童福利当然也有它的对象,这对象也必然的是这些孩子,不过它的视线所达到的地方,事实上并没有孩子的存在,连胎儿都还不存在。它的对象,与其说是完成的儿童,无宁说是儿童最初所由构成的因素以及此种因素凑合的情形,而一经凑合,一经踏上指向着完成一个儿童的发育之路,它反而掉头不顾,严格的说,此后便不属于它的兴趣范围。这是虚实义之说。

就个人的生命史说,优生学术认为遗传与环境虽无轻重之分而有本末常变之别,就是,遗传是本,而环境是末,也就是,我们只有安排环境来迁就个别的遗传,而不宜强勉遗传来迁就划一的环境。这是优生学的基本原则之一。儿童福利,好比人生的一般福利一样,必须建筑在健全遗传基础之上,才是真实的,才是永久的。如果不问遗传,一味的就儿童的后天环境做些头痛医头脚痛医脚的功夫,营养的改进呀,教育的努力呀,医药卫生的推广呀——那所得的福利,至少一大部分是暂时的,浮面的,甚至于伪装的,并且,好比以前的慈善事业一样,结果只有教儿童福利工作的需要,一代比一代加多,使儿童的健康发育问题,更得不到切实的解决。如果我们先把这本末常变之理弄清楚了,认为良好的儿童原料是儿童福利工作的第一先决条件,然后再加努力,那一分工作便可以收获一分效果,而不落虚空。(参看拙文,《优生与社会行政》,《优生与抗战》*一书中。)这是本末义之说。

把儿童福利应有的意义作进一步的解释之后,我们不妨提出一个原则来,这原则是极古老的,最先提出的是《诗经》里的一部分诗人,充分加以发挥的是孟子,而最后与以坐实的是近代的生物与心理科学。就是:"自求多福"。社会福利,劳工福利,一类的工作里,除非每一个社会分子,每一个劳动分子,真正了解"求人不如求己"或"天助自助者"的道理,其实际之所得是十分有限的,甚至于不过是其它一小部分比较幸运的社会分子或资产阶级中人的一些所谓馂余。俗语说得好,求来的雨是不大的。这一类的福利事业就等于慈善事业,养济事业,名义虽若不同,实际并无二致。

如今儿童福利也复如此。公家多办得几处托儿所,算得什么?如果管理不善,试问和以前的育婴堂又有多少分别?公家多办得几处卫生院,算得什么?如果管理不善,试问和以前的施药局又有多少分别?即使管理尽善尽美,又怎么样?我们应知管理的善不善,并非主要之点;建立这一类福利制度的原意如何,这种制度究属对于儿童的健康,能保全推进到什么程度,才是主要之点。如果儿童自己懂得抉择,懂得说话,而不让成年人摆布,它可能的不赞成这种制度,更不能同意于此种制度的普遍化,它也可能认为大家的一番好意,对于它的身心发展,并不曾有很大的裨益,甚至于好处抵不过坏处。

不过儿童自己不会抉择,不能说话,结果还是要大人替它抉择,替它说话,替它觅取福利的途径。对于儿童,绝对的自求多福虽不可能,一种"委任的"自求多福还是可能的,并且是不可避免的。如果因为生物科学与心理科学的昌明与普遍的发人深省,使"大人者不失其赤子之心",即大人能设身处地,能在在为儿童的一般性格与个别性格着想,那所得的福利也就是等于自求的,而不是"嗟来"的了。

做大人的要接受这委任而无愧,第一要了解这"自求多福"的"自"字,而那"福"字的了解还在其次,因为真懂得"自"字而真能负起委任的职责,那结果不会不是福利;不了解"自"字而一味的多方邀福,结果不一定是福利,而可能是祸害。所谓自字,我以为有两层意思,必须先邀大人的认识,然后终

---

* 见《潘光旦文集》第 5 卷。——编者注

于邀儿童的认识。第一层意思是环境归自我支配,而不是自我归环境摆布。近代的社会生活与教育生活过于重视环境、潮流、与时代精神等等的结果,使生活外缘中种种条件的力量,见得格外的大,而人类安排与控制生活的力量,见得格外的小;前者越大便越见得威胁,后者越小便越感到自馁,在这种情形之下讲儿童福利,那福利势必至于不是"自求"的一种,自作主宰的一种,而是"贴膏药式"的一种,有如上文所论。第二层意思是个别化或个别的待遇。天下没有两个人是完全一样的,也没有两个儿童是完全一样的,生物界变异的通例是没有例外的,就是同一胞胎的双生子也不是例外。如此,则所谓儿童福利,严格言之,除了一部分和保养生长有关的比较可以共通的福利而外,我们又应当,以至于更应当,注意到儿童个别的福利。而这在目前又是十分的欠缺,在儿童福利的实际工作里如此,在儿童福利的理论上也未尝不如此,这无疑又和近代高唱"社会化"、"集体化"的风气有密切关系。

总之,第一个自字所以别内外,第二个自字所以别人我。接受儿童"自求多福"的委任的大人,无论其为儿童自身的父母或一般儿童福利工作人员,对此都宜乎先有亲切的了解。而了解了这个,也就等于了解了上文所说"遗传为本"的道理。第一个所以别内外的自字,也就所以别遗传于环境,以及两者之间应有的本末常变的关系;而第二个所以别人我的自字更进一步的辨别人我间的遗传互有不同之所在。

根据优生的原则,也根据上文的讨论,我认为在委任的形式之下,任何儿童应要求一种最基本的权利,或福利。民主思想动辄讲不可分割的天赋人权,究竟有没有人权这样东西,这人权是否真由天赋,真不可分离,我不得而知。不过这三种儿童的权利是很实在的,即或天不赋与,社会也应当赋与,赋与以后,也正复不容分割。这三种权利是:一、选择父母,二、胎期保养,三、母爱与家庭教育。

父母的选择,不用说,是一种委任的选择。儿童生在父母既婚之后,当然无缘作自主的选择,不过做父母的可以想象到前途儿童的幸福,而彼此作审慎的互选。能以子女的福利作主要参考的婚姻选择,就实际的效果而言,就是儿童委任的父母选择了。近年以来,男女的交际日见自由,而因为教育上缺乏指导,发乎情,不能止乎礼,于是,孕于先而不得不结婚于后的例子便时有所闻。某处大学生的壁报上称此种婚姻为"奉子女之命的婚礼",虽属谑而近虐,从我们目前的立场看,这说法却别有一番至理。所谓"奉子女之命"不妨解释做以子女的健康与幸福为婚姻的最大与最终的目的。以前《诗经》上说:"夙兴夜寐,毋忝尔所生。"胡适之先生曾经把"所生"解释作子女而不是父母;与此有相类的意义。婚姻而能不忝所生,能燕翼贻谋到一个程度,使所生子女个个都有清白的遗传,健全的身心品性,自身到了桑榆晚景,回首前尘,觉得根本上就没有什么对不起子女的地方,这样一桩婚姻真不妨说是奉了子女之命才缔结的了。这第一种福利,简单的说,就是良好的遗传或清白的家世的福利,是完全属于优生学范围以内的。有了这基本的福利,前途其它的一切福利,无论其为先期的委任的,或青年期以后直接自谋的,就都有了比较最稳固的保障。

第二是胎期保养的权利。胎教是没有的,但胎养是有的(说详拙文《新母教》,《优生与抗战》一书中)。遗传是本,但不是一切,有了良好的遗传,总得有适当的环境来加以发展。人生第一期的环境是九个多月的妊娠期内的环境。在这九个多月里,孕妇适当的休息与保护是要的,充分的营养是必须的,过度的精神上的震撼与刺激是要避免的。这就是胎养。胎养并不在优生学术范围以内,但如果胎期环境太恶劣,难免不发生"苗而不秀"的后果,所以优生学也不得不感觉到兴趣。

母爱与家庭教育是儿童第三种不可分离的权利。上文说到自求多福的自字的第二义,在这方面最为适用。每一个儿童既有其特殊的遗传,特殊的性格,则至少在理论上,最能了解而对它表示同情的人自莫过于它自己的父母,而尤其是它的母亲。就以往与目前的情形说,富有同情的母亲虽所在而有,而真能了解儿童个性的母亲则有如凤毛麟角,不可多得。不过这不是母亲的罪过,而是历来教育的罪过。在以前,女子可以说没有教育;在今日,女子算是有了一些教育,但不是女子应有的女子教育,至少就一般情形说,此种教育和儿童福利不生关系。目前甚至于还有这一类的矛盾的现象,就是,生男育女的母亲不识儿童福利为何物,而懂得儿童福利的专家与社会工作家却又不踏上婚姻与生育的路。于是便有保育院、托儿所一类组织的产生,于是便有"专家教养"一类的口号的标榜,想把这种矛盾的现象十分勉强的调和起来。我知道儿童公育一类的理论与事实的背后,尚有其它的社会与经济原因在,但这至少是原因之一,并且是许多人不大愿意明白承认的一个。

其实经验与学理告诉我们,天下没有事物可以替代母亲的爱;也可以说一百个专家的知识与技能抵不过一个母亲的温爱,为儿童的福利着想,爱的重要性显而易见的要比一些保育的技能的重要性为大，如果二者不可得兼，假如我是儿童，我就愿甘舍专家保育的技能，而取母亲的温爱。不过二者并不是根本不可得兼，要教未曾结婚生子的专家发生亲切的母爱，事理上固然有些难能，而教每一个母亲获取适量的专家知识与技能却是绝对做得到的事。我认为替儿童福利工作设想，这是当前与长久的将来的第一要务，就是，再说一句，要每一个配做母亲的人，在教育上得到充分的专家的准备，可以教她如何择偶，如何成婚，如何生育，如何教养子女多少要到它们入学的年龄为止。这并不是说只有女子需要这种教育，而男子完全不需要，不过我们总得坦白的承认，就两性分化的形势而言，母亲对于生、养与初期教育的责任，要比父亲大得多，而无法旁贷的。一面把这种责任向社会推诿，一面却侈言儿童福利的重要，我绝对认为是一种矛盾，如果社会与教育容许这种局面的存在，这教育与社会也就是在矛盾之中，而无法自圆的。幼吾幼，以及人之幼，我认为一切儿童的福利工作应该从这原则入手，否则所作的福利工作全是隔靴搔痒的。

母爱与家庭教育也不在优生学术的范围以内。不过优生学既看重个性，既主张个别的待遇，它最不放心的是，一个优良的个性被一种美其名曰"社会化"的环境给吞没了，或中途受挫，造成一种"秀而不实"的后果。母爱与母爱感召下的家庭教育无疑的是最能个别化的一种力量，而目前保育院、托儿所一类的设施则适得其反，名为"多福"，实与"自求"的原则最相刺谬，所以多年以来，我每有论列，必期期以为不可。这并不是说我们不需要社会化，而是说社会化无需乎如是其早，如是其澈底；有到良好的学校教育，适度的社会化是一个必然的结果，而良好的个别化的家庭教育也未始不是适度的社会化的一个先决条件。这也并不是说，我们完全不要保育院、托儿所一类的机关，为了一部分无家可归的儿童，这一类的设施是必须的，也是既幼吾幼之后进而幼人之幼的自然的表示，但应知这终究是例外，我们不应当以例外妨害通例，更不赞成教例外攘夺了通例的地位。这是凡属从事于儿童福利工作的人士，母亲，社会工作员，福利行政人员，以致于一般教育工作的人，应该切实认识的。

（原载《时事新报》，1944 年 9 月 24 日；修订后载
《自由论坛》第 3 卷第 4 期，1944 年 12 月 1 日）

写在"儿童福利会议"后

刚刚参加过儿童福利工作人员会议之后,又读到《大公报》九月二十五日《谈儿童福利》的一篇社评,我觉得有几句涉及根本原则的话,不得不说。

儿童福利的大规模的集会商讨,这在中国还是第一次。在抗战已到最后关头的时候,在交通十分困难的情形之下,一百多个人能够闹中取静、忙里偷闲似的,有此一度集体的努力,得此一番质量上很丰富的收获,已大足教人兴奋感佩。我在这里要说的话,不用说,是带有几分求全责备的性质的。

一、儿童的形成不外由于两种势力,一是成胎以前的遗传,二是成胎以至出生以后的环境与教养。因此,福利的来源也就有这先天与后天的两路,而两路之中,尤以前一路为基本;如果前一路有了保障,后一路也就更容易谋取,无论别人为幼小的儿童代谋,或较长的儿童自谋,都不难收事半功倍之效。两年前,社会部发表了一本《儿童福利研究报告》,于福利政策的纲领下,开宗明义,就说到:"儿童福利之目标,在实现善种、善生、善养、善教、善保,以培养健全儿童,造成优良国民,增进民族活力,奠定建国基础。"所谓善种,指的就是这更基本的先天的一路。

这一次会议对于善种一部分的福利工作,显然的不但没有充分顾到,并且是完全忽略了。除了行开幕礼的时候,社会部长谷正纲先生一度提到而外,七整天的议程里便丝毫不曾有它的地位。我认为这是一个很重大的挂漏。善种在学术界是一个比较专化的部门,通常叫做优生学,也有人直接称为善种或淑种学;它在一个讨论儿童福利的实地工作的场合里,原不应占一个太大的地位,就目前优生学术在国内的进度与实际资料说,它所占的地位事实上也不能太大;不过,善种或优生既然是儿童福利的最基本的条件,至少在理论上,在逻辑上,它在全部议程里,应当首屈一指的受到注意;此种注意的分量虽不在多,注意的次序却应先于其他的节目。好比开一次农业会议,或农作物会议,在许多议题之中,种子选择的议题总不应完全搁过,并且应当安排在耕耘、施肥一类的议题之前——那理由是完全一样的。

　　优生学主张选择与蕃殖民族中间的优良种子。这在表面上似乎陈义太高,其实不然。所谓优良,指身心品性大致在中材与中材以上的程度说,此陈义不太高者一。所谓选择,是渐进的而不是急进的,是希望教育与风气来推进,而不希望政令法律来强制执行的,此陈义不太高者二。由此可知优生学者不主张笼统的限制生育,紧缩人口,平时如此,对于久经战事的国家,尤其如此。(说详拙著《优生与抗战》*中《人口数量的一个政策》《人口品质的一个政策》二文)至于优生学对于生育节制的态度,则二十年来,我也曾经再三加以论列,认为:一、优生学与生育节制决不是一回事,不宜混为一谈;二、就生育节制流行的历史而论,它的优生的功绩抵不过它的反优生的罪过,本年三月十九日作古的美国优生学界前辈达文包氏(C. B. Davenport)一向作此看法,至于绝口不谈生育节制;三、即使节育的知识有一天十分公开,十分普遍,它的选择的效用也很有限,远不及绝育与隔离一类的方法,因为远在中材以下的人口分子对于节育的方法,往往不会用,以至于不想用。这一段话,和儿童福利会议并无直接的关系,而和《大公报》的社评有关。《大公报》说:"有人提倡节制生育,谈优生之学,虽优生的原则不必非议,但现在世界各国都在奖励生育。"上文云云,是针对这几句话的一个答复。

　　二、儿童应当属于谁,是儿童福利工作应当答复的第二个问题,其重要性仅仅次于形成的问题。儿童不属于任何人,任何团体,儿童属于自己。这应当是民主政治最基本的一个信念,比"民主政治以人民为主人"的信念还要来得基本,事实上,如果没有前一个信念,后一个信念是总有几分虚假的。因为,如果儿童时期的人格理论上不是自主,成人时期的人格在实际上也就不会自主。在以前的中国,儿童隶属于家族,这是我们所不赞成的;胡适之先生不早就说过:"我是我,不是我父亲的儿子"么?在近代以前的西洋,儿童可以说是隶属于教会,这我们也不赞成。这一类的不赞成都是对的。但何以一说到儿童属于社会,属于国家,大家又赞成了呢?这显然是民主思想还不够到家、不够充类至尽的一个错误。我们应知所谓社会,可能的是一部分人所操纵的社会;所谓国家,可能是一部分人所垄断的国家,希特勒不也喊着,日耳曼的儿童属于日耳曼么?

---

　　* 见《潘光旦文集》第5卷。——编者注

儿童不属于家庭、教会、社会、国家，而家庭、教会、社会、国家，对儿童都有一部分不可推诿的责任。这是我们应有的了解。也惟有在这个了解之下所从事的教养工作对儿童才能发生真正的福利，才真能把儿童扶植成为有健全人格而足以发生民主作用的成人；也唯有这样一个儿童，才能成为一个完整的人，而不只是家庭的一员，教会的一个信徒，社会的一分子，国家的一公民而已。这还是就比较健全的家庭、教会、社会、国家而言，如果这些不健全，它势必成为迷信父权的孝子顺孙，迷信神权的善男信女，迷信阶级与领袖的应声虫罢了。我们不喜欢孝子顺孙，不喜欢善男信女，独于后一类的应声虫，却似乎不但不反对，并且正在努力的制造，这是我所百思而不得其解的。

第一次的会议对于这一层意义显然的没有了解明白。一般的舆论也没有认识清楚，即如《大公报》的社评也再三说到"儿童是国家的"，"儿童是属于国家……"，"人民是国家的人民，儿童也当然是国家的儿童。"其实不是，不应当是。从尊重人格与其发展的立场看，我们只能说儿童属于自己，人民也属于自己，至于他们与国家的关系，则与其说儿童与人民是国家的，无宁说国家是人民的与儿童的。这也就是民主政治的立场，在这立场上，宾主或主从的关系，不容相混。

三、上面说到儿童不属于家庭、社会、国家，而这些对于儿童的生、养、教、卫，却各有其不能旁贷的责任。负责是一回事，隶属是又一回事。凡隶属于我的事物，我要对它负责，是不错的；但我所负责的事物，却不一定隶属于我。奶妈对婴儿负责，婴儿却不属于奶妈；保育机关对儿童负责，儿童却不属于保育机关。如今社会、国家、家庭之于儿童，也是如此，也只应如此。

社会、国家、家庭对儿童都要负责，但笼统的说法是不够的。就一般的儿童说，直接与大部分的责任应属于家庭，而间接与小部分的则属于国家社会。就有特殊情形的儿童说，或因早失怙恃而孤露，或因父母离弃而流亡，或因天灾战祸而沦落，或因先天陷阙而非寻常家庭环境所能养卫教导，则社会国家自应担负直接与大部分以至于全部分的责任。在抗战已逾七年而沦陷区域越来越大的今日的中国，这种责任的庞大与超越寻常是可想而知的。近年以来，保育机关的风起云涌证明战时的社会国家，对于这种责任，虽不必有十足担负的力量，却已经有担负的心愿。

这是一个很好的现象。不过有一层我们得小心，我们不要把战时与平时的分别给抹杀了，这也就等于说，我们不要把直接与间接的原则忘记了。平时是例，战时是例外；直接是例，间接是例外；家庭保养是例，机关保养是例外，例外的数量虽因特殊的情势而相对的加多，终究还是例外，不能夺通例而代之。如果真为儿童福利设想，福利的对象真是儿童，而不是其他的人，我们要的是家庭保养，非万不得已，我们决不要机关保养，平时如此，战时还应尽量的如此。

近年来的儿童福利工作，依我的观察，就并没有充分遵循这个原则。保育机关之中，所谓"难童"或"义童"固然很多，而不属于此类的儿童为数亦不在少。在战前，北平、上海、南京、汉口、广州一带的保育机关所收养的儿童大多数是从有身家与教育的家庭出来的，当时颇为一般有识之士所诟病；这情形目前是改变了，即保育机关所收养的儿童确以从沦陷区流亡而来的难童或所谓"特殊儿童"为主体。但不属于这一类的所谓寻常儿童，即家庭还在、父母俱存的儿童，恐怕也所在而有。这可能的是因为两种理由：一是这种儿童的父母相信机关保育比家庭保育为优良；二是战期生计困难，母亲不得不出外工作，没有自己保养的时间与精力；对于一部分的例子，两种理由可能的也同时存在，即：在不能自己保养的事实之上，添上机关保养比较优良的一套自圆其说的理论；而所谓不能自己保养，也有两种：一是经济的，即确无保育的实力；一是心理的，即无保育的志愿或耐性。

上文所说两个理由里的前一个，即相信机关保养优于家庭保养是一个见解上的错误，说详拙稿《优生与儿童福利》*（九月二十四日，重庆《时事新报》），是前途要用教育来纠正的。至于后一个，父母不得不同时出外谋生，则是战时政治与经济失调的一个表现。这一层是值得再加以解释的。如果因为战时生产的急迫需要，家庭中的妻母也不得不按照国家规定的计画，成为劳力征调的一部分，我们自然没有话说。在其它参加战事的国家便有这种情形，而征用的结果，确乎可以在后方增加生产，充实战斗的力量。不过我们的情形不是如此。我们对于战时的经济，对于人力物力的协调的支配，不够有计画，是无庸讳言的。因为没有计画，得不到公平与稳定的安排，于是人人不得不各自为谋，丈夫的收入既不够维持家计，妻子就非离家就业不可了。而此种就业的结果，一方面对国家未必有利，因所业大都与生产无

---

* 见本书上文。——编者注

干，一方面对儿童绝对有害，因为家庭中感情的维系，教育的影响，势必大见减削，把儿童留在家里如此，把儿童交给保养机关尤其如此。实际上，如果国家对战时经济有合理的安排，丈夫一人的收入应可以赡养全家，而无须乎妻子的帮忙。在生产力大受限制的战时经济里，妻子的收入所代表的，只是表面上的家庭财富的增加，而不是实际上的社会财富的增加。丈夫一人原可以得到百分收入的，在这种情形之下，一变而为夫妇各得百分之五十的收入罢了！

总之，我们所希望的无非是要尽量维持家庭保养的原则。家庭是所以为儿童造福的最经常与稳妥的场合。保育机关无论办理得如何完善，儿童所得的福利总要打很大的一个折扣，其必须打折扣的理由是：感情的体贴不足，个别发展的注意不足。晚近保育机关中提倡所谓家庭式的保养，即尽量摹仿家庭生活，使每一工作人员与少数指定的儿童之间勉力维系一种亲子的关系；这对于无家可归的儿童，固然甚好，但对于有家可归的儿童，这是一种近乎串戏的勾当了。这一次的福利会议，对于机关保育的讨论太多，而对于家庭保养的讨论太少，会议席上只听得见"保育院"、"托儿所"，而几乎完全听不到"家庭"的字样与呼声，这也是我不能不认为美中不足的一点。

四、儿童福利工作人员不止一种，依我的见解，责任最大、效能最高的一种是母亲。这是自有高等动物以来的历史早经肯定而直至现在还没有人能加以否认的。这一次的会议虽叫做"儿童福利工作人员会议"，在理论与事实上似乎都没有母亲的地位。所谓工作人员，显然的是只指家庭以外而不包括家庭以内的。工作人员中有不少是富有学识经验的母亲，但她们并不以母亲的资格参加，而是以专家或所谓工作人员的资格参加。全部议程中，只有一项和母亲有直接关系，就是"亲职教育"的一次专题演讲，而这又是临时添进的，不在原定日程之内。

我至今不大了解为什么母亲不算是儿童福利的工作人员。如果许我加以推测的话，我不妨提出好几个可能的理由来。贤母良妻的观念，三十年来，很为一般智识妇女所诟病，抗战以还，虽然好些，也还不大受人欢迎，即在事实上已成贤妻良母的女子，也还不大愿意有人说起。这是可能的一个理由。因为不大甘心于做母亲，至少不甘心于专做母亲受母职的拘束，所以十余年来，所谓"儿童公育"的议论，便嚣然尘上，大家感觉儿童公育与妇女解放有不可分离的因果关系，大家看出公育的办法虽还不能废除母亲，至少那个亲字所代表的拖泥带水的责任要减轻不知多少,可以成为虽有母而不必亲的一种新局面。这是可能的又一个理由。抗战开始以来,后方增加了不少的儿童人口,大部分是由前方转徙而来而无家可归的,一小部分是虽在后方出生而其家庭事实上没有心力加以保养的,于是,应运而生的,便有不少的保育机关,便有大量的工作人员,这些工作人员显然不是普通的母亲所能充任,其工作的理论与实际,又显然与寻常家庭教养工作的颇有不同,而岁月加多、范围加大以后,势不能不有一个聚首一堂共同商讨的机会。这怕不止是可能的理由,而是很切实的理由了。果真如此,则我以为会议的名称之上应当添"战时"两个字,庶几名实相符,而教做母亲的人,以至一般重视家庭保养的人,不至于提出抗议。

五、上文提到亲职教育,我愿意更进一步的提出所谓亲职之职,不止是职守,而也是职业。职守是比较一时的,部分的,职业是比较永久的,全面的。我认为如果我们不把亲职或母道看待做一种职业,一种最值得尊重的职业,我们所能讲求的儿童福利终究是极有限的,终究是治标的而不是治本的,受惠的儿童终究只是少数的所谓特殊儿童,而不是绝大多数的寻常儿童。这就引进到我要说的第五点感想。这一次福利会议里,大家对于保育机关中人才供应的问题,很费了一番功夫,大家都认为训练此种专才并不容易,大量的训练更属困难。儿童保育工作是一种职业,并且是特别适宜于女子才性的职业,是谁都承认的;但所谓适宜于女子才性,其间必须照顾到一个自然发展的过程,而不止是一个人为训练的过程。女子由婚姻而生育子女,更由此进而教养子女,是自然的;不由婚姻生育之路,而直接从事于保育工作的训练,是多少带几分强勉的。既有几分强勉,人才便不易多得,能充分施展其所长的人才当然更少。我们一面比较忽视真正的母道,一面却希望大批的女子采择一种似母道而非母道的工作,这其间岂不是也很有几分矛盾?在一种矛盾的局面之下,参加的人也是不会踊跃的。

保育工作人才的难得,我坚决的认为是忽视母道的必然的结果。那末,要增加这种人才,无疑的第一要重新尊重母道,第二要推广母道的教育,高中以上的学校教育里,应添设许多关于母道的选修学程,目的在使凡属受过高等教育的女子,大多数多少可以取得关于保育的一些专门知识,甚至于多少成为此方面的专家。这一类的毕业生,这一类的专家,毕业后结婚生子可,暂不结婚而担任机关保育的工作亦可;担任母亲可,担任所谓儿童福利的工作人员亦无不可。这样,寻常儿童既不怕在家庭里得不到专家的保育,机关保育工作自更不怕专门人才的无法罗致,而这种人才可能的是新发于硎的大学女青年,也可能的是家庭中出来的中年以上的母亲,其保育的能力自更在未婚的女子之上。上文提到过我们应认定"家庭保育是例、而机关保养是例外"的原则,如今可知,也唯在实行推广母道教育以增加保育专才的办法之下,这原则才真能维持于不败。我们要保育的专门知识来迁就儿童,而不希望儿童去迁就此种专门知识,这就等于说,要此种专门知识成为家喻户晓之事,成为开门七件以外的第八件事,要每一个母亲兼备专家的资格,而不希望此种智识成为保育机关中若干专家的专利品;而此少数专家,因为责任的繁重,自己至于不能有婚姻与家庭的生活,至于不得不仅仅以专家的资格与儿童相见,而不能以母亲的资格与子女相见,也未始不是社会与民族的一种损失。这就又回复到我们在篇首所提到的涉及先天与优生的一段议论了。

　　总结上文,我认为儿童的福利有几层基础:第一层是健全的血统,第二层是优良的父母与家庭环境,第三层是此种父母,特别是在母亲一方面,有充分的做人的通识以及保育的专门知识。有了这几重基础,国家社会对于一般儿童的生活,除于前期为家庭解除种种物质与设备上的困难,于后期供给各级学校教育的机会而外,其余简直可以不问。至于不能不由机关保育的一小部分特殊儿童,社会与国家的责任自是比较直接,勿庸再加赘说。儿童属于自己,而不属于任何它人或团体,也是一个重要的结论,如果这一层不弄清楚,则儿童且不免成为球场上的皮球,成为一种攘夺的对象,真正的福利可以不必说了。

(原载《东方杂志》第 40 卷第 21 号,1944 年 11 月 15 日)